药物治疗管理
教学与实践手册

北京市医院管理局总药师委员会
北京药师协会
组织编写

主　审：边宝生　冯国安　颜　冰　袁瑞玲
顾　问：李大魁　李玉珍　刘俊义　史录文　王育琴
主　编：李　达　闫素英
副主编：孙路路　刘丽宏　林　阳　姜德春
编　者（以姓氏笔画为序）

白向荣　首都医科大学宣武医院　国家老年疾病临床医学研究中心

刘丽宏　首都医科大学附属北京朝阳医院

闫素英　首都医科大学宣武医院　国家老年疾病临床医学研究中心

孙路路　首都医科大学附属北京世纪坛医院

纪立伟　北京医院

李　达　莱佛士医疗北京国际（SOS）救援中心

林　阳　首都医科大学附属北京安贞医院

周彦菲　莱佛士医疗北京国际（SOS）救援中心

姜德春　首都医科大学宣武医院　国家老年疾病临床医学研究中心

栗　芳　首都医科大学附属北京世纪坛医院

顾红燕　首都医学大学附属北京世纪坛医院

崔向丽　首都医科大学附属北京朝阳医院

韩芙蓉　首都医科大学附属北京同仁医院

温爱萍　首都医科大学附属北京友谊医院

人民卫生出版社

图书在版编目（CIP）数据

药物治疗管理教学与实践手册 / 李达，闫素英主编. —北京：
人民卫生出版社，2018

ISBN 978-7-117-26922-3

Ⅰ.①药… Ⅱ.①李… ②闫… Ⅲ.①药物疗法 - 医药
卫生管理 - 手册 Ⅳ.①R453-62

中国版本图书馆 CIP 数据核字（2018）第 182046 号

人卫智网	www.ipmph.com	医学教育、学术、考试、健康，购书智慧智能综合服务平台
人卫官网	www.pmph.com	人卫官方资讯发布平台

药物治疗管理教学与实践手册

主　　编：李　达　闫素英

出版发行：人民卫生出版社（中继线 010-59780011）

地　　址：北京市朝阳区潘家园南里 19 号

邮　　编：100021

E - mail：pmph @ pmph.com

购书热线：010-59787592　010-59787584　010-65264830

印　　刷：北京虎彩文化传播有限公司

经　　销：新华书店

开　　本：787×1092　1/16　印张：16

字　　数：399 千字

版　　次：2018 年 10 月第 1 版　2024 年 12 月第 1 版第 5 次印刷

标准书号：ISBN 978-7-117-26922-3

定　　价：49.00 元

打击盗版举报电话：010-59787491　E-mail：WQ @ pmph.com

（凡属印装质量问题请与本社市场营销中心联系退换）

序　言

　　2012年北京市医药分开改革，推动了药师转型，药学服务从"以药品供应为中心"转变为"以病人为中心"，从"卖药"到指导用药。北京市医院管理局总药师委员会与北京药师协会共同组织编写的《药物治疗管理教学与实践手册》，是我国首部面向一线药师提供药物治疗管理服务的教材和工具书。

　　药物治疗管理（medication therapy management，MTM）主要是由药师提供的优化患者药物治疗结果的服务。美国药师协会（APhA）在全球率先创建的这项新型药学服务模式，通过为患者提供全过程、标准化的药物治疗管理服务，最大限度地帮助患者实现合理用药，帮助医保节省药物费用。通过多年的实践，已得到广泛应用和认可。

　　2015年10月，北京药师协会恰逢其时地率先将MTM培训项目引进我国内地。他们通过与美国药师协会联合举办首期美国MTM药师资格证书培训班，利用美国药师协会的网站、教材和师资，历经半年多的不懈努力，为北京地区培养出了我国首批60名获得美国药师协会认可的MTM药师，其中20余人是北京市属医院的药学部主任或药学骨干。

　　北京市医院管理局总药师委员会联合北京药师协会于2016年5月正式启动我国首期本土化的MTM培训项目，借鉴美国的培训模式，经过多次方案论证，针对中国药师的教育背景，建立了适合国内药师特点的本土化培训方案，就4种慢病进行了学员的入学考试，北京22家市属医院73名学员，历时6个多月的严格培训，包括自学阶段、课堂面授阶段、模拟现场考核和提交案例作业。师资均具有美国MTM药师资质，采用集体备课、备课地图、授课评价的方式，以保证授课质量。课堂面授阶段邀请临床专家，讲授疾病治疗学基础，药学专家进行了MTM技能授课，授课方式采用了互动式和案例教学方法，最终进行了MTM服务现场模拟考核。73名学员提交了216份案例作业，识别了644个药物相关问题，医生沟通215次，制订患者药物干预行动计划981项。通过本次培训形成了本土化教材、师资、教学模式、教学视频、操作工具。

　　由于市属医院学员一致反映MTM培训能够极大地促进学员更新药学服务理念、提升药学服务能力，同时考虑到中美两国的医疗政策不同、药师成长环境不同，在北京市医院管理局的指导下，总药师委员会和北京药师协会联合组织药学专家编写本土化的MTM药师培训教材，经过首期本土化MTM药师培训班的成功试用和反复修改完善，形成了现在的《药物治疗管理教学与实践手册》。与美国药师协会的MTM药师培训教材相比，我们的本土化MTM药师培训教材既借鉴和保留了前者的核心理念，又更加切合中国实际。不但教材内容全部由国内专家集体编写，而且教材收录的全部案例均是中国国内的案例，教材设计的MTM服务表格，均是按照国内实践需要进行设计。2017年12月15日，北京地区首期本土化MTM药师培训班圆满结业，我们成功地利用这部本土化教材，受到学员好评。

该教材从研究策划、集中编写到投入试用、反复修改,已经历时一年有余,凝聚了众多药学专家和各级领导的心血。借此机会,谨向积极参与这部教材策划、编写的各位药学专家,热情支持此项工作的各级领导,率先倡导向国内引进 MTM 培训项目的北京药师协会冯国安名誉理事长,一并致以诚挚的谢意。

衷心期望这本教材能成为广大药师学习研究 MTM 的入门教材,期望市属医院广大药师都能积极参加 MTM 的学习和实践,力争在转变药学服务模式方面当先锋。同时我们也诚请各位药学专家和广大药师在使用这部教材过程中,及时将不足之处和相关意见告诉我们,以便在再版时进一步修改。

北京市医院管理局总药师委员会

2018 年 8 月 16 日

前　言

　　药师作为百姓用药的"守门人"，本应就是提供全方位药学服务的最佳人选，只是由于以往工作重心的原因，其指导患者合理用药的专业作用远未得到充分发挥，更未得到认可；药师自身为患者提供药学服务的专业能力也未得到充分的培养和提高。然而，随着时代的发展、医政的实施，药师执业能力的提升和职业方向的转变迫在眉睫。

　　2017年1月，国务院办公厅《关于进一步改革完善药品生产流通使用政策的若干意见》提出，充分发挥药师在合理用药方面的作用；对药师开展的处方审核与调剂、临床用药指导、规范用药等工作，探索合理补偿途径；探索药师多点执业，加强药师队伍建设。4月，原国家卫生计生委发布《关于加强药事管理转变药学服务模式的通知》，要求加速药学服务模式从"以药品为中心"向"以病人为中心"转变的步伐；同时，要求建立药师激励机制；鼓励有条件的医疗机构可以开设药师咨询门诊，为患者提供用药咨询和指导；鼓励在医事服务费中体现药师劳务技术价值，探索设立药事服务费。2018年4月，国家卫生健康委员会办公厅发布《关于做好2018年家庭医生签约服务工作的通知》，要求规范提供家庭医生签约服务，并将药师正式纳入家庭签约医疗团队。

　　在政策向好的机遇之下，药师全体此刻站在了职业提升的最佳路口。

　　除了政策导向的趋势，全球药学在高科技推动下日新月异的发展，更是迫使改革刻不容缓。人工智能在改善药物依从性、虚拟医疗助手、智能看护、智能药物研发等方面的发展不可限量。单单是已经从"虚拟照进现实"的全自动发药机，就实现了药品发放管理的全程智能化，已经有望全面接管药师在调剂、保管、发放药品方面的工作。可见，作为新时代下的药师，继续提高自身综合素养和服务技能，才可与时俱进，赢得生存空间和职业尊严。

　　另外，面对人口老龄化、慢病负担沉重的社会现状，也需要全方面的药学服务。据统计，截至2016年底，中国60岁及以上老年人口超过2.3亿，占总人口的16.7%，2025年或可达到3亿。《中国居民营养与慢性病状况报告（2015年）》中的数据显示，2012年全国居民慢性病死亡率为533/10万，占总死亡人数的86.6%。心脑血管病、癌症和慢性呼吸系统疾病为主要死因，占总死亡的79.4%；全国18岁及以上成人高血压患病率为25.2%，糖尿病患病率为9.7%。由于老龄人口和慢性疾病患者数量逐年迅速增长，同时患有多种慢性疾病、同时服用多种药品的患者越来越多，以致重复用药、超剂量用药、违反配伍禁忌用药现象大量存在，既严重危害患者健康安全，又造成用药严重浪费。与此同时，我国医疗机构和社会药房提供的药学服务还远远不够规范，更没有专门面向上述特殊患者的药学服务。

　　因此，我国亟待要引进和推广先进的药学服务理念和方法，以满足日益增长的社会需求。

　　"Medication Therapy Management, MTM"，即药物治疗管理。MTM 概念是美国医疗保险服务中心于 2003 年针对老年人医疗保险中增加的药品福利计划推出的一项配套管理措施，其目的是让老年患者改善药物治疗结果，减少用药风险，获得药物治疗利益的最大化。美国从 20 世纪 90 年代提出"药学监护"概念后逐步探索，从 21 世纪初开始出现了药物治疗管理的术语概念，2003 年在医疗保险现代法案中作为药品报销福利的配套要求正式提出。2004 年美国 11 个药学学术组织达成共识并得到采纳，2005 年 7 月正式推出药物治疗管理概念，并于 2006 年 1 月 1 日生效。2008 年的项目评估报告证明 MTM 服务适用疾病广泛，能有效降低整体医疗治疗费，提高患者治疗的质量。MTM 模式已获得立法保护，操作规范基本成熟且成为美国目前最主要的社区药学服务模式。

　　MTM 服务是 MTM 项目计划的核心内容，是全面地解决患者治疗过程中存在的或可能存在的药物治疗问题，是医疗专业人员包括药师在内的专业人员向患者提供的一项监护服务，服务的重点是针对患者的用药问题而不是患者的药物本身。MTM 能促进患者疾病治疗和用药监护的连续性，提高药学服务质量，节约用药成本；同时提升患者对合理用药的理解，提高用药的依从性和患者满意度；也能促进药师与其他医疗团队成员的相互协作，增强药师的执业成就感、社会地位和经济地位；同时，通过该模式还帮助政府达到节约医保资金、改善监测药物不良反应事件能力等期望。

　　北京药师协会从 2015 年 10 月开始率先在中国大陆地区引进美国 MTM 服务模式，并展开培训，并于 2017 年开展美国模式培训的同时，与北京市医院管理局探索开展 CMTM（中国药物治疗管理）培训，培养出了第一批中国本土化的药物治疗管理药师。截至目前，北京药师协会共举办 3 期美国 MTM 培训班，培养 180 名符合美国标准的 MTM 药师；举办 1 期中国 CMTM 培训班，培养 73 名本土化药物治疗管理药师。在学习和实践过程中，MTM 服务模式的标准性、普及性、可测量性、人文性、创新性得到学员的广泛认可。为满足广大药师学习 MTM 知识与技能的诉求，北京药师协会，随后组织搭建线上 CMTM（中国药物治疗管理）培训平台（http://blpa.cmtms.cn/bm/bm_sm.aspx），提供了更加便捷、高效的学习途径。

　　在 2 年多的时间里，众多学员在系统学习药物治疗管理服务模式后，将所学融入自身工作，通过药物咨询门诊、精准药学服务、慢病用药咨询门诊等途径服务患者，均获得了不错的工作成效和患者口碑。

　　另外，为了尽快帮助广大药师提升药事服务能力、促进职业提升和转型。北京药师协会在培养 MTM 药师的同时，也积极选拔优秀人才，与美国药师协会合作培养 MTM 药物治疗管理服务师资人员，以期借助优秀师资的力量星火燎原，让药物治疗管理服务的理念和模式惠及更多的中国药师。截至 2017 年底，已培养符合美国标准的 MTM 师资 43 名。

　　在北京市医院管理局和北京药师协会的指导带领下，由此师资团队同心戮力，根据中国药师的实际情况，全新编纂《药物治疗管理教学与实践手册》，涵盖药物治疗管理知识与方法、药物治疗学、标准案例、工作表格四大板块，可全面指导药师药物治疗管理的学习和工作实践。希望通过本手册，让更多的药师走进药物治疗管理服务的大门，为提升自身价值赋能，为造福广大患者赋能，为更精准有效使用医药资源和资金赋能。

　　衷心感谢在此书编写中给予指导的北京市医管局领导；感谢医管局总药师委员会成员

的大力支持；感谢各位专家编委的艰苦工作；以及在编写、审校、联络出版等过程中给予帮助的人员，在此一并表示感谢！同时，也感谢国家老年疾病临床医学研究中心（首都医科大学宣武医院）对本书出版给予的支持。

李　达　闫素英
2018 年 8 月 18 日

目　录

第一篇　药物治疗管理知识与方法

第二篇　药物治疗学

第三篇　标准案例

第一篇　药物治疗管理知识与方法

第一章　药物治疗管理现状与展望

随着时代的发展,药学服务的重心不断发生着转移,从以调剂药品为主要工作内容,最终发展到以患者为中心的药学监护阶段。"药学监护(pharmaceutical care)"最早由 Hepler 于 1985 年在希尔顿总统会议上提出,随后 Hepler 和 Strand 教授给出了"药学监护"的定义:提供负责任的药物治疗,目的是实现提高患者生活质量的既定结果。药学监护的相关实践也在各国相继展开。药物治疗管理(medication therapy management, MTM)便是实践过程中形成的一种服务策略。2003 年的美国 the Medicare Prescription Drug, Improvement, and Modernization Act(MMA 法案)规定,药物计划赞助商要向医疗保险 D 部分的受益者提供药物治疗管理服务支持。MTM 现已在美国实行了十几年的时间,它的价值也逐渐被证实。我国目前正处于进一步推进医疗卫生体制改革的重要时期,公立医院药品加成的取消,对广大药师有着深远的影响。如何准确找到药师的定位,体现药师的专业价值,推进以患者为中心的药物治疗管理服务为我们开辟了执业新舞台。

第一节　药物治疗管理简介

一、药物治疗管理的定义

药物治疗管理是指具有药学专业技术优势的药师对患者提供用药教育、咨询指导等一系列专业化服务,从而提高用药依从性、预防患者用药错误,最终培训患者进行自我用药管理,以提高疗效。药物治疗管理服务(medication therapy management services, MTMs)是践行药学监护(pharmaceutical care)时运用临床实践经验向患者提供可衡量结果的服务项目。

药物治疗管理是优化患者个体治疗效果的独特服务或服务组合。药物治疗管理包含了一系列的服务内涵,根据患者的个体需求,它包括但又不仅限于以下内容:①进行或收集患者健康状况信息并做必要评估;②制订药物治疗干预计划;③选择、启动、修改或管理药物治疗方案;④监测和评估患者对治疗结果的反应,包括安全性和有效性;⑤实施全面的药物治疗评估,以确定、解决和预防药物相关问题,包括不良药物事件;⑥记录所提供的监护过程,并将重要信息传达给患者的诊疗团队成员;⑦提供口头教育和培训,提升患者的理解能力,促进合理用药;⑧提供信息、资源以及支持服务,提高患者对治疗方案的依从性;⑨在向患者提供更广泛的医疗管理服务内协调和集成药物治疗管理服务。

二、药物治疗管理的核心要素

在 2005 年和 2008 年,美国药师协会(American Pharmacists Association, APhA)和美国连锁药店基金协会(National Association of Chain Drug Stores Foundation, NACDS)先后共同发布了两版 MTM 服务模式的核心要素,包括药物治疗审核(medication therapy review, MTR)、个人用药记录(personal medication record, PMR)、药物治疗计划(medication-related action plan, MAP)、干预和(或)转诊(intervention and/or referral)、文档记录和随访(documentation and follow-up)五大要素,各要素的执行顺序可根据患者的需要进行调整。其中 MTR 可以是全面的或有针对性的,这取决于患者的需要;2.0 版本中的 PMR 和 MAP 在专业健康顾问的帮助下进行了重新设计,体现出"患者友好型"的特点,使患者能更有效和高效地用于药物自我管理;干预和(或)转诊则体现了医务工作者共同合作以达到优化药物治疗效果的目的;文档记录需要使用统一的格式;MTM 的随访则是基于患者的需要安排或者在患者从一家护理机构转诊到其他机构时进行。MTM 的核心要素适用于所有护理环境中的患者,其中患者和其护理提供者可以积极地参与管理他们的药物治疗,且充分利用了药师作为"药物治疗专家"的身份优势。随着 MTM 服务模式不断地满足各类患者的需要,药师应充分利用此模式服务于患者,提高患者治疗效果,保障合理用药。

第二节　药物治疗管理的运作模式

一、服务对象

2003 年通过的《医疗保险处方药改进与现代化法案》(Medicare Prescription Drug, Improvement and Modernization Act of 2003, MMA)规定的目标受益人群包括患有多种慢性病如哮喘、糖尿病、高血压、高脂血症和充血性心力衰竭的个体,他们正在服用多种药物,且年度药物成本可能超过卫生与公众服务部(the Secretary of Health and Human Services, HHS)的规定。药师、医生及其他医疗保健专业人士需要筛选提供药物治疗管理服务的患者,根据以下一种或多种标准选择可能从该项服务中受益更多的患者,包括需转到其他医疗机构继续就诊或改变治疗方案的患者;同时接受不同医师处方的患者;服用 5 种及 5 种以上慢性病治疗药物的患者(包括处方药、非处方药、中草药及其他营养保健品);至少存在 1 种慢性疾病或为慢性病亚健康状态(如心脏病、糖尿病、高血压、高血脂、哮喘、骨质疏松等慢性疾病)的患者;有由药物治疗造成或加重的异常实验室指标值的患者;依从性不好(不按时用药或滥用药)的患者;文化程度有限或存在文化差异,需要进一步沟通以确保正确用药的患者;需要降低自付药费的患者;近期经历药品不良反应或事件的患者;服用高风险药物(包括治疗窗窄的药物,如华法林、甲氨蝶呤)的患者;以及认为需要 MTM 服务的患者等。

二、服务提供者

药物治疗管理所涉及的一系列专业活动和责任,需由有执照(资质)的药师或者合格的医疗保健人员提供。但是考虑到所受到的专业教育以及药物相关的经验,药师可能是提供

MTM 服务的最佳人员。在美国，2008—2012 年 MTM 服务最广泛的提供者是药师，2013 年药师占所有 MTM 提供者的 56%。而护士作为提供者的 MTM 服务比例大幅下降，由 2008 年的 29% 降至 2013 年的 6%。医疗保险和医疗补助服务中心 CMS 数据也表明药师一直是 MTM 服务的主要提供者，2010 年 MTM 计划中 99.9% 均为药师提供服务。药师提供 MTM 服务的临床价值也已经被许多实践所证实，如糖尿病患者，通过参加药师 MTM 服务项目，糖化血红蛋白（HbA1c）下降，平均认知水平及用药依从性增加，住院次数减少；在骨质疏松患者的 MTM 服务中，药师也扮演着重要角色，药师实施患者教育，可以增加患者的依从性，对于慢病患者的长期药物治疗非常关键。

MTM 服务需要药师与医师等医务工作者合作，共同为了患者的最优治疗效果而努力。初级护理机构中医师与药师组成合作团队能更好地管理患者，减少患者的就诊次数；药师在急诊部门与医师合作开展以患者为中心的 MTM 服务，可以减少患者急诊就诊次数，而增加患者在初级医疗护理机构的就诊次数，促进患者合理利用初级医疗服务资源；而药师与精神科专家合作药物治疗管理诊所的实践，为更好地管理精神病患者提供了一种新的模式。医师与药师合作的 MTM 服务，对于服用多种药物的老年患者可节省大量成本。药物治疗管理应该是药师主导的多学科共同合作的一系列服务。

三、提供方式

药物治疗管理服务的方式可以是面对面，也可以通过其他沟通方式，如电话沟通、电子邮件等进行。面对面的沟通有助于增进患者与药师之间的关系，同时有益于药师从视觉上发现潜在的药物相关的症状或者体征（比如嗜睡、瘀斑等）。药师也可以在面对面的服务期间根据需要进行一些简单的查体和生命体征监测。实践也证明面对面的服务可以提供最佳的糖尿病患者护理。

当患者不能或者不愿意进行面对面的交流时，电话服务是适宜的替代方式。SWHP 计划（Scott & White Health Plan）为其医疗保险合作伙伴首先开发并实施了药师提供的 MTM 电话服务。电话 MTM 服务拥有非常高的便利性，同时患者对于这种电话服务也有很高的满意度，他们认为药师通过电话能够充分地回答他们的问题，并且可以合理地建议他们进行转诊。通过电话 MTM 服务，可以发现药物和健康相关问题（medication and health-related problems，MHRP），通过干预减少 MHRP；通过电话干预也可以减少患者的总医疗支出。此外，电话 MTM 对于家庭健康风险低的患者，可减少 60 天再入院；有研究表明该方式的服务并没有降低医疗保险中家庭健康人群的急诊（emergency department，ED）利用率，但是可能进一步降低风险较低的患者 ED 的利用风险。所以，电话 MTM 与面对面 MTM 同样具有良好的效果，值得去推广。

四、计费标准

1970 年美国医学协会（American Medical Association，AMA）开发 the Current Procedural Terminology（CPT）代码用于为患者提供的服务计费。直到 2005 年，才建立了药师能够为药物治疗管理服务计费的第三类 CPT 代码，2007 年将 MTM 服务 CPT 代码升级为第一类。以明尼苏达州 Minnesota 在 2006 年实行的 CPT 为例，它是一种基于资源成本的相对价值量表（the medicare resource based relative value scale，RBRVS），根据患者的疾病状态的数量、使用药物的数量以及存在药物相关问题数量的不同而分为不同的计费模式，从而使用不同的代码。此外,还有基于时间的收费方法以及 pay for performance(P4P)的绩效考核标准等。我国目前药物治疗管理服务尚未实现付费。

第三节 国外药物治疗管理现状

药物治疗管理最先在美国发展起来,其余国家参照美国的管理模式,引进其服务方法与理念,提供相关的药学服务,并对其效果进行评价。下面主要介绍美国的 MTM 服务发展情况。

一、美国药物治疗管理项目

2003 年美国 MMA 法案及 2006 年 1 月实施的"医疗保险 D 部分"为参加 D 部分的 2000 多万医疗保险受益人正式实施了 MTM 服务。Barnett MJ 等回顾了从 2000 年 1 月 1 日至 2006 年 12 月 31 日的 7 年期间药师实行 MTM 服务的变化及其带来的经济效果。分析数据来源于 MTM 服务公司,涵盖 47 个州的 50 个 MTM 计划,代表了大约 90% 的药物计划赞助者;最终分析了 1158 名药师在 1054 家药店为 23 798 名患者所提供的 76 148 次药师干预。结果显示 7 年间,每个 MTM 服务的平均([SD]4 中位数)药房报销为 8.44 美元([5.19 美元]7.00 美元),而每个 MTM 服务的成本节约平均是 93.78 美元([1022.23 美元]5.00 美元);药师提供的 MTM 干预从主要的教育和监测新的或改变的处方治疗到为处方者提供关于成本 - 效益的管理($P < 0.001$)。MTM 服务也从涉及急性药物(如青霉素、大环内酯类抗生素和麻醉镇痛药)转变为涉及慢性药物(如降脂药、血管紧张素转化酶抑制剂和 β 受体拮抗药)($P < 0.001$),治疗类别发生显著变化,老年患者比例增加($P < 0.001$)。这些趋势预示着,随着时间的推移有更高的药学报销以及每次 MTM 服务有更高的估计成本节约(estimated cost avoidance, ECA)($P < 0.001$)。

Ramalho de OliveiraD 等回顾了在一个大型综合医疗保健系统(Fairview Health Services)的 48 个初级保健诊所提供 MTM 服务的 10 年经验,评价其临床、经济以及人文效果。该项目 10 年间为 9068 例 21 岁及 21 岁以上符合标准的患者面对面提供 33 706 次 MTM 服务(平均每人 3.7 次)。在 MTM 服务中,药师发现和解决了 38 631 个药物治疗问题,最常见的是需要额外的药物治疗(n=10 870, 28.1%)和治疗剂量不足(n=10 100, 26.1%)。在临床结局评估方面,4849 位患者在参加该计划时共有 12 851 例未达标的初始状态,项目结束时 7068 例(55.0%)改善、2956 例(23.0%)未改变、2827 例(22.0%)情况加重。药师在 10 年期间为卫生系统估计的成本节省为 2 913 850 美元(每次服务节约 86 美元),MTM 的总成本为 2 258 302 美元(每次服务 67 美元),估计投资回报率为 1.29/1 美元。在患者满意度调查中,95.3% 的受访者同意或强烈同意他们的整体健康状况因 MTM 服务而有所提升。

Theising KM 等描述了一项雇主赞助、药师提供的针对糖尿病和(或)高血压患者 MTM 计划的实施和临床结果。数据显示在 2012—2014 年间,参加 MTM 服务的患者人数逐渐增加,并且患者的糖化血红蛋白水平和血压水平比基线明显降低($P < 0.05$),表明参加该项计划的人群能够获得明显的受益。

信息系统的发展为 MTM 服务提供了便利。GiordanoA 等启动了一个自动化的软件应用程序,提高了药物治疗管理计划的效率以及准确报告药物相关问题的能力。

二、药物治疗管理的效果研究

MTM 服务旨在优化药物治疗以及提高患者的依从性，其效果评价主要集中在临床效果、经济效果和人文效果 3 个方面。

Detoni KB 等进行了一项旨在研究为慢性阻塞性肺疾病患者实行 MTM 服务的临床效果的，纳入 83 例患者，在进行药物治疗管理后，呈现稳定临床状态的患者比例从 27% 提高到 54%（$P=0.001$），该服务对慢性阻塞性肺疾病患者的临床预后有积极的影响。Mott DA 等在社区药房进行了一项随机对照试验，纳入 80 名老年患者，其中 38 名进行针对性的 MTM 干预。在使用增加跌倒风险药物（fall risk-increasing drugs，FRIDs）的 31 名患者中，干预组使用患者改善的比例相比于对照组更高（分别为 77% 和 28%，$P < 0.05$），干预组对患者和医生的药物治疗建议接受率为 75%。Thumar R 等比较了现场 MTM 与图表审查 MTM 两种方式对患有心血管疾病患者的低密度脂蛋白胆固醇的影响，两组的平均 LDL 分别比基线降低 36mg/dl ± 23.2mg/dl（$P=0.001$）和 62mg/dl ± 28.3mg/dl（$P=0.001$），差异有统计学意义（$P=0.001$）；图表审查 MTM 组 30% 的患者达到了 LDL 目标，66.3% 的临床药师建议被采纳，而相同的参数在现场 MTM 组分别为 51.3% 和 86.3%（$P=0.006$ 和 $P=0.003$）。结果显示，两种方式均可显著降低心血管疾病患者的 LDL 水平，但现场 MTM 服务更为有效。

Truong HA 等基于 4 年的 MTM 服务数据分析，结果显示 246 例患者共检出 814 例药物相关问题（medicationrelatedproblem，MRP），最常见的是治疗剂量不足 38%、依从性差 19% 和无适应证用药 16%。对于所有的 MRP，相应的医疗服务成本估计为 115 220 美元 ~614 570 美元，每个 MRP 的平均节省成本为 141.55 美元 ~755.00 美元，药师共服务 16 945 分钟，总支出为 57 307.50 美元，投资回报率（return on investment，ROI）为 5：1~25：1，可见药师 MTM 服务带来了潜在的经济利益。Brummel A 等研究在比较接受 MTM 服务的患者和未接受服务的患者的整体医疗成本时，Fairview MTM 显示出了 12：1 的投资回报（ROI）。一项回顾性研究分析了北卡罗莱纳州的 9 个社区药房对 364 名老年患者实施的 634 次 MTM 干预，4 个月期间节省成本约 494 000 美元，MTM 干预带来 ECA ＞ 0 美元的概率是 0.35。

Pinto SL 等的一项前瞻性研究入选托莱多市的 2 型糖尿病患者进行 MTM 服务并追踪 1 年的结果显示，医生的平均访问次数从 10.22 次降至 7.07 次，共实现了 179 047.80 美元的总成本节省，患者的满意度和依从性显著提高。

第四节　中国药物治疗管理

一、中国药物治疗管理发展情况

我国《"十三五"卫生与健康规划》（国发〔2016〕77 号）及《"健康中国 2030"规划纲要》（中发〔2016〕23 号）分别指出我们要提升对药品不良事件的监测评价和风险预警水平，健全老年健康服务体系，推广慢病管理技术，65 岁以上的老年人健康管理率达 70% 以上；实施慢性病综合防控，加强老年常见病、慢性病的健康指导和综合干预，强化老年人健康管理。《"十三五"国家老龄事业发展和养老体系建设规划》（国发〔2017〕13 号）提到要加强对老年人心脑血管疾病、糖尿病等慢性病的健康指导、综合干预，指导老年人合理用药，减少不合理用药的危害。政府越来越关注老年群体的健康服务，老年人共患疾病多，以慢病为主，存在多药并用现象，不良反应发生风险高。药师开展药学服务是推进和实现合理用药、减少药源性伤害、保障公众健康的不可或缺的技术手段。只有充分掌握专业知识及技能，提升药学服务的水平，才能更好地服务患者。

以"慢病管理"为关键词检索万方医学网所得的 329 篇中文期刊文献中，以医生和护士为主导的研究分别占 60.8% 和 11.0%，而药师主导的研究仅占 8.5%，且最近 5 年才开始出现。由医生和护士主导向社区开展慢病管理的研究分别占 65.0% 和 19.4%，而药师主导的社区慢病服务仅占 7.1%。从管理内容方面，如针对高血压患者，医生通过评估患者的血压状况、进行健康教育（包括疾病认识、饮食和运动指导等）、跟踪观察患者用药、复诊、自我护理与自我管理情况等为患者进行健康管理。护士对于患者的管理重视患者的心理护理、健康教育、用药护理、饮食管理、运动与休息的指导及增强患者的自我护理意识等，而药师更侧重于提高患者对药物的认知、减少患者的不适当用药、解决患者的用药疑问和监测患者的用药情况等。目前我国慢病管理的药学服务模式仍在不断的探讨与实践过程中，雅安市某卫生院通过构建完善的药学服务模式对 512 例患者进行慢病管理，患者对合理用药知识的知晓率、总体满意度显著高于常规管理组，不合理用药的发生率显著降低。慢病患者对药学服务的需求度较高，尹顺明等研究显示 406 例慢病患者中，愿意定期参加有偿药学服务者有 74.14%；希望医院门诊能够提供药学服务者有 41.13%，而希望社区药物服务者占比 58.87%。MTM 服务于患有多种慢性病的患者，该药学服务形式可用于慢病患者的药物管理，解决患者药物治疗相关问题，改善用药的依从性，促进合理用药。

我国目前 MTM 服务的发展正处于起步阶段。2015 年北京药师协会与美国药师协会建立合作关系，利用美国药师协会的网站、教程和师资，首期为北京地区联合培养符合美国 MTM 执业标准的 60 名药师和 20 名师资，并为通过考核的人员颁发美国 MTM 药师及师资证书；2017 年启动了 Ⅱ 期培训。2017 年为了加快药物治疗管理人才的培养和积极促进药物治疗管理的本土化，北京市医院管理局和北京药师协会编写了我国首部本土化的 MTM 药师培训教材，为市属 22 家医院实施本土化的 MTM 药师培训。广东药学会 MTM 联合培训项目也于 2016 年 8 月启动。不断扩大的 MTM 药师队伍，加快了我国药物治疗管理服务的发展。

我国药物治疗管理相关的文献研究在近几年呈上升趋势，但大多为综述，主要介绍美国 MTM，包括其实施背景、概念、要素、应用现状等；主要强调 MTM 对我国的借鉴意义及对于 MTM 在我国实施的展望等。2009 年开始出现合作药物治疗管理（collaborative drug therapy management，CDTM）相关的文献，CDTM 是一种跨领域跨学科互动的过程，目的是为了提供并选择适当的药物治疗、教育患者用药安全、监测患者疾病状况和持续不断地评估药物治疗的效果。其启动是在患者被医师确认诊断之后，药师和其他医疗提供者共同合作，有效地管理患者的药物治疗。杨勇等在四川省人民医院探索了 CDTM 在呼吸专业的运行模式，分享临床实践案例，得出 CDTM 是一种适合临床药师参与药物治疗工作的模式，值得推广。北京大学第三医院陈诗狄等进行了药师参与门诊慢性肾病患者药物治疗管理的研究，发现药师参与慢性肾病患者的管理，能够提高慢性肾脏病患者用药的合理性，增加患者用药的顺应性。陈璐等探索了肿瘤科临床药师如何运用 CDTM 参与癌痛的治疗，更好地为临床癌痛治疗提供药学服务。临床药师加入癌痛治疗团队，运用 CDTM 服务模式，充分结合药学相关知识和患者具体情况，以说明书及相关文献为循证依据，协助医生进行个体化给药方案设计，并进行全程监护。郭梦园介绍了该医院在精准用药门诊实践中开展以药物重整为重点的药物治疗管理。目前以药物重整形式的药学服务在我国已相对成熟,且实践效果显著。杨楠等对社区老年高血压合并糖尿病患者进行药物重整,干预后患者长期用药品种显著减少,用药费用降低,生活质量得以提高;曾艳等研究显示临床药师在入院时对70岁以上的糖尿病患者进行用药重整,24小时内医嘱需干预的患者占27.38%,干预成功率为100%,有效防范了用药差错,促进合理用药。

总体来说,我国药物治疗管理模式仍处于探索实践阶段,药学服务的形式多样,但目前还未形成药物治疗管理的标准化模式,同时国内对于MTM的实证研究空缺,MTM相关研究形式以实践案例论述为主。

二、中国药物治疗管理展望

药物治疗管理从提出至今已有十几年的时间,在美国已经是纳入医保范围的成熟的药学服务。其实施的效果也经过实践的检验和相关研究的证实,在临床、经济及人文方面的效果都十分显著。我国现处于深化医疗卫生体制改革的重要阶段,对于药学人员来说是挑战也是机遇,药学服务应该从以药品为中心转移到以患者为中心。药物治疗管理服务的模式充分考虑患者的需要,旨在优化患者的治疗结果。我国目前已建立了一定的工作基础,下一步应该积极地开展相关服务项目,借鉴国外药物治疗管理的经验,结合我国自身情况,建立中国药物治疗管理(CMTM)模式,并对其效果进行评价。

参 考 文 献

[1] Berenguer B, La Casa C, de la Matta MJ, et al. Pharmaceutical care: past, present and future. Curr Pharm Des, 2004, 10(31): 3931-3946.

[2] Hepler CD. Pharmacy as a clinical profession. American Journal of Hospital Pharmacy, 1985, 42(6): 1298.

[3] Hepler C, Strand L. Opportunities and responsibilities in pharmaceutical care. Am J Hosp Pharm, 1990, 47 (3): 533-543.

[4] Christensen DB, Farris KB. Pharmaceutical care in community pharmacies: practice and research in the US. Ann Pharmacother, 2006, 40(7-8): 1400-1406.

[5] Farris KB, Fernandez-Llimos F, Benrimoj SI. Pharmaceutical care in community pharmacies: practice and research from around the world. Ann Pharmacother, 2005, 39(9): 1539-1541.

[6] van MilJ, Schulz M Tromp T. Pharmaceutical care, European developments in concepts, implementation, teaching, and research: a review. Pharm World Sci, 2004, 26(6): 303-311.

[7] Isetts B. Pharmaceutical care, MTM, & payment: the past, present, & future. Ann Pharmacother, 2012, 46 (4): S47-56.

[8] McGivney M, MeyerSM, Duncan-HewittW, et al. Medication therapy management: its relationship to patient counseling, disease management, and pharmaceutical care. J Am Pharm Assoc, 2003, 47(5): 620-628.

[9] Pellegrino A, Martin MT, Tilton JJ, et al. Medication therapy management services: definitions and outcomes. Drugs, 2009, 69(4): 393-406.

[10] 罗伯特 J. 奇波, 利琳达 M. 斯特兰德, 彼得 C. 莫利. 药学监护实践方法——以患者为中心的药物治疗管理服务. 北京: 化学工业出版社, 2016.

[11] Bluml BM. Definition of medication therapy management: development of professionwide consensus. J Am

Pharm Assoc（2003），2005，45（5）：566-572.

[12] Medication Therapy Management in community pharmacy practice：core elements of an MTM service（version 1.0）. J Am Pharm Assoc（2003），2005，45（5）：573-579.

[13] Medication therapy management in pharmacy practice：core elements of an MTM service model（version 2. 0）. J Am Pharm Assoc（2003），2008，48（3）：341-353.

[14] Okafor MC. Pharmacy implications of the Medicare Prescription Drug, Improvement, and Modernization Act of 2003. Ann Pharmacother, 2004, 38（10）：1747-1749.

[15] Meyer BM, Cantwell KM. The Medicare Prescription Drug, Improvement, and Modernization Act of 2003：implications for health-system pharmacy. Am J Health Syst Pharm, 2004, 61（10）：1042-1051.

[16] Menighan TE, Schommer JC, Planas LG, et al. The pursuit of provider status to support the growth and expansion of pharmacists' patient care services. APhA Medication Therapy Management Digest, 2014.

[17] CMS. 2010 Medicare Part D Medication Therapy Management（MTM）Programs. Accessed June 8, 2010; Available from：https://www.cms.gov/Medicare/Prescription-Drug-Coverage/PrescriptionDrugCovContra/downloads/MTMFactSheet_2010_06-2010_final. pdf.

[18] Ndefo UA, Moultry AM, DavisPN, et al. Provision of Medication Therapy Management by Pharmacists to Patients With Type-2 Diabetes Mellitus in a Federally Qualified Health Center. P & T, 2017, 42（10）：632-637.

[19] Erku DA, Belachew SA, Tegegn HG, et al. The impact of pharmacist-LED medication therapy management on medication adherence in patients with type 2 diabetes mellitus：a randomized controlled study. Pharm Pract（Granada）, 2017, 15（3）：1026.

[20] Murphy-Menezes M. Role of the Pharmacist in Medication Therapy Management Services in Patients With Osteoporosis. Clin Ther, 2015, 37（7）：1573-1586.

[21] Haag JD, Davis A Z, Hoel R W, et al. Impact of Pharmacist-Provided Medication Therapy Management on Healthcare Quality and Utilization in Recently Discharged Elderly Patients. Am Health Drug Benefits, 2016, 9（5）：259-268.

[22] Hirsch JD, Steers N, Adler DS, et al. Primary care-based, pharmacist-physician collaborative medication-therapy management of hypertension：a randomized, pragmatic trial. Clin Ther, 2014, 36（9）：1244-1254.

[23] Okere AN, Renier CM, Tomsche JJ. Evaluation of the influence of a pharmacist-led patient-centered medication therapy management and reconciliation service in collaboration with emergency department physicians. J Manag Care Spec Pharm, 2015, 21（4）：298-306.

[24] Tallian KB, Hirsch JD, Kuo GM, et al. Development of a pharmacist-psychiatrist collaborative medication therapy management clinic. J Am Pharm Assoc（2003），2012，52（6）：e252-258.

[25] Lin HW, Lin CH, Chang CK, et al. Economic outcomes of pharmacist-physician medication therapy management for polypharmacy elderly：A prospective, randomized, controlled trial. J Formos Med Assoc, 2017.

[26] Brummel AR, Soliman AM, Carlson AM, et al. Optimal diabetes care outcomes following face-to-face medication therapy management services. Popul Health Manag, 2013, 16（1）：28-34.

[27] Moczygemba LR, Barner JC, Gabrillo ER, et al. Development and implementation of a telephone medication therapy management program for Medicare beneficiaries. Am J Health Syst Pharm, 2008, 65（17）：1655-1660.

[28] Moczygemba LR, Barner JC, Brown CM, et al. Patient satisfaction with a pharmacist-provided telephone

medication therapy management program. Research in Social & Administrative Pharmacy, 2010, 6(2): 143-154.

[29] Miller DE, Roane TE, McLin KD. Reduction of 30-Day Hospital ReadmissionsAfter Patient-centric Telephonic Medication Therapy Management Services. Hosp Pharm, 2016, 51(11): 907-914.

[30] Moczygemba LR, Barner JC, Gabrillo ER. Outcomes of a Medicare Part D telephone medication therapy management program. J Am Pharm Assoc(2003), 2012, 52(6): e144-152.

[31] Moczygemba L, Barner J, Lawson K, et al. Impact of telephone medication therapy management on medication and health-related problems, medication adherence, and Medicare Part D drug costs: a 6-month follow up. Am J GeriatrPharmacother, 2011, 9(5): 328-338.

[32] Ward MA, Xu Y. Pharmacist-provided telephonic medication therapy management in an MAPD plan. Am J Manag Care, 2011, 17(10): e399-409.

[33] Zillich AJ, Snyder ME, Frail CK, et al. A randomized, controlled pragmatic trial of telephonic medication therapy management to reduce hospitalization in home health patients. Health Serv Res, 2014, 49(5): 1537-1554.

[34] Gernant SA, Snyder ME, Jaynes H, et al. The Effectiveness of Pharmacist-Provided Telephonic Medication Therapy Management on Emergency Department Utilization in Home Health Patients. J Pharm Technol, 2016, 32(5): 179-184.

[35] Isetts BJ, Buffington DE. CPT code-change proposal: national data on pharmacists' medication therapy management services. Am J Health Syst Pharm, 2007, 64(15): 1642-1646.

[36] Hager KD, Gosser RA. Retrospective analysis of billing at a standalone medication therapy management clinic. Am J Health Syst Pharm, 2016, 73(2): 77-81.

[37] Lenz TL, Monaghan MS. Pay-for-performance model of medication therapy management in pharmacy practice. J Am Pharm Assoc(2003), 2011, 51(3): 425-431.

[38] Barnett MJ, Frank J, Wehring H, et al. Analysis of pharmacist-provided medication therapy management (MTM)services in community pharmacies over 7 years. J Manag Care Pharm, 2009, 15(1): 18-31.

[39] Ramalho de Oliveira D, Brummel AR, Miller DB. Medication therapy management: 10 years of experience in a large integrated health care system. J Manag Care Pharm, 2010, 16(3): 185-195.

[40] Theising KM, Fritschle TL, Scholfield AM, et al. Implementation and Clinical Outcomes of an Employer-Sponsored, Pharmacist-Provided Medication Therapy Management Program. Pharmacotherapy, 2015, 35(11): e159-163.

[41] Giordano A, Holden C, Misquitta C. Medication therapy management goes hi-tech: implementing automated software improves pharmacy efficiency. Am Health Drug Benefits, 2008, 1(8): 16-23.

[42] Detoni KB, Oliveira IV, Nascimento MMG, et al. Impact of a medication therapy management service on the clinical status of patients with chronic obstructive pulmonary disease. Int J Clin Pharm, 2017, 39(1): 95-103.

[43] Mott DA, Martin B, Breslow R, et al. Impact of a medication therapy management intervention targeting medications associated with falling: Results of a pilot study. J Am Pharm Assoc(2003), 2016, 56(1): 22-28.

[44] Thumar R, Zaiken K. Impact of live medication therapy management on cholesterol values in patients with cardiovascular disease. J Am Pharm Assoc(2003), 2014, 54(5): 526-529.

[45] Truong HA, Groves CN, Congdon HB, et al. Potential cost savings of medication therapy management in safety-net clinics. J Am Pharm Assoc(2003), 2015, 55(3): 269-272.

[46] Brummel A, Lustig A, Westrich K, et al. Best Practices: Improving Patient Outcomes and Costs in an ACO Through Comprehensive Medication Therapy Management. J Manag Care Spec Pharm, 2014, 20(12): 1152-1158.

[47] Branham AR, Katz AJ, Moose JS, et al. Retrospective analysis of estimated cost avoidance following pharmacist-provided medication therapy management services. J Pharm Pract, 2013, 26(4): 420-427.

[48] Shaya FT, Chirikov VV, Rochester C, et al. Impact of a comprehensive pharmacist medication-therapy management service. J Med Econ, 2015, 18(10): 828-837.

[49] Pinto SL, Kumar J, Partha G, et al. Improving the economic and humanistic outcomes for diabetic patients: making a case for employer-sponsored medication therapy management. Clinicoecon Outcomes Res, 2013, 5: 153-159.

[50] 中国药师协会.《药师药学服务胜任力评价标准(试行)》(国药协发〔2017〕5 号). Available from: http://www.cpahp.org.cn/zwhhd/UploadFiles_8632/201707/2017071116571397.pdf.

[51] 张华倩. 慢病管理模式对改善高血压患者生活质量的研究. 特别健康, 2017,(15): 3.

[52] 张帆, 宋沧桑, 付强, 等. 临床药学服务对社区高血压、冠心病慢病患者的影响. 中国药师, 2017, 20(8): 1396-1399.

[53] 于加龙. 浅论为慢病患者构建完善的药学服务模式在慢病管理中的价值. 当代医药论丛, 2017,(15): 70-71.

[54] 尹顺明, 陈永康. 慢病管理中的药学服务模式研究. 医药前沿, 2016, 6(31): 359-360.

[55] 童荣生. 新医改下医院实施合作药物治疗管理服务模式的思考. 中国处方药, 2009,(87): 25-26, 29.

[56] 杨勇, 高惠, 童荣生. 合作药物治疗管理模式在呼吸专业运行研究. 药品评价, 2010, 7(20): 15-18.

[57] 陈诗狄, 赵荣生. 门诊慢性肾脏病患者治疗药物管理研究. 中国新药杂志, 2016,(14): 1667-1672.

[58] 陈璐, 陈岷, 童荣生, 等. 合作药物治疗管理模式在癌痛规范化治疗中的应用. 中国药师, 2017,(1): 127-130.

[59] 郭梦园. 崔向丽, 刘丽宏. 三例精准用药门诊药物治疗管理案例分析. 实用药物与临床, 2017, 20(2): 236-240.

[60] 杨楠. 社区开展药物重整工作实践的效果分析. 上海医药, 2017, 38(14): 48-49, 62.

[61] 曾艳, 杨婧. 对内分泌科 70 岁以上 2 型糖尿病患者开展入院药物重整的实践探索. 中国药师, 2017, 20(2): 305-308.

第二章 中国药物治疗管理标准工作流程与知识技能

工作流程是保证药物治疗管理服务标准化、规范化、同质化的工具和依据,通过标准化的药物治疗管理流程,患者可以在不同的药学服务机构、从不同的药师那里获得同样品质的药物治疗管理,患者药物治疗的安全性、合理性,以及经济性可以得到持续一致的监护。

本章我们以美国药物治疗管理核心要素为参考,结合中国药师实际工作场景,创新性地制定了中国药物治疗管理标准工作流程。

第一节 美国药物治疗管理核心要素服务模式

2004 年 7 月,美国的 11 个药学组织就 MTM 的定义达成了共识。之后,为了能够在社区有效开展 MTM 服务,美国药师协会(The American Pharmacists Association)和美国连锁药店基金协会(The National Association of Chain Drug Stores Foundation)共同制定了社区 MTM 服务模式的框架,发布了第 1 版 MTM 服务核心要素,并于 2008 年对其进行了更新。第 2 版 MTM 服务核心要素包括五部分内容:药物治疗评估(medication therapy review,MTR);个人用药记录(personal medication record,PMR);药物治疗相关的行动计划(medication-related action plan,MAP);干预和(或)转诊(intervention and/or referral);文档记录与随访(documentation and follow-up)(图 2-1)。

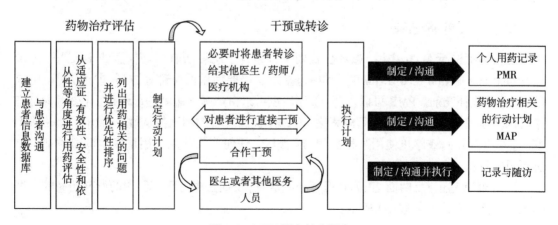

图 2-1 MTM 服务核心要素

这5个核心要素组成了美国药物治疗管理的服务模式框架，但是在具体提供MTM服务的过程中，可以根据实际情况对服务所需要包括的要素和先后顺序进行调整。在整个MTM服务过程中都要充分体现"以患者为中心"的特点，也就是要充分鼓励和调动患者的积极性，促使其参与到整个分析评估和方案制定过程中，培养患者对其治疗的主动管理能力，而药师、医生和其他医疗服务人员起协助和督促的作用。

一、药物治疗评估

药物治疗评估（medication therapy review，MTR）是一个融合了患者信息收集、药物治疗效果评估、识别并解决患者目前存在或潜在的药物治疗相关问题的系统工作，是整个MTM服务的精髓要素。MTR的目的是评估患者目前药物治疗的安全性、有效性和经济性，提高患者对其药物治疗方案的理解，改善患者对自身健康情况的了解和药物治疗的管理能力。

药师在系统收集患者信息的基础上，对患者正在服用的药物进行分析评估，通过对患者的个体化信息进行全面分析评估，识别出患者目前存在的或潜在存在的用药相关问题（medication related problems，MRPs），并将发现的用药相关问题按照优先顺序进行权重排序，然后根据权重排序确定每个用药相关问题的解决时机，并分步制定解决这些用药相关问题的行动计划。

按照药物治疗评估所涉及疾病和药物的范围大小不同，MTR可以分为综合性的药物治疗评估（general medication therapy review）和针对性的药物治疗评估（targeted medication therapy review）。综合性的药物治疗评估需要对患者的所有用药进行全面综合的分析评估，包括患者为其所患疾病和健康状况正在服用的所有的处方药、非处方药、中成药，以及营养补充剂。针对性的药物治疗评估是在综合评估的基础上，针对患者特定疾病用药或某一用药相关的问题进行分析评估。

为优化治疗效果，患者需要至少每年进行1次综合性的药物治疗评估，在1年内如果出现新的或存在尚未解决的药物治疗相关问题，则可以进行针对性的药物治疗评估。如遇患者出现治疗方案的更改、疾病状况的变化、医疗服务提供方的变迁，以及加入或退出某项长期护理项目时，则需再次进行综合性的药物治疗评估。

二、个人用药记录

在与药师进行MTR之后，患者会收到一张包含了患者所有用药信息的个人用药记录（personal medication record，PMR），其中包括患者需要使用的全部处方药、非处方药、中成药，以及营养补充剂。PMR可以由药师制作，也可以由药师和患者一起制作，让患者参与进来可以增强患者对药物治疗的理解程度，有助于提高患者的用药依从性。PMR不是一成不变的，在患者开始或停止使用某种药物、或者其中任何药物的用法用量发生调整时都需要进行及时更新。

PMR通常有正、反两面，正面是患者个人信息，反面是患者正在服用的所有药品的详细信息。具体表单内容如表2-1所示：

表2-1　个人用药记录

个人用药记录

姓名：_____　　生日：_____　　电话：_____

随身携带该用药记录并在每次与医生、药师或其他医务人员沟通时出示。

紧急联系人信息	
姓名	
关系	
电话	
社区医生	
姓名	
电话	
药房/药师	
姓名	
电话	
过敏史	
对什么过敏(药物、食物、其他)?	过敏反应/症状
其他药物问题	
服用后出现问题的药物	出现的问题

当医生给你开具新的药物时,请问医生或药师下列问题:

我服用的药物名称是?
我服用该药物的目的?
何时服用该药物?
服用该药物是否会出现任何不良反应?
服用该药物时有什么特殊注意事项?
漏服该药物时怎么办?

备注:	

患者签名:	医务人员签名:	最后更新日期
		医务人员最后审核日期

(PMR 正面)

续表

个人用药记录

姓名：_____ 生日：_____

该记录包括您所有正在服用的药物：处方药，非处方药，植物药及其他的营养补充剂。

随身携带并在每次与医生、药师或其他医务人员沟通时出示该用药记录。

药品		适应证	服药时间				开始服药日期	结束服药日期	处方医生	特别用药说明
药名	剂量		早晨	中午	晚上	睡前				

（PMR 反面）

　　制作 PMR 的目的是帮助患者提高用药依从性，理想的状态是将 PMR 做成电子记录，便于在不同的医疗机构或同一医疗机构之间的医生、护士、药师之间进行患者用药信息的共享。药师应鼓励和教育患者随身携带 PMR，并在需要时给医护人员或其他相关人员出示该表，以便对方能快速准确地了解患者目前的用药情况。

三、药物治疗相关的行动计划

　　药物治疗相关的行动计划（medication-related action plan，MAP）是 MTM 服务的另一大核心要素。在 MTR 结束时，药师需要就当前需要解决的药物治疗相关问题与患者达成一致，并制定出相应的行动计划，该行动计划就是 MAP。MAP 是为了帮助患者达到既定的治疗目标而制定的以患者为中心的行动计划列表（表 2-2），用于跟踪患者对行动计划的完成情况，便于患者进行自我管理。

表 2-2　药物治疗行动计划列表

药物治疗行动计划	
患者姓名：	
医生(电话)：	
药房/药师(电话)：	
计划制定日期：	
为了使您的药物治疗效果最佳,下表列出了主要的行动计划内容。执行该计划有助于您和药师及医生一起对您的药物治疗进行管理,请在每一项行动计划内容后面记录您的完成情况。	
行动计划　我需要做什么	记录　我实际完成了什么,以及完成时间
下次与药师约见日期：	时间：　　　　　□上午　□下午

　　MAP 分为两列,左侧为药师与患者达成共识的行动计划列表;右侧为空白,供患者在执行行动计划时按照完成情况及完成时间进行记录,用于药师跟踪患者的行动计划的完成效果及完成时间。需要注意的是 MAP 中所列的行动计划必须是药师职权范围内可以完成的内容,不应包括仍需医生或其他医护人员确认或帮助完成的项目。

四、干预和(或)转诊

　　在对患者进行 MTR 后,为了解决患者目前存在或潜在存在的药物治疗相关问题,从患者的利益和药师的职权范围出发,有些是药师可以直接进行干预(intervention)就可解决的,药师可以通过与患者协商达成共识,并制定相关行动计划进行干预。如果解决药物治疗相关问题超出药师的职权或能力范围,药师则需要将患者推荐转诊给别的药师、医师或其他相关人员进行干预。

　　无论是药师直接干预,还是将患者转诊(referral)给其他相关人员,目的都是为了最大限度地优化患者的药物治疗结局,充分利用现有的医疗资源来避免可能给患者带来的临床、人文或经济学方面的损失。

五、文档记录和随访

　　MTM 文档记录(documentation)可以促进药师与患者之间、药师之间或者药师与其他医疗人员之间的交流,提高患者的治疗效果,促进患者治疗的连续性,可作为维护医疗人员和患者权益的具有法律意义和制度意义的依据;也可作为药师进行 MTM 服务,体现药师价值的付费凭据。

　　MTM 服务的文档记录需采用统一的格式,以便于保证患者在各医疗机构之间接受

MTM 服务的可延续性。MTM 服务文件应及时更新相关信息，填写用语应规范专业。例如可采用 "SOAP 格式"（主观信息、客观信息、评估和计划）。理想状态下，文件应采用电子模式，但也可采用手写模式。文件管理的信息来源可以是患者 MTM 服务的标准表格（如 PMR 表、MAP 表、SOAP 表）或其他专业正规的医疗记录。

MTM 的文档记录根据需求不同可以分为内部沟通用文档和外部沟通用文档，可分别提供给患者、医生和医疗服务付费方。内部沟通包括与本单位内部的其他药师、医生或其他医疗人员之间的文档信息共享；外部沟通包括与患者、其他医疗服务机构，以及医疗服务付费方进行信息共享。需要提供给患者的记录文档包括 PMR 表、MAP 表，以及其他的患者教育材料；需要提供给医生的文档包括患者医疗信息首页，患者的 PMR 表、MAP 表、SOAP 记录等；需要提供给医疗服务付费方的文档除 MRPs、PMR、SOAP 和 MAP 外，还应包括患者医疗费用信息，实施 MTM 服务的药店名称、药师姓名，MTM 服务内容及花费的时间。

完整，及时，标准地记录药物治疗管理过程中获得的信息和服务非常重要。文档记录的意义包括：

（1）记录药师的思维过程，为患者提供监护服务的一个永久的记录。

（2）促进药师和其他医疗服务提供者有效沟通，保证解决或监测实际或潜在的药物相关问题。

（3）改善患者药物治疗管理的结局。

（4）加强患者治疗的连续性。

（5）为药师的随访监护提供重要的信息。

（6）确保药物治疗管理服务符合法律和法规。

（7）保护药师合法权益。

（8）获取合理服务计费的依据（例如，支付方审计）。

（9）提供大数据证明药物治疗管理服务的价值。

（10）展示药物治疗管理服务的临床、经济和人文的结局指标。

药师需要根据患者的药物治疗情况安排患者的随访计划，所有的随访计划和随访内容都需记录在 MTM 服务文档中。随访的广度和深度取决于患者的医疗需求。除了面对面的交谈，还可以通过电话或网络联系患者或其医生。当患者从一个医疗机构转诊到另一家机构时，主动联系新的医疗机构可以促进该患者治疗的连续性。提示患者应该在每次随访时携带个人用药记录和健康管理方案以便药师及时记录干预的结果或新发现的问题。

以上就是美国 MTM 服务模式的 5 个核心要素，虽然涵盖了 MTM 的精华，但是由于其没有形成明确的药师工作流程，对于药师，尤其是缺乏标准化药学服务经验的中国药师来说实践参考意义欠佳，药师进行 MTM 的流程细则有待于进一步明确细化。据此，我们对如何在中国开展 MTM 服务进行了深入的思考和探索，并首次提出了中国药物治疗管理的概念及其标准化工作流程，具体内容见第二节。

第二节　中国药物治疗管理标准流程

在学习美国 MTM 核心要素服务模式的基础上，结合中国药学服务的实际工作模式，本书对 MTM 的工作流程进行了本土化，首次提出了中国药物治疗管理（Chinese medication

therapy management，CMTM)的概念。CMTM 按药师进行
MTM 服务的流程先后分为 5 个步骤：信息收集、分析评估、
计划制定、计划执行，以及跟踪随访(图 2-2)。

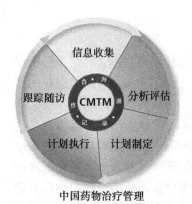

图 2-2　中国药物治疗管理流程

一、信息收集

信息收集是进行 MTM 服务的首要步骤，能否及时有效
地获取进行 MTM 所需的全部信息，是保证后续 MTM 服务
能否成功继续的先决条件(图 2-3)。信息收集的目标是充
分了解患者，并与患者建立良好的治疗关系。

信息收集的内容包括介绍服务、收集 MTM 服务所需的
信息、澄清问题、答疑解惑。进行 MTM 所需的信息收集可
以从药品、疾病、患者 3 个层面，患者主观提供信息和客观
获取信息 2 个角度展开，以确保所获取信息的系统性、全面性、客观性。

信息收集有人工手动收集和自动技术收集两种途径。人工手动收集的方法是指药师可
以将设计好的标准化信息收集表提供给患者来填写，也可以通过与患者面谈或电话的方式
沟通后，由药师助理帮助患者填写。自动技术收集是指通过接口开放，将 MTM 软件平台与
其他医疗信息平台相连，通过请求相关字段内容，与其他医疗信息平台交换数据，实现技术
收集，简化信息收集过程。具体形式可通过面谈、电话或网络进行。

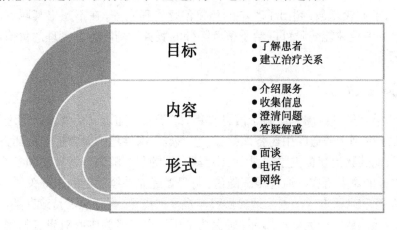

图 2-3　药物治疗管理信息收集

二、分析评估

分析评估是指将收集到的信息进行综合评估分析，发现患者目前存在或潜在存在的
药物治疗相关问题(medication related problems，MRPs)。进行 MTM 的主要目标是识别、评
估以最终解决或预防潜在或实际存在的药物治疗问题，从而保证患者的用药方案合理、有
效、安全以及便捷。MTM 服务中的分析评估过程就是识别和评估用药相关问题的过程，是
MTM 服务的核心步骤。

分析评估依次从适应证、有效性、安全性和依从性四个维度展开，逐一评估四个维度所
涵盖的 7 个方向：药物治疗不足、药物治疗过度、无效药物、剂量不足、药物不良事件、剂量
过高、用药依从性差。

三、计划制定

进行 MTM 的最终目标是解决或预防潜在或实际存在的药物治疗相关问题,根据分析评估过程发现的药物治疗相关问题制定相应的以患者为中心的干预计划是 MTM 的服务的另一核心步骤。

干预计划应由药师和患者,或者再加医生合作制定,完成后交给患者。要求语言表达适当,易于理解。所含推荐内容患者力所能及,并且符合药师执业范围,同时应该得到医疗团队其他相关成员的认可;药物相关方案不应该包括需要其他医学专业人员审核或批准的项目,这些项目必须是单独的内部文档记录以便后续随访。药师应该鼓励患者主动将药物相关方案展示与其他医疗人员;每次药物治疗随访时随身携带,以便药师更新日期、干预结果、药物相关问题的解决方案。药物相关方案保障诊疗的连续性,促进健康护理团队成员间信息共享的规范性和一致性。

四、计划执行

按照与患者协商制定的计划严格执行是 MTM 服务是患者最终真正获益的保障。计划执行过程可分为药师干预、医生干预或转诊三种不同情况。

药师干预的目的是优化药物使用、提升患者治疗的连续性,并鼓励患者接受适宜的医疗护理服务以预防不良结局。药师通过干预来解决、减少或者避免所发现的药物相关问题。如果患者的需求比较复杂,超出了基本的药物治疗管理服务,在不超出其职责范围的情况下,基于自己的专业技能药师可以给予患者额外的服务。药物治疗管理的价值取决于药师执行方案的质量。

五、跟踪随访

中国药物治疗管理(CMTM)始于信息收集,终于跟踪随访。药物治疗管理是一个长期的过程,CMTM 区别于普通的用药咨询服务,它不是一次性地为患者提供用药咨询,而是需要对患者的长期药物治疗提供监护,因此,定期有效的跟踪随访非常重要和必要,同时也是进行 MTM 服务的难点所在。通过跟踪随访,与患者建立持续稳定的服务关系,可以持续为患者的药物治疗和生活方式全方位地提供科学规范的指导,保证患者持续获益的终极目标。

这 5 个步骤形成一个完整的闭环,确保药师可以以患者为中心对患者的用药进行全方位、全时段、全领域的综合管理,以最终从临床、人文和经济 3 个角度全面改善患者的药物治疗结局。在接下来的内容中,我们将对这 5 个步骤的具体操作以及各个步骤执行过程中的思路和知识方法逐一进行阐述。

第三节　信息收集

一、MTM 信息收集的目的和流程

1. 信息收集的目的　信息收集是 MTM 服务的首要步骤,是 MTM 过程中后续步骤的前提和基础。信息收集是否全面准确决定着后续评估和干预的质量。进行信息收集的目的主要有三点：

（1）全方位地了解患者：由于 MTM 是有别于普通的疾病管理、健康管理、或者用药咨询，MTM 是对患者进行综合管理，因此我们需要在信息收集过程中对患者有一个综合全面的了解。

（2）建立治疗关系：说到底，慢病管理最终是一个患者自我管理的过程，MTM 是作为一种以患者为中心的慢病管理服务形式，更是强调在 MTM 的每一步都需要患者全程参与，充分调动患者的主观积极性，而这需要在患者跟药师之间建立一个良好的治疗关系。良好的治疗关系表现为患者对药师是充分信任的、愿意敞开胸怀的，愿意跟药师分享关于他自己的相关信息的，药师提供的建议和方案他是愿意倾听并接受实施的。

（3）进行药物治疗评估：MTM 五部曲中，紧跟在信息收集后面的就是分析评估，我们需要利用收集到的信息对患者药物治疗情况进行分析评估，由此可见，我们收集到信息的全面性和准确性会直接影响到药物治疗评估的质量。

我们说过进行信息收集是要全方位地了解患者，并且与患者建立良好的治疗关系，但是这个过程决不是漫无目的地闲聊，由着患者自由发挥。因为我们的 MTM 服务是收费的，而且是按时间收费的。因此，作为药师我们要根据一定的思维路径来主导跟患者的沟通过程。这个思维涉及到关于疾病的临床思维和关于药物治疗的药学思维。而沟通技巧的恰当使用将会贯穿于整个临床思维和药学思维过程中。

2. 信息收集的流程　从流程上来讲，信息收集过程又可以分为两步：标准化信息收集和个体化信息收集（图 2-4）。标准化信息收集指的是 MTM 药师在跟患者见面前通过各种途径按照标准信息收集模板获取到的信息，这也是我们为了节省 MTM 服务时间提高效率的一个重要举措。个体化信息收集是指在跟患者进行面谈时根据患者的个体疾病差异、健康素养差异、沟通能力差异，以及沟通意愿度差异等进行的个体化信息补充，从某种意义上来说个体化信息收集才是真正体现药师专业能力和沟通技能的信息收集过程。

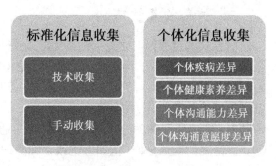

图 2-4　MTM 信息收集过程

二、MTM 服务所需收集的信息

进行 MTM 所需收集的信息（图 2-5）按内容可分为以下 3 类：

1. 关于药物的信息　既往用药史（处方药、非处方药、中药、保健品）、当前用药史（处方药、非处方药、中药、保健品）、过敏史、免疫接种史。

2. 关于疾病的信息　既往病史、现病史、家族史。

3. 关于患者的信息　基本信息（年龄、性别、住址、医保）、社会史（工作、饮酒、吸烟）、生活习惯（饮食、运动、起居）、用药经历（漏服、借药）、特殊需求（生理功能、认知功能）、关切问题（药物治疗、健康状况、药师服务）。

此外，为保证患者隐私，避免法律纠纷，建立良好的医患关系，维护药师的权利和责任，在进行上述信息收集前我们需要获取为患者提供相关服务和信息获取的知情同意，并由患

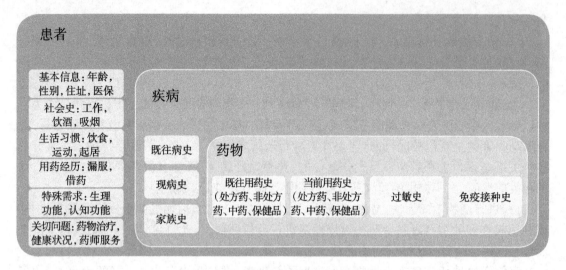

图2-5 药物治疗管理需要收集的信息

者进行签字授权。

上述相关内容可以设计为标准化的表格或数字化的信息收集模块，附件中的相关表格模板供大家参考，包括《患者药物治疗管理档案建立授权书》《患者健康信息表》《患者预约信息表》。

三、信息收集技巧

信息收集过程同时也是与患者建立良好的医患关系的过程，药师和患者间建立基于相互尊重、信任和开放的沟通关系是开展药物治疗管理的必要条件。无论患者与药师已经很熟悉还是第一次见面，对于讨论个人的医疗问题患者经常感到有所顾虑。药师可以使用以下策略消除其顾虑：①创造安全的环境；②高效交谈，使用倾听技巧，运用同理心去表达药师的聆听、理解和关心；③注意非语言沟通；④尊重患者的文化背景、理解水平和信仰；⑤克服潜在的沟通障碍（例如感觉或认知障碍、文化和语言障碍、健康素养）；⑥激发患者自身行为改变。

1. 创造轻松的环境 轻松的环境使患者感到亲切，可以消除顾虑并愿意进行开放的沟通。患者和药师需要一个私密的空间可以舒适地坐下来交谈，使患者能感觉到个人的健康信息受到保护和尊重。药学工作人员应接受培训，礼貌、专业地问候患者。

使用以下沟通技巧可以使患者感觉放松：①面带微笑问候患者，与患者保持目光接触，介绍自己，并核实患者身份；②解释交谈的流程、大致时间和保密的问题，强调药师的职责是帮助患者，患者提供信息的准确性、真实性非常重要。

2. 高效交谈 有关药物治疗的交谈对患者是一种新的体验，他们需要一些时间来适应这个过程。运用有效的提问策略可以帮助我们获得所需的信息。适当结合开放式和封闭式问题、主动倾听技巧，可以在交谈中获得准确的信息，同时缓解患者的紧张情绪。

（1）结合开放式和封闭式问题：以开放式问题开始交谈。开放式问题以"如何""什么人""什么（问题）""什么地方""什么时间""为什么"开始提问，鼓励患者主动思考，展开讨论。例如问患者，"吃药效果如何？"比问"吃药有效吗？"能获得更多的信息。相反，封闭式问题只需要"是"或"否"的回答，通常用于澄清具体细节和指导交谈方向。开放式和封闭式问题的例子见表2-3。

表2-3　开放式与封闭式问题示例

开放式问题	封闭式问题
你每天吃什么药?	你一直在吃这种药吗?
你还服用其他什么药物吗?	你服用其他药物吗?
你如何使用这种药物?	你是按处方服用这种药物吗?
你服用这种药物时,有什么副作用?	你服用这种药物有副作用吗?
给你开的药物中,什么药物你没有服用?	这些都是你的药吗?
这个药对你效果怎么样?	你认为这个药物有效吗?
你对这种药物有什么问题?	你对这种药物有疑问吗?
你对什么过敏?	你过敏吗?
你的慢性病管理目标是什么?	你的糖尿病管理目标是A1C < 7%么?
你希望从我们今天的交谈中得到什么?	我想问你几个关于药物的问题,好吗?

（2）主动倾听：主动倾听使药师的注意力集中在与患者的交流上。药师必须主动关注患者的反应,提出问题或作出陈述,以确认、澄清或鼓励患者继续表述。主动倾听表明药师对患者的表述感兴趣,并鼓励其继续交谈。积极的倾听技巧包括解释、反应、澄清、移情(同理心)、促进和对抗,见表2-4。

表2-4　主动倾听技巧

技巧	举例
解释	在倾听患者讲述时,药师发现一个潜在的问题,通过提问以获得更多的细节。例如"你已经问了很多关于镇痛药物的问题,是有什么让你担心的吗?"
反应	药师重复患者的表述,鼓励其提供更多的细节;或引导其回到特定的主题,提供更多的相关信息。例如"你说你有时感到气短,告诉我更多关于这个症状的细节。"
澄清	用来帮助解释模糊的陈述或模棱两可的信息。例如"我不完全明白,请告诉我你的意思是……"
移情	药师通过表达认可患者的感受,回应患者。例如"那一定是非常让人沮丧的。"
促进	药师用语言、肢体语言和姿势来引导谈话。例如药师可以身体前倾,并说"我正在听",鼓励患者继续交谈
质问	观察患者的行为发现问题,药师希望促使患者进一步表达真实情况。例如"你看起来比你说的更难受。"

以上技巧使患者感受到药师对其需求的关注。

（3）同理心：同理心(empathy)又叫做换位思考,指站在对方的立场设身处地思考的一种方式。即与人际交往过程中,能够体会他人的情绪和想法、理解他人的立场和感受,并站在他人的角度思考和处理问题。主要体现在情绪自控、换位思考、倾听能力以及表达尊重等与情商相关的方面。同理心是情商(EQ)的一个重要组成部分。现代情商理论认为情商有 5 个方面,分别是自我情绪认知、自我情绪控制、自我激励、同理心、人际关系处理。交谈中药师表现出对患者的真诚同理心是构建和谐医患关系的关键。药师可以和患者分享自己的类似经历,重复患者提供的信息并确认是否正确,这不仅可以帮助药师准确获取患者的信息,而且也表现出药师对患者的理解和接受,可以有效地建立良好的医患关系。

(4)非语言沟通:交谈中人们往往专注于想说的内容,然而当一个人去理解一个信息的含义时,来自于语言提供的线索不到 40%。非语言沟通包括身体动作、面部表情、手势、触摸、语调,甚至是身体的距离,提供了所表达的信息含义的一大半。

语言和面部表情以及身体动作不一致会破坏药师表述的语言信息。非语言信息相比语言信息更少受到意识控制,所以药师需要注意他们所传达的整体信息。目光接触可以改善或影响药师与患者的关系。药师和患者有直接的目光接触,表示药师对患者的关心和理解;相反,缺乏目光接触则表现出药师不感兴趣或注意力分散。同时,与患者直接的目光接触也可以帮助药师发现患者的理解力、诚信度、感情和态度方面的一些线索。药师身体略倾向患者,坐在与患者眼睛等高的水平,可以表明药师对患者所说的内容有兴趣,而不是仓促应付;相反地,药师眼睛看着别处或站着进行访谈表现出药师的漫不经心。

与此同时,药师应观察患者(以及他的照顾者)的非言语线索。患者坐立不安、姿势僵硬、讲话单调,提示患者可能感到不舒服。感知患者的不安和尴尬,感同身受地回应,并及时采用积极的聆听技巧可以减轻患者的不适。

3. 克服沟通障碍 克服以下障碍可以有效改善与患者的沟通:内在因素,情绪和感觉因素,环境因素,患者的文化素养、健康素养和功能损伤。

(1)内在因素:药师的个人经验、态度和价值观影响其观点以及与他人的互动。一个人期待或希望听到的内容可能会是基于先入之见而不是专注于他人的实际陈述,偏见可能会阻碍倾听。例如一位老年患者主诉不适,药师可能会认为这仅仅是衰老的正常过程而忽略不计,然而事实并非如此。药师应该刻意避免个人经验和信念影响其对他人的看法,并力求做到客观公正、思想开放。

(2)情绪和感觉因素:药师心烦意乱或感觉不适会影响有效交流。药师应该充分了解自己,必要时不妨休息一天,放松身心。同时药师需要关注患者的情绪与心境状态,必要时可以重新安排交谈时间。

(3)环境因素:电话铃声、等待取药的患者的交谈声会转移药师的注意力,使患者感到药师对自己漠不关心。药师务必集中全部注意力在患者身上。一个安静、私密或半私密的空间以减少周边环境因素的影响非常必要。

(4)文化背景:不同文化背景对卫生、健康和疾病的意义的理解有显著性差异。许多患者可能偏好使用中医药治疗。药师务必尊重和重视文化差异,不断地努力拓展自身的文化知识和人文素养。

(5)健康素养:健康素养定义为"个人获取和理解基本健康信息和服务,并运用这些信息和服务作出正确决策,以维护和促进自身健康的能力"。健康素养不等于普遍素养,有高学位和较强的阅读能力的患者也可能会有较低的健康素养。

评价患者的健康素养可以有的放矢地改善患者教育。成人功能性健康素养测试(the test of functional health literacy in adults, TOFHLA)可以快速评估患者的阅读理解能力。成人医学素养快速评估 - 修订版(the rapid estimate of adult literacy in medicine-revised, REALM-R)是一个词语识别测试,可以在 3 分钟内完成。

药师不必评价每位患者的健康素养,一些行为提示患者的健康素养较低,药师可以关注并采取有针对性的沟通策略,见表2-5。

表2-5　低健康素养患者的识别与沟通策略

提示低健康素养的行为	针对性沟通策略
■ 委托他人阅读	■ 评估患者的基线理解水平
■ 难以遵守预约	■ 不要使用专业术语
■ 找借口("我忘了戴眼镜")	■ 强调1~3个关键点
■ 对药物和其他干预措施的依从性差	■ 使用开放式问题
■ 推迟决策	■ 提供教育材料,包括可视教材
	■ 使用"教回来"的方法(请患者解释你刚才说的话)
	■ 尊重、关心和敏感

(6)功能性障碍患者沟通策略的调整:患有各种障碍的人群(例如听力或视力减退者、使用代步工具的人群)尤其老年患者需要特殊的沟通技巧。家庭成员和其照顾者在患者的照护管理中发挥突出作用,与患者交流时,药师务必同时关注照顾者的反应;同时,尽量让患者直接参与讨论。例如当与坐在轮椅上的患者交谈时,药师应尽量坐在患者对面,保持眼睛在同一高度与其交谈,避免靠在轮椅上或只与照顾者交谈。

老年患者衰老往往影响老年人的沟通过程。学习速度慢,短期记忆力减退,注意力不集中,听力和视力下降妨碍老年患者理解药师提供的信息。药师需要尽量减少不必要的信息,或者分阶段提供信息。药师可以要求患者重复用药指导,确保其完全理解并能够执行。超过一半的老年患者会经历听力下降,使其无法区分高频率的声音,导致老年人难以区分谈话声音和背景噪声。使用较低的语调,减缓语速,可以改善交谈效果。许多人有唇读的技巧,药师坐在患者正对面,使其看到药师的嘴唇,可能有助于沟通。如果患者不明白药师的交流,用较短而简单的句子重新表述更有效。尽量减少背景噪声量也有帮助。

老龄化引起视力改变,如视敏度的丧失、外周视力的减退、白内障和无法区分颜色等问题。交谈应在一个光线良好的房间中进行。书面沟通时,类白色纸或粉彩纸上的大字体比亮白色纸上的小字体更适合老年患者阅读。

与语言障碍患者沟通时,可以使用书面交流代替口头交流。语言障碍患者虽然无法用言语回应,但他们有书面交流的能力。药师务必表现出耐心,允许有足够的时间来进行非语言交流。让患者的照顾者加入谈话中可能有助于交流,但保证患者的参与十分必要。

第四节　分析评估

进行MTM的主要目标是识别、评估,以最终解决或预防潜在或实际存在的药物治疗问题,从而保证患者的用药方案合理、有效、安全以及便捷。MTM服务中的分析评估过程就是识别和评估用药相关问题的过程,是MTM服务的核心步骤。

在开展MTM服务的过程中,多种方法可以识别潜在或存在的药物治疗相关问题。如全面审查患者的用药史,发药过程中进行前瞻性药物评价,审核由计算机程序标记的药物相互作用是否有临床意义,答复患者的报告或所关注的问题,或评估其他医务人员的转诊信息。

一、MTM 分析评估思路

标准的分析评估过程是通过适应证、有效性、安全性、依从性 4 个维度展开的,具体又可细分为 7 个方向:药物治疗不足、药物治疗过度、无效药物、剂量不足、药物不良反应、剂量过高、用药依从性差(图 2-6)。

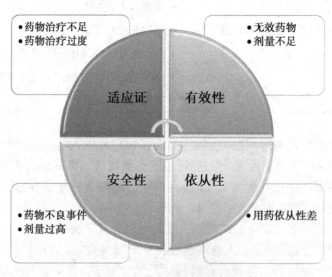

图 2-6 MTM 分析评估思路

二、药物治疗相关问题

药物治疗相关问题(MRPs)定义为"患者所经历的任何与药物治疗相关,或者可疑相关的、干扰预期治疗目的的非预期不良事件"。根据以上 4 个维度和 7 个方向,常见的引起药物治疗相关问题的原因可总结为表 2-6 中所列的 32 大类。

表 2-6 常见的引起药物治疗相关问题的原因

药物治疗相关问题	常见的原因
药物治疗过度	■ 无适应证
	■ 本该进行单药治疗的疾病使用多种药物
	■ 更适合进行非药物治疗的疾病情况
	■ 用一种药物治疗其他药物引起的不良反应
药物治疗不足	■ 需要启动药物治疗的疾病情况
	■ 需要进行预防用药来降低新发疾病的风险
	■ 需要增加药物以获得协同或附加治疗效应
无效的药物治疗	■ 疾病对药物产生耐受性
	■ 药物剂型不当

续表

药物治疗相关问题	常见的原因
剂量太低	■ 所用的药物对其治疗的疾病情况无效 ■ 剂量太低，难以获得预期的治疗效果 ■ 用药间隔时间太长，难以获得预期的治疗效果 ■ 药物之间的相互作用减弱了有效药物剂量 ■ 用药时间太短，难以获得预期的治疗效果
药物不良事件	■ 药物产生了预料之外的与剂量无关的反应 ■ 由于风险因素需要使用更安全的药物 ■ 药物之间的相互作用导致了预料之外的与剂量无关的反应 ■ 用药剂量给予速度太快或调整太快 ■ 药物引起了过敏反应 ■ 药物属于基于风险因素的禁忌证 ■ 药物剂型不当
剂量太高	■ 剂量太高 ■ 用药间隔太短 ■ 用药时间太长 ■ 药物之间的相互作用导致了药物相关的毒性反应 ■ 用药速度太快
依从性差	■ 患者没有充分理解用药指导 ■ 患者更倾向于不使用药物 ■ 患者忘记服药 ■ 药物对患者来说太贵 ■ 患者不能自己正确吞咽或使用药物 ■ 患者买不到药物

三、药师进行MTM分析评估所需具备的知识和技能

为识别和解决药物治疗相关问题，药师必须具备全面的知识和技能，包括药物治疗学知识、临床实践指南知识、批判性思维能力、解决问题的能力。同时，需要参加专项培训。针对疾病和健康的药学和药物管理实践不断发展变化，药师必须终身学习，密切关注与服务人群相关的新研究和进展。

（一）药物治疗学知识

在确认和评估药物治疗相关问题的过程中，药师必须确定患者的治疗目标，评估所用的药物是否能帮助患者达到这些目标。同时，药师必须分析患者治疗方案中所有药物的效益，包括评估药物治疗效果（例如临床疗效、临床结局等）是否大于治疗的实际或潜在风险（例如药物不良事件、药物相互作用、成本、治疗依从性）。

药物治疗学是药师需要掌握的核心知识。由于执业教育中课程设计和临床实践的不足,药物治疗学一直是我国药师开展药物服务的短板。为此,本书第二篇参照国际标准,根据中国循证,编写了4种常见慢性疾病高血压、糖尿病、卒中和哮喘的治疗学内容。按照规划,编者团队争取在2年内扩充内容,覆盖50种常见疾病的治疗学。与此同时,建议药师学习国际权威药物治疗学教材,如《药物治疗学》第9版(主编:Dipiro;美国McGraw-Hill出版社出版)。掌握所有疾病的治疗学知识任重道远,更为实际的策略是首先掌握药物治疗管理服务中最常见疾病的治疗学知识。Cipolle等人进行了一项针对药物治疗管理门诊患者的研究,结果显示表2-7中所列的23种疾病占5136名接受药物治疗管理服务患者所患疾病的70%。掌握这些疾病的药物治疗学知识是发现药物治疗管理相关问题,制定相应干预措施的基础。

表2-7　药物治疗管理门诊患者的常见病症

■ 过敏性鼻炎	■ 高脂血症
■ 心绞痛	■ 高血压
■ 关节痛	■ 甲状腺功能减退症
■ 哮喘	■ 失眠
■ 背痛	■ 缺血性心脏病
■ 心律失常	■ 更年期综合征
■ 充血性心力衰竭	■ 心肌梗死
■ 便秘	■ 骨关节炎
■ 抑郁症	■ 骨质疏松的预防
■ 糖尿病	■ 疼痛
■ 食管炎	■ 脑卒中/脑血管意外
■ 头痛	

除此之外,药师必须持续关注本领域的发展变化,不断学习新上市的药物,参加继续教育课程,确保能够指导患者正确使用新药。药师必须充分了解有关现有药物出现风险和效益的新信息。药品上市后不良事件监测工作对于发现药物治疗的新问题非常重要。对上市后药品监测报告的学习对于监护患多种慢性病,尤其体弱的老年患者有重要意义。

药师可以订阅定期更新的信息资源,通过互联网或移动设备在线访问医疗信息,并将药物信息资源下载到手持设备(如智能手机)。智能手机配套的药物相关的应用程序包括Medscape、Lexicomp、Micromedex、Skyscape、UpToDate、用药助手等。

(二)临床实践指南知识

掌握临床实践指南所推荐的药物治疗方案有助于确认药物治疗相关问题,帮助药师提出与专家共识相符的干预措施。指南通常针对特定疾病,帮助临床医生制定治疗方案,确定疾病治疗或管理的目标。

然而,充分了解指南的局限性非常必要。首先,大部分指南仅提供单一疾病的详细推荐,不能解决患有多种疾病的患者的需求。接受药物治疗管理服务的大部分目标人群患有3种以上的慢性疾病,药师很难参考一项指南开展工作。其次,大部分指南没有涉及特殊人群。针对个体患者,药师需要根据患者特殊的医疗和社会需要制定适合的治疗目标。例如根据指南,对于患有多种疾病的老年患者需要使用多种药物,很可能导致药物相互作用和药物不良事件的发生。因此,个体化的药物治疗方案至关重要。再次,指南的更新周期过长,有时接近10年,每年更新的指南屈指可数,由此降低了指南的参考价值。药师需要及时了解最新的循证,相应调整给予患者和医生的建议。

尽管指南存在局限性,但其临床价值不可低估。药师使用基于循证的指南可以确定治疗目标、提供检测服务、与其他卫生专业人员合作、跟踪患者的治疗结果以改善并扩展患者服务内容。

1. 确定治疗目标　为了确定药物是否达到预期的治疗效果,药师应知晓普遍采用的治疗目标。例如如果某糖尿病患者的A1C为9%,根据美国糖尿病协会的指南大多数患者的糖化血红蛋白的治疗目标应<7%,药师依次推荐该患者需要通过改善依从性、接受额外的治疗或改变剂量以达到此治疗目标。同时,药师可以告知患者其所患疾病的重要治疗指南、治疗目标。在大多数情况下,基于指南的目标与用于评估患者监护质量的指标相一致。

药师应牢记,指南不适用于所有患者;治疗目标必须个体化。例如一些证据表明,强化血糖控制可增加患多种疾病的老年患者的死亡风险。因此,对这类患者,治疗目标应适当放宽。对于此类患者,在确定治疗目标时,更应该考虑提高当前的生活质量。

2. 提供即时检测服务　即时检测服务是针对患者的快速实验室指标检测,例如药师可为患者在药房进行血脂、抗凝治疗监测等。即时检测服务能够鉴别指南中指出的处于严重疾病危险中的患者(例如心脏病、糖尿病),及时将患者转诊给医生。同时,通过即时检测,药师可以参照指南的推荐建立针对疾病的检测项目,提高患者在自身健康照护方面的参与度,为医生及时提供患者的医疗数据。

3. 建立专业间合作　药师积极参与多学科的疾病管理服务和健康护理,如戒烟门诊、抗凝门诊和糖尿病门诊时,充分利用被广泛接受的指南,可以增强药师服务的信任度,帮助药师建立与医生和其他卫生专业人员的合作。

4. 监测并记录患者的治疗结果　药师可以在提供服务时,收集、分析更多有意义的数据来评价治疗效果。例如关于高脂血症的ImPACT项目结果显示,62.5%的患者达到了NCEP的目标,这远高于初级保健部门的8%~33%的达标率。

表2-8列举了药物治疗管理服务常用治疗指南的制定机构、最新指南的网址。其他指南可以使用互联网搜索引擎获得。

表2-8　常见疾病临床实践指南网站

机构	网址
中国神经科学学会	http://www.csn.org.cn/
中华医学会内分泌学分会	http://www.china-endo.org/
中国医师协会心血管外科医师分会	http://www.cacvs.net/
中华医学会风湿病学分会	http://www.craweb.org/
中华医学会糖尿病学分会	http://www.diab.net.cn/cn/index.aspx
中华消化网	http://www.csge.org/
中国老年医学学会	http://www.zglnyxxh.com/

机构	网址
美国神经病学学会	www.aan.com/guidelines/home/bystatusortype？status=all
美国临床内分泌医师协会	www.aace.com/publications/guidelines
美国心脏病学会 / 美国心脏协会	www.my.americanheart.org/professional/StatementsGuidelines/ByTopic/TopicsA-C/ACCAHA-Joint-Guidelines_UCM_321694_Article.jsp
美国胸科医师学会	journal.publications.chestnet.org/ss/guidelines.aspx
美国风湿病学会	www.rheumatology.org/practice/clinical/guidelines/Clinical_Practice_Guidelines/
美国糖尿病协会	www.professional.diabetes.org/CPR_search.aspx
美国胃肠病协会	www.gastro.org/practice/medical-position-statements
美国老年医学学会	www.americangeriatrics.org/health_care_professionals/clinical_practice/clinical_guidelines_recommendations/
慢性阻塞性肺疾病全球倡议	www.goldcopd.com/Guidelines/guidelines-resources.html
国家心脏、肺和血液研究所	www.nhlbi.nih.gov/guidelines/index.htm
国家骨质疏松症基金会	www.nof.org/hcp/clinicians-guide
美国疼痛学会	www.americanpainsociety.org/resources/content/apsclinicalpracticeguidelines.html
美国胸腔学会与欧洲呼吸学会	www.thoracic.org/clinical/copd-guidelines/
全球哮喘防治倡议	www.ginasthma.org/Guidelines/guidelines-resources.html

（三）老年患者的药物相关问题

老年患者是药物治疗管理服务的重点人群。老年人用药方案的复杂性以及伴有的多种疾病，增加了他们出现药物治疗相关问题的风险。药物相关问题在老年人群中很常见，以至于很多专家建议："除非被证明不是，否则老年人的任何症状都应被认定为药物不良反应"。掌握老年患者相关疾病、生理、心理、药物代谢和药效学知识非常必要。

诸多因素增加老年人群体的药物不良反应风险。年龄的增长以及老年人中常见的慢性疾病，导致老年人的生理发生变化，从而使得药物的药代动力学及药效学发生变化。老年人群的常见疾病和精神疾病分别见表 2-9 和表 2-10。

表 2-9　老年人群的常见疾病

膀胱失禁（发病率为 33%）	糖尿病（发病率为 13%）
心脏病（发病率为 28%）	脑卒中（发病率为 11%）
排便失禁（发病率为 18%）	帕金森病（发病率为 5%）
骨质疏松症（发病率为 16%）	癌症（发病率为 4%）

表 2-10　老年人群常见的精神疾病

轻度痴呆（25%）	智力障碍（10%）
抑郁症（24%）	阿尔茨海默病（中期）（8%）
阿尔茨海默病（早期）（11%）	阿尔茨海默病（晚期）（4%）

这些变化影响多种药物的选择、给药剂量和给药频率。随着患者慢性疾病的增加，用于治疗一种疾病的药物加重另一种疾病的可能性也会增加。例如用于治疗慢性疼痛的非甾体抗炎药会加重充血性心力衰竭。表 2-11 列出了会增加老年患者药物不良反应的风险因素。

表 2-11　老年患者药物不良反应的风险因素

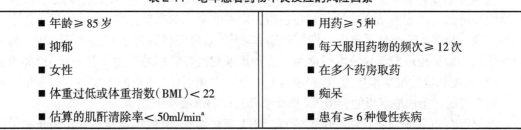

■ 年龄≥85 岁	■ 用药≥5 种
■ 抑郁	■ 每天服用药物的频次≥12 次
■ 女性	■ 在多个药房取药
■ 体重过低或体重指数（BMI）＜22	■ 痴呆
■ 估算的肌酐清除率＜50ml/min[a]	■ 患有≥6 种慢性疾病

注：[a] 肌酐清除率的实际单位应该是 ml/(min · 1.73m^2)，但常用 ml/min 来表示

药物相关问题对老年患者的影响非常严重。老年患者由于药物不良反应导致的入院人数几乎是普通患者的 6 倍。在老年人中，由药物相关问题导致的住院占 28%，其中药物不良反应（17%）和依从性差（11%）是最主要的原因。老年患者更容易因药物不良反应出现精神问题，发生失忆、抑郁、跌倒（导致骨折）、不能自理以及残疾的风险更高。

一项涉及 3 万名老年患者并持续了 12 个月的研究表明，大约 28% 的药物不良事件是可以避免的。其中，又有 42% 的药物不良事件属于严重、危及生命或致命风险。不合理处方以及监测不及时成为主要原因，其他原因包括患者的依从性差和患者教育不足。这些数据证明药师在预防、识别和解决老年患者的药物不良事件时可发挥关键作用。为此，药师必须掌握老年患者的生理变化和特殊需求。

1. 老年患者的药代动力学变化　药代动力学描述身体是如何吸收、分布、代谢和消除药物的，衰老和疾病导致的生理变化可以改变这些参数。虽然已有大量关于老年人群药代动力学变化的研究，然而此类研究通常只涉及健康受试者，数据外推到患病或年老体弱的患者时可能会发生偏移。

（1）吸收：衰老对药物吸收的影响很小，只有个别疾病如心力衰竭可能影响药物的吸收，健康的老年人通常都保持正常的口服药物吸收能力。但也有例外，特别是一些需要主动运输机制的药物，包括维生素 B_{12}、钙和铁，这些药物的吸收在老年患者中有所下降。

有关衰老是否影响外用药吸收的循证依据很少。衰老导致皮肤萎缩、变薄，透皮吸收药物的吸收可能会因血流量下降而减少。肌内和皮下注射药物在老年患者中可能也有药代动力学的改变，老年人尤其是体弱患者的肌肉总量会显著下降（白蛋白和总蛋白值降低）。与其他部位的吸收相似，对于心血管疾病的患者，肌肉或皮下组织的血液灌注差，影响药物吸收。因此，其他给药途径可能会更恰当。

（2）分布：一旦药物在给药部位吸收，便进入循环系统并分布到全身。药物分子的特性影响其分布，包括水性区间（血浆）、肌肉组织或体脂肪。术语"分布容积"一般指药物在组织内相对于血浆容积的分布程度。

分布容积随着衰老而改变，从而有必要降低药物剂量。衰老导致体内的总水量减少10%~15%，水溶性药物在血浆内的浓度升高，例如地高辛、乙醇、锂制剂、茶碱和吗啡。随着老年人体内总水量的下降，老年男性的体脂率由18%上升到36%，女性则由33%上升到45%。脂溶性药物包括苯妥英、丙戊酸、地西泮、利多卡因和奥沙西泮在老年人体内的分布容积增加，药物半衰期延长，需要减低剂量或延长给药间隔以减少每日用药量。

老年人的肌肉总量也会降低，需要降低那些分布在非脂肪组织中的药物的剂量以预防毒性反应。

衰老并不显著影响血浆蛋白结合。然而，营养不良或体弱的老年患者，其血清白蛋白浓度明显降低。高蛋白结合率的药物在白蛋白水平非常低的患者体内，会导致更多药理活性的游离药物存在于循环系统中。即使药物总浓度（结合型和游离型）在治疗范围内，游离药物比例的增加也可能会导致毒性增加。这种影响对治疗窗窄的药物尤其明显，例如苯妥英，治疗浓度和毒性浓度很接近，在患有低蛋白血症的患者中，游离的苯妥英可能翻倍。慢性疾病患者的白蛋白浓度可能会降低，据此要相应调整苯妥英的剂量。

（3）代谢：肝脏是药物代谢的主要器官。随着年龄增长，肝脏的质量和肝血流量有所减少，但其对肝脏消除功能的影响甚微。需要特别关注具有高总固有清除率并依赖肝脏血流的药物（如利多卡因、普萘洛尔、吗啡）。

细胞色素P450（CYP）系统负责许多药物的代谢。在老年人中，药物经CYP系统代谢的能力降低或保持正常，谨慎起见，默认为代谢降低。对所有受影响的药物，从最低有效剂量开始给药。有些药物产生的活性代谢产物须经肾脏消除，例如地西泮、阿米替林和利培酮，肾脏功能如有减退，需要调整此类药物的剂量。

（4）肾脏消除：与肝脏相似，肾脏的质量和血流量随着年龄增长而降低。尽管并不是所有老年患者都会有明显的肾功能减退，然而谨慎起见，应减少经肾脏消除的药物的剂量或给药频次。许多药物的剂量调整依赖血浆肌酐（SCr）或肌酐清除率（CrCl）。肌酐由肌肉产生，老年患者的肌肉质量下降，可能出现肾功能减退但血肌酐值正常（1.2mg/dl）的情况，增加患者因药物不良事件而住院的风险。

检测是获得肌酐清除率的最准确的方法，但需要收集24小时的尿液，因此临床上不现实。更常见的方法是利用公式估算肌酐清除率，例如Cockcroft-Gault公式（图2-7），此公式利用患者的血肌酐浓度、年龄和体重估算肌酐清除率。值得注意的是，此公式对年轻患者很准确，但会高估肾功能受损且肌肉质量下降的体弱老年人的肌酐清除率。另一种计算公式是肾病膳食改良试验（MDRD）公式，此公式可能比Cockcroft-Gault公式更准确，但不适用于老年患者。美国食品药品监督管理局（FDA）以Cockcroft-Gault公式为标准，指导所有药物专著中的肾病用药调整，因此促使其被广泛应用。药品制造商的数据（包括产品标签）以及文献中药物剂量的调整，均基于Cockcroft-Gault公式。

肌酐清除率只是一个估算，有助于确定经肾脏清除的药物的合理给药量。更多的相关信息可查阅以下网址：www.kidney.org/professionals/kls/pdf/KBA_FAQs_AboutGFR.pdf。

2. 老年患者的药效学变化　药效学研究药物如何影响人体。衰老相关的正常及病态的生理变化影响身体对药物治疗的反应，这些变化可以增强或阻碍某种药物的作用。虽然

肌酐清除率 CrCl $_{男性}$=[（140– 年龄）（理想体重 IBW）]/[72（血肌酐 SCr）]

肌酐清除率 CrCl $_{女性}$=0.85[（140– 年龄）（理想体重 IBW）]/[72（血肌酐 SCr）]

此方程仅适用于肾功能稳定的患者（例如在急性肾衰竭期间是无效的）。如果实际体重低于理想体重，用实际体重。

单位：年龄（岁）；理想体重（kg，1kg=2.2lb）；血肌酐（mg/dl）

理想体重 IBW 的计算：

男性：50kg+[2.3kg×（身高按英尺 –60）]

女性：45.5kg+[2.3kg×（身高按英尺 –60）]

图 2-7　Crckcroft-Gault 方程用于估算肌酐清除率

相关药代动力学改变的研究不断涌现，但衰老相关药效学改变的数据仍然很少，概括性结论仍未形成。

老年患者对中枢神经系统药物的敏感性升高（例如苯二氮䓬类、抗精神病药、阿片类镇痛药），从而引起药物不良事件。例如咪达唑仑作为一种短效的苯二氮䓬药物，经常用于诊断或手术。一项研究显示，年轻和老年两组患者在牙科手术前接受了咪达唑仑静脉给药，并进行了药代动力学和药效学研究。尽管老年患者组用了更低的剂量，但其反应时间更迟钝且镇静率高于年轻患者组。用药代动力学参数校正结果，数据仍显示老年患者对咪达唑仑的中枢神经系统作用更敏感。

随着年龄的增长，血脑屏障功能减弱，增加了药物进入中枢神经系统和在老年人中产生不良事件的可能性。此外一些作用于中枢神经系统的药物在老年人体内疗效减弱，原因是药效学响应减弱了。

尽管血药浓度很低，仍会出现药物毒性反应，其原因是药效学发生了变化。同样的，对一个药物的常用剂量没响应也可能是特定个体内的药效学变化导致的。临床观察到的一个常见的现象是老年患者对药物更敏感，增加了由于高敏感度导致的药物不良事件。比如抗胆碱药物可能会造成老年患者意识混乱。

很多药效学的变化不可预测，所以急需更多有关衰老和药物响应效果方面的研究。在伴随衰老的药效学变化没有被深入理解前，需要严密监测治疗结果，严格掌握用药史以应对老年人群的紧急意外症状。

3. 老年人群常见健康问题——老年综合征　老年人群会经历某些不能准确归类为特定疾病的临床症状，这些常见的临床症状通常被称为老年综合征，包括谵妄、痴呆、跌倒、虚弱、头晕眼花、尿失禁、营养不良、吞咽困难、失眠、行走困难、感觉缺失（例如视觉和听觉问题）和压疮等。

老年综合征是以下 1 或 4 项功能受损的原因或者是结果：认知功能、运动功能、感觉功能、社会心理功能。

药物可能会直接影响这些功能。老年综合征除了对这些功能和生活质量的影响外，还会影响患者对药物治疗方案的依从性，以及对药物相关问题所做的任何干预的依从性。

在审核老年人的用药方案时，药师必须考虑药物对这四大功能的影响，需要确认是否有药物引发了老年综合征。如果发现一个或多个药物造成患者功能下降，药师必须审核患者的用药方案，选择更合理的药物替代。

药师必须评价一个或多个功能的减退对药物依从性以及患者正确使用药物的能力的影响。一旦发现依从性不好或功能下降,药师需要及时干预。例如患者视力不好,药师可以为其提供大号字体的个人药品记录、药物相关行动计划和相应的宣教材料。为了提高依从性,药师可以建议患者使用辅助用品提高依从性,比如用不同颜色来区别药物。根据问题的严重程度,药师可以转诊患者给其他医务工作者。表 2-12 列出服务老年综合征患者的对策,供药师参考。

表2-12 服务老年综合征患者的对策

■ 选择适合患者需求的教育对策	■ 优化慢性疾病的治疗以预防进一步的衰退
■ 推荐使用提升给药安全性和依从性的工具	■ 提供合适的辅助性器械
■ 避免、减少可加剧认知损伤的药物,包括非处方药和草药	■ 适当转诊

药师需要注意老年患者疾病的不典型表现和症状。突发急症时,老年人可能会主诉非特异性症状,例如失禁、跌倒、意识混乱或体力不支。

4. 老年患者的特殊风险 - 收益考虑 老年患者的药物治疗获益毋庸置疑。在预防老年人群受伤、残疾和死亡的医疗技术中,药物治疗的重要性不可替代。然而,与此同时,老年患者面临着更高的用药相关风险。当评估老年患者的用药方案时,药师必须权衡利弊,考虑停用哪些药物、增加哪些药物。

多种因素增加了老年患者用药的复杂性。药师不仅要掌握合理用药的循证依据,还要理解、尊重患者的用药经验以及对治疗的预期和诉求。合理用药评价既是科学更是艺术。

(1)识别老年患者的治疗不足:尽管老年患者中由药物引起的不良事件更易发生,但药物治疗的必要性仍然存在。因此,除了审核不合理用药外,药师需要具备能力发现老年患者中未被治疗或治疗不充分的疾病。作为药物治疗的评价工具,START 标准可以帮助药师识别老年患者中的药物相关问题。START 标准对于心血管、呼吸、消化、运动、内分泌和中枢神经系统的药物都有相应的循证证据。

利用 START 标准,评价某教学医院 600 位老年住院患者的药物治疗,筛选出最常被忽略的药物治疗包括:①他汀类药物治疗动脉粥样硬化性疾病(26%);②华法林治疗慢性房颤(9.5%);③抗血小板预防动脉疾病(7.3%);④钙/维生素 D 补充剂预防骨质疏松(6%)。

研究者发现共计 58% 的样本患者应该使用 START 标准推荐的药物治疗。

尽管这些药物对部分老年人有益处,但就慢性疾病的循证指南而言,入选研究的患者通常是中年人群,可能并不适用于老年患者,尤其是年龄 > 85 岁的"高龄老年患者"。同时,对于特别虚弱的老年人,药物适应证的相关性或者治疗目标的可行性需要慎重考虑。药师务必关注治疗对患者尤其是生存期有限的患者的生活质量及其家庭偏好的影响。需要注意,一些研究建议尽量减少老年患者处方药物的数量以优化治疗效果。

(2)多重用药:多重用药定义为药物使用多于临床需要,这种现象普遍存在于老年人群中。随着处方药物数量的增加,药物不良事件和相互作用的风险也随之增加。在一项研究中,同时服用 2 种药物的患者发生药物与药物或药物与疾病相互作用的风险为 13%;同时服用 4 种药物的患者发生相互作用的风险增加到 38%,同时服用 7 种或更多药物的患者发生相互作用的风险则增加到 82%。可见用药品种过多增加依从性下降的风险。

药物不良反应经常需要增加药物来治疗，产生处方级联反应。例如患者因服用非甾体抗炎药导致胃炎，需要增加 H_2 受体拮抗剂，而其导致的谵妄又需要增加氟哌啶醇治疗。持续添加药物会增加药物与药物、药物与疾病相互作用的风险，从而产生越来越多的症状。

一些研究评价老年患者中系统性停药的试验，证明只有小部分患者因为症状再次出现需要服用药物。多数患者通过停药提升了整体健康状况，减少了转诊到急诊的需求，最终导致死亡率和医疗支出下降。

（3）潜在不合理用药：根据循证依据，老年患者应避免使用某些药物。此类药物可能导致老年患者身体或精神损害，甚至死亡。然而，现实中超过 1/6 的美国老年人服用此类处方药。促进老年患者的合理用药成为药师的当务之急。

Beers 标准是目前最有效的老年患者合理用药评价工具。由老年病学专家组共识发展而来，列出在绝大多数情况下老年患者应该避免使用的药物目录，以及需要控制剂量和疗程的药物目录。Beers 标准最新版发表于 2016 年。根据风险级别，该版本包含 3 类药物：①老年患者应避免使用的潜在不合理的药物和种类；②因存在恶化特定疾病和症状风险，老年患者应避免使用的潜在不合理的药物和种类；③老年患者应谨慎使用的药物。

新版 Beers 标准涵盖非处方药物，例如第一代抗组胺类药物、矿物油和非甾体抗炎药，方便药师在药物治疗管理服务中提供综合药物评估。

STOPP（老年人潜在不合理处方筛查）标准是另一个老年患者合理用药评价工具，涵盖针对患者的医疗诊断、社会精神状态、日常活动和因果关系的评价。

四、药物治疗相关问题权重排序

系统、全面地分析评估患者存在的药物治疗问题，还需要根据药物治疗相关问题的风险程度、患者的主观意愿，将所发现的所有药物治疗相关问题按紧急和重要程度分为高、中、低 3 个档次。

同时对多个药物治疗相关问题进行干预会给患者造成压力，影响患者执行时的依从性和积极性。因此，根据权重排序先后，每次选择 3~5 个药物治疗问题进行干预有利于患者对后续干预计划的实施。

第五节　计划制定

进行 MTM 的最终目标是解决或预防潜在或实际存在的药物治疗相关问题，根据分析评估过程发现的药物治疗相关问题制定相应的以患者为中心的干预计划是 MTM 的服务的另一核心步骤。

一、计划制定原则

干预计划的制定适用于 SMART 原则：

S：（Specific）明确性

干预方案要清晰、明确，让患者能够准确理解方案内容；

M：（Measurable）可测量

干预方案要能量化,随访评估时可以采用一定的标准准确衡量方案的实施情况;

A:(Achievable)可实现

干预方案要通过努力可以实现,也就是干预方案要达到的目标不能过低和偏高,偏低了无意义,偏高了实现不了;

R:(Realistic)实际可行的

干预方案是实际可行的,方案中涉及到的人、事、物都是现实可及的;

T:(Time-limited)时限性

干预方案需要具有时限性,需要规定具体的完成时间。

二、干预计划内容分类

常见的干预计划可分为三类:

1. 疾病指标监测　充分利用现有的可穿戴检测设备(图2-8)和物联网技术,患者可在家中自己监测血压、血糖、体重、心率、血脂等参数,检测结果通过智能终端及时回传到药师或其他医疗人员用于随访或实时干预。

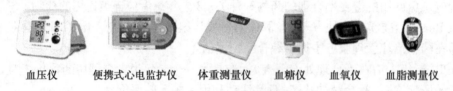

血压仪　　便携式心电监护仪　　体重测量仪　　血糖仪　　血氧仪　　血脂测量仪

图2-8　常见检测设备

2. 药物治疗干预　药物治疗干预可分为药物治疗方案调整和依从性改善两部分。药物治疗干预根据药师的权限范围可以由药师独自干预,也可以跟医生、护士或其他相关医疗人员合作干预。用药依从性的改善主要通过提供用药指导,帮助患者充分了解药物治疗方案,并且建议借助必要的药品分装工具和用药提醒工具,并适当应用同伴支持和亲友支持,全方位综合改善患者的依从性。

3. 生活方式改善　生活方式改善涉及的项目有饮食、运动、心理、环境、吸烟、饮酒、睡眠等。根据患者的具体情况制定个性化定制相关的生活方式改善处方,并制定相应的目标值、监测周期及实现时间。

三、计划制定心理学技能

药师与患者交流,执行药物治疗管理方案时必须改变患者行为。这些改变包括长期坚持药物治疗,监测血糖,戒烟,改变饮食,增加运动量以及一些其他的改变。

1. 跨学科模型(the Transtheoretical Model of Change)　这是一种理解患者愿意改变行为,并描述改变行为过程中所经历变化阶段的方法。虽然改变行为的决定权在患者,药师可以使用若干策略在改变的每一个阶段中有效帮助患者,行为改变阶段具体描述见表2-13。

表2-13　行为改变的阶段

改变的阶段	患者的特征	帮助患者积极进入下一阶段的策略	应规避的策略
前意向阶段	目前并没有考虑在可预见的将来改变行为（在未来6个月中没有计划改变行为）	移情反应 主动倾听 无偏见的教育 无侵犯性地提问，帮助患者权衡改变的利弊，并确定改变后自己的获益 识别患者以前成功的行为改变	说服 啦啦队式的鼓动 说教式评判 提供治疗计划
意向阶段	考虑在未来6个月内改变行为	同理心 主动倾听 有效提问 教育干预 支持病人自我有效的行为和自我教育的努力	行动导向的策略
准备阶段	准备在未来的30天内采取行动和（或）在过去的一年中至少有一次改变的尝试	鼓励 同理心 目标设定 支持自我有效的行为和实现目标的努力	复杂的，多方面的目标设置（例如，目标过于超前）
行动阶段	积极努力改变习惯，行为和环境 使用技巧如刺激控制和反条件化	情感上的支持 技能训练的干预措施 强化积极的行为	
维持阶段	保持行为改变6个月以上仍易复发	持续的情感支持和自我效能感的支持 预防复发策略 强化积极的行为 把复发看作学习过程的一部分	把复发看作失败 在达到行为目标后停止表扬

2. 动机性访谈　当患者经历行为改变的不同阶段时，药师应激发其动机鼓励患者坚持改变。动机性访谈的目的是让患者参与到自己的健康决策中，创造改变的内在动机，而不是要求患者简单地服从医生或药师的建议。临床试验证明，动机性访谈可以有效地鼓励患者采取健康的饮食习惯，定期锻炼，并坚持用药方案。

动机性访谈尊重患者的自主性。它是基于合作的精神，帮助患者探索和处理对于改变的矛盾心理，并为患者提供机会说服自己去改变。访谈中，患者被视为自己生活的专家。因此，药师不提供解决方案，而是鼓励患者自己提出解决方案。

动机性访谈的原则是：

（1）表达同理心。

（2）提出差异（帮助患者意识到他们应该改变）。

（3）化解阻力（避免与患者争论）。

（4）赋能

动机性访谈的步骤：

（1）确定一个有待改变的行为。

（2）要求患者从1至10进行评分，评估改变这个行为对他们有多重要，以及他们对自己做出改变的能力有多大信心。

（3）请患者解释改变此行为的重要性并给他们的信心给出的评分，以及怎样去改变它。（"对于每周锻炼三次，你评价你的信心为5。为什么你选择了一个5，而不是一个7，改变评分会有什么代价？"）

（4）提出问题帮助患者探索他们改变行为的矛盾心理，例如：

— 维持现状有什么好处？"

— "维持现状有什么坏处？"

— "做出改变有什么好处？"

— "做出改变有什么坏处？"

（5）一旦患者明确了改变的障碍，鼓励他们考虑克服障碍的步骤。药师不要立即提供解决方案。如果障碍是，天气不好患者不喜欢在外面运动时，可以问患者："你有什么其他的选择可以考虑？"。

（6）如果患者自己不能提出解决方案，药师应鼓励患者考虑药师提出的解决方案。（"你想知道我的其他一些患者在天气不好的时候怎么锻炼吗？"）避免告诉病人他们"需要"或"应该"做什么。

（7）一旦患者明确了行动计划，准备解决改变中存在的障碍（例如，办了一张健身卡），追问患者怎么确信自己将做出改变。（"你打算每周健身几次？"）这为患者提供了解决矛盾心理的另一个机会。

（8）确保患者有一个实施改变的计划。（"你能找到办健身卡的地方吗？"）

（9）交谈结束时，感谢患者并表达相信他们有能力改变行为。（"谢谢你愿意与我一起讨论你的健康和锻炼计划。每周3~5次的运动真的很重要，我真的很有信心你将能够做出这个改变。"）

动机性访谈不易掌握，但却是非常有效的策略。

与患者充分交谈后，根据反馈，调整个人用药记录和健康管理方案，务必在患者离开前将两份文件交予患者。

四、计划制定注意事项

干预方案应由药师和患者，或者再加医生合作制定，完成后交给患者。要求语言表达适当，易于理解。所含推荐内容患者力所能及，并且符合药师执业范围，同时应该得到医疗团队其他相关成员的认可；药物相关方案不应该包括需要其他医学专业人员审核或批准的项目，这些项目必须以单独的内部文档记录以便后续随访。药师应该鼓励患者主动将药物相关方案展示与其他医疗人员；每次药物治疗随访时随身携带，以便药师更新日期、干预结果、药物相关问题的解决方案。药物相关方案保障诊疗的连续性，促进健康护理团队成员间信息共享的规范性和一致性。制定方案时，注意以下几点：

a）不要强迫患者被动接受；

b)控制每次方案的项目<4~5项；

c)征求患者意见选择推荐方案；

d)按照权重最优纳入重要项目；

e)语言准确,完整,简练,通俗易懂,便于患者理解。

第六节　计划执行

一、干预和(或)转诊

(一)药师干预

药师干预的目的是优化药物使用、提升患者治疗的连续性,并鼓励患者接受适宜的医疗护理服务以预防不良结局。药师通过干预来解决、减少或者避免药物相关问题。如果患者的需求比较复杂,在不超出其职责范围的情况下,基于自己的专业技能,药师可以给予患者额外的服务。药物治疗管理的价值取决于药师执行方案的质量,包括建议处方医师更改患者的治疗方案、采用一定的措施提高患者的依从性、生活方式的改变及其他服务。药师需要不断更新自己的临床知识,以便于快速有效地发现药物治疗相关问题,并向医生提供临床建议以确保获得最佳的临床结局。

(二)转诊

如果干预的方案超出其执业范围,药师务必及时将患者转诊给有特定执业资格的药师、医生或者其他医疗人员。需要转诊的情况包括:①需要诊断或评价发现的新的问题;②专业患者教育帮助其更好地管理慢性疾病(比如糖尿病、高血压);③高危药物的药学监护(比如华法林、地高辛);④实验室检查(比如胆固醇水平、血糖水平、肝功能试验);⑤药物治疗剂量调整或方案变更。

二、与医生的交流

作为新型药学服务,医生对药物治疗管理药师的责任、工作内容还比较陌生。来自于药师的"意想不到的"请求,例如更改药物或要求得到检查结果,如果措辞不当,很可能被医生拒绝。药师务必与医生建立起基于相互信任和尊重的合作关系,因此药师的沟通技巧和临床技能同等重要。

(一)口头交流

药师务必将交流建立在充分考虑患者利益的基础上。亲自向医生面对面地解释什么是药物治疗管理,以及患者如何从中获益。着重强调此项服务已被证明可以有效帮助医生管理患者,绝对不会与医生的利益发生任何冲突。避免使用暗示指责或攻击医生的词汇,如"错误"的药物或"不适当"的剂量。提出建议时,药师应简要描述包括反映患者需求的任何主观和客观的数据,并清楚地阐述基于患者个体化的解决方案。例如为改善血糖控制,药师提出更改治疗药物的建议应将患者的血糖水平或 A1C 值水平纳入作为佐证。必要时,可加入临床参考文献和评价结果。

(二)书面交流

提交沟通表(附录中的医生沟通表)和患者健康管理 SOAP 记录(附录中的患者药物治

疗管理 SOAP 记录)给医生,清楚地表述所发现的实际存在或潜在的药物治疗问题、建议的干预措施及达到治疗目标的方法。提出新的治疗方案时,务必详细描述新方案。例如不要写"你会考虑加上二甲双胍以帮助该患者控制他的糖尿病吗?"如果医生回复"是",那么医生是否真的要开始使用二甲双胍或者仅仅是考虑这个建议,使用复选框描述具体的方案可以帮助消除这些不确定的因素。例如:

　　□　是的,请让该患者服用二甲双胍 500mg,每天 2 次。

　　□　不,目前不要增加二甲双胍 500mg,每天 2 次。相反,请进行以下更改:

　　□　不,不要对患者的药物治疗方案进行任何更改。

第七节　跟 踪 随 访

中国药物治疗管理(CMTM)始于信息收集,终于跟踪随访。药物治疗管理是一个长期的过程,CMTM 区别于普通的用药咨询服务,它不是一次性地为患者提供用药咨询,而是需要为患者的长期药物治疗提供监护,因此,定期有效的跟踪随访非常重要和必要,同时也是进行 MTM 服务的难点所在。通过跟踪随访,与患者建立持续稳定的服务关系,可以持续为患者的药物治疗和生活方式全方位地提供科学规范的指导,实现患者持续获益的终极目标。

一、跟踪随访的目的

a)评估干预方案的实施情况;

b)疾病监测指标的达标情况;

c)必要时进行干预方案的调整;

d)跟踪 MTM 的效果:分别从临床、人文和经济三个维度对实施 MTM 后的成效进行跟踪。

二、跟踪随访的方式

跟踪随访可以是面谈式的,也可以是通过电话或网络手段借助多媒体语音、视频、图文等工具进行的。

综上,本书创新性地提出了中国药物治疗管理(CMTM)的概念,并且对 CMTM 的标准流程以及中国药师提供 MTM 服务所需的知识技能进行了阐述,其在实践操作中的可用性和实际意义还有待中国药师在实践中不断探索并改进。

参 考 文 献

[1] StrandLM, MorleyPD, CipolleRJ, et al. Drug-related problems: their structure and function. DICP Ann Pharmacother, 1990, 24: 1093-1097.

[2] Tomechko MA, Strand LM, Morley PC, et al. Q and A from the pharmaceutical care project in Minnesota. Am Pharm, 1995, NS35: 30-39.

[3] IMS Health. IMS health study identifies $200+billion annual opportunity from using medicines more

responsibly[press release]. June19, 2013. Availableat: http://www.imshealth.com/portal/site/imshealth/menuitem.c76283e8bf81e98f53c753c71ad8c22a/?

[4] Hayward RS, Wilson MC, Tunis SR, et al. Users' guides to the medical literature. VIII. How to use clinical practice guidelines. A. Are there commendations valid? The Evidence-Based MedicineWorking Group. JAMA, 1995, 274: 570-574.

[5] Boyd CM, Darer J, Boult C, et al. Clinical practice guidelines and quality of care for older patients with multiple comor bid diseases: implications for pay for performance. JAMA, 2005, 294: 716-724.

[6] Durso SC. Using clinical guidelines designed for older adults with diabetes mellitus and complex health status. JAMA, 2006, 295: 1935-1940.

[7] McDonough R, Doucette W. Developing collaborative working relationships between pharmacists and physicians. J Am Pharm Assoc, 2001, 41: 682-692.

[8] BlumlBM. Definition of medication therapy management: development of profession wide consensus. J Am Pharm Assoc, 2005, 45: 566-572.

[9] Gurwitz J, Monane M, Monane S, et al. Long-Term Care Quality Letter. Providence, RI: Brown University, 1995.

[10] Hanlon JT, Schmader KE, Koronkowski MJ, et al. Adverse drug events in high-risk older outpatients. J Am Geriatr Soc, 1997, 45: 945-948.

[11] Hajjar ER, Hanlon JT, Artz MB, et al. Adverse drug reaction risk factors in older outpatients. Am J Geriatr Pharmacother, 2003, 1: 82-89.

[12] Fouts M, Hanlon J, Pieper C, et al. Identifcation of elderly nursing facility residents at high risk for drug-related problems. Consult Pharm, 1997, 12: 1103-1111.

[13] Col N, Fanale JE, Kronholm P. The role of medication non compliance and adverse drug reactions in hospitalizations of the elderly. Arch Intern Med, 1990, 150: 841-845.

[14] Gurwitz JH, Field TS, Harrold LR, et al. Incidence and preventability of adverse drug events among older persons in the ambulatory setting. JAMA, 2003, 289: 1107-1116.

[15] Pucino F, Beck CL, Seifert RL, et al. Pharmacogeriatrics. Pharmacotherapy, 1985, 5: 314-326.

[16] Basics of geriatric care. Clinical pharmacology//Beers MH, Jones TV. The Merck Manual of Geriatrics. 3rd ed. Availableat: http://www.merck.com/mrkshared/mmg/home.jsp.

[17] Normallaboratoryvalues//TheMerckManual. 19th ed. White house Station. NJ: Merck Research Laboratories, 2011.

[18] Spruill WJ, Wade WE, Cobb HH. Estimating glomerular filtration rate with a modification of diet in renal disease equation: implications for pharmacy. Am J Health Syst Pharm, 2007, 64: 652-666.

[19] Lamb EJ, Webb MC, Simpson DE, et al. Estimation of glomerular filtration rate in older patients with chronic renal insufficiency: is the modification of diet in renal disease formula an improvement? J Am Geriatr Soc, 2003, 51: 1012-1017.

[20] Platten HP, Schweizer E, Dilger K, et al. Pharmacokinetics and pharmacodynamic action of midazolam in young and elderly patients under going tooth extraction. Clin Pharmacol Ther, 1998, 63: 552-560.

[21] Health in Aging Foundation. A Guide to Geriatric Syndromes: Common and Often Related Medical Conditions in Older Adults. September 2012. Availableat: http://www.healthinaging.org/resources/resource: guide-to-geriatric-syndromes-part-i/.AccessedApril15, 2015.

[22] Inouye SK, Studenski S, Tinetti ME, et al. Geriatric syndromes: clinical, research, and policy implications of a core geriatric concept. J Am Geriatr Soc, 2007, 55: 780-791.

[23] Fried LP, Guralnik JM. Disability in older adults: evidence regarding significance, etiology, andrisk. J Am Geriatr Soc, 1997, 45: 92-100.

[24] Flaherty E, Zwicker D. A typical presentation. Availableat: http: //consultgerirn. org/topics/atypical_presentation/want_to_know_more.

[25] Barry PJ, Gallagher P, Ryan C, et al. START(Screening Tool to Alert doctors to the Right Treatment)—an evidence-based screening tool to detect prescribing omissions in elderly patients. Age Ageing, 2007, 36: 632-638.

[26] Gallagher P, O'Mahony D. STOPP(Screening Tool of Older Persons' potentially in appropriate Prescriptions): application to acutely ill elderly patients and comparison with Beers' criteria. Age Ageing, 2008, 37: 673-979.

[27] Garfinke ID, Zur-Gil S, Ben-Israel J. The war against polypharmacy: a new cost-effective geriatric-palliative approach for improving drug therapy in disabled elderly people. Isr Med Assoc J, 2007, 9: 430-434.

[28] Goldberg RM, Mabee J, Chan L, et al. Drug-drug and drug-disease interactions in the ED: analysis of a high-risk population. Am J Emerg Med, 1996, 14: 447-450

[29] American Geriatrics Society 2012 Beers Criteria Update Expert Panel. American Geriatrics Society updated Beers Criteria for potentially in appropriate medication use in older adults. J Am Geriatr Soc, 2012, 60: 616-631.

[30] Gallagher P, Ryan C, Byrne S, et al. STOPP(Screening Tool of Older Person's Prescriptions)and START (Screening Tool to Alert doctors to Right Treatment). Consensus validation. Int J Clin Pharmacol Ther, 2008, 46: 72-83.

[31] Rovers JP, Currie JD, Hagel HP, et al. A Practical Guide to Pharmaceutical Care. 3rd ed. Washington, DC American Pharmacists Association, 2003.

[32] Nielsen-Bohlman L, Panzer AM, Kindig DA. Institute of Medicine. Health Literacy: A Prescription to End Confusion. Washington, DC: National Academies Press, 2004.

[33] Kripalani S, Weiss BD. Teaching about health literacy and clear communication. J Gen Intern Med, 2006, 21: 888-890.

[34] Cancer Prevention Research Center. Transtheoretical model. Availableat: http: //www.uri.edu/research/cprc/TTM/ProcessesOfChange.htm.AccessedApril15, 2014.

[35] Prochaska JO, Di Clemente CC. Transtheoretical therapy: toward a more integrative model of change. Psychother Theory Res Pract, 1982, 19: 161-173, 276-288.

第二篇　药物治疗学

第三章 高 血 压

【学习目标】

1. 掌握高血压常用药物的特点、药物治疗原则、治疗目标、治疗效果评估,以及高血压的诊断、临床评价、心血管危险分层。

2. 熟悉高血压的病理生理、临床表现,以及非药物治疗。

3. 了解高血压的流行病学、病因学、实验室检查、相关危险因素、新疗法,以及特殊人群的高血压治疗。

【核心概念】

1. 高血压、其他心血管病危险因素、合并疾病。

2. 心血管危险分层(血压、其他心血管危险因素)、亚临床靶器官损害。

3. 高血压治疗原则、治疗目标、治疗效果评估、非药物治疗、药物治疗。

第一节 概 述

高血压的危害性除与患者的血压水平相关外,还取决于同时存在的其他心血管病危险因素以及合并的其他疾病情况。治疗高血压的主要目的是最大限度地降低心血管发病和死亡的总危险。这就要求医生在治疗高血压的同时,还需干预患者所有可逆性的心血管病危险因素,并适当处理患者同时存在的各种临床情况。循证医学证明药物治疗可以有效降低高血压患者发生心血管事件的风险和死亡。综合评估、危险分层是高血压治疗的基础。根据血压水平、其他危险因素、亚临床靶器官损害、糖尿病、确诊的心血管病和(或)肾脏病评估患者的心血管风险。根据治疗对象的个体状况,药物的作用、代谢、不良反应和相互作用,参考患者的心血管风险分层、所在地区的降压药物品种供应与价格状况及治疗对象的支付能力选择药物。

一、流行病学

高血压流行的一般规律是:

1. 患病率与年龄成正比。

2. 女性更年期前患病率低于男性,更年期后高于男性。

3. 有地理分布差异。一般规律是高纬度(寒冷)地区的发病率高于低纬度(温暖)地区,高海拔地区高于低海拔地区。

4. 同一人群有季节差异,冬季的患病率高于夏季。

5. 与饮食习惯有关。人均盐和饱和脂肪摄入量越高,平均血压水平越高。经常大量饮酒者的血压水平高于不饮或少饮者。

6. 与经济文化发展水平呈正相关。经济文化落后的未"开化"地区很少有高血压,经济文化越发达,人均血压水平越高。

7. 患病率与人群肥胖程度和精神压力呈正相关,与体力活动水平呈负相关。

8. 高血压有一定的遗传基础。直系亲属(尤其是父母及亲生子女)之间的血压有明显的相关性。不同种族和民族之间的血压有一定的群体差异性。

二、病因学

(一)原发性高血压

90%~95% 的高血压患者无明显原因,称为原发性高血压。发病年龄为 25~55 岁。遗传因素可能增加血管紧张素原、醛固酮分泌异常,干扰 NO 释放,尤其是钠代谢平衡引起原发性高血压。因此,家族史是心血管病的危险因素之一。

(二)继发性高血压

占成人高血压患者的 5%~10%,可查明引起血压升高的原因。年龄 < 20 岁或 > 50 岁,突然发作,严重,顽固性高血压。大多数由慢性肾脏疾病或肾血管疾病引起。继发性高血压的原因和初步诊断方案见表 3-1。

表 3-1 继发性高血压的原因和初步诊断方案

	疾病	具有提示性的体检结果	初步诊断方案
肾脏	肾实质病变(2%~3%)	糖尿病家族史、多囊肾、肾小球肾炎	肌酐清除率、尿液分析、钠排泄分数、肾脏超声、肾活检
	肾血管病变(1%~2%)、动脉粥样硬化(90%)、纤维肌性发育不良(10%,年轻女性)、大动脉炎、硬皮病	由血管紧张素转化酶抑制剂(ACEI)或血管紧张素Ⅱ受体拮抗剂(ARB)引起的急性肾衰竭(ARF)、一过性肺水肿、肾血管杂音、低钾血症	磁共振动脉成像检查(特异性、敏感性 > 90%)、双功能超声、血管造影、血浆醛固酮:肾素 < 10:1
内分泌	醛固酮增多症或 Cushing(库欣)综合征(1%~5%)	低钾血症、代谢性碱中毒	24 小时尿游离皮质醇、过夜地塞米松抑制试验、11pm 唾液皮质醇
	嗜铬细胞瘤(<1%)	阵发性高血压、头痛、心悸	
	黏液性水肿(<1%)、高钙血症(<1%)	多尿症、脱水、精神状态改变	甲状腺功能检查、离子钙
其他	阻塞性睡眠呼吸暂停:早晨头痛,肺动脉高压(PHT);多导睡眠图异常		
	药物:口服避孕药,激素,甘草,非甾体抗炎药(尤其是 COX-2 抑制剂),促红细胞生成素,环孢素		
	主动脉狭窄:下肢脉搏↓,收缩期杂音,桡动脉、股动脉搏动延迟,经胸超声心动图异常		
	真性红细胞增多症:血细胞比容↑		

三、病理生理

（一）动脉血压

动脉血压包括收缩压（systolic blood pressure，SBP）、舒张压（diastolic blood pressure，DBP）、脉压（收缩压与舒张压之差）和平均动脉压（mean arterial pressure，MAP）。

$$MAP=(SBP \times 1/3)+(DBP \times 2/3)$$

动脉血压的决定因素为心排血量（cardiac output）和外周血管阻力（total peripheral resistance），符合以下公式：

$$BP=心排血量 \times 外周血管阻力$$

收缩压主要由心排血量决定，舒张压由外周血管阻力决定；心排血量的影响因素包括每搏输出量、心率、静脉容量。

正常情况下，血压有代偿机制，可随心脏需求改变。心排血量增加代偿性降低外周血管阻力，外周血管阻力增加可以降低心排血量。

代偿机制失效时会出现血压变化。起初血流量的增加可升高血压和心排血量，然而长期的高血压导致外周血管阻力升高，最终导致心排血量降低到以前的水平。

心排血量和（或）外周血管阻力升高导致高血压。

1. 心排血量升高的因素 心脏前负荷增加；过多的钠摄入或肾脏钠潴留；RAAS 过度兴奋和交感神经兴奋增加血容量导致静脉收缩。

2. 外周血管阻力升高的因素

（1）功能性血管收缩：RAAS 过度兴奋、交感神经兴奋、细胞壁的基因多态性、血管内皮因子。

（2）血管增生：RAAS 过度兴奋、交感神经兴奋、细胞壁的基因多态性、血管内皮因子、肥胖或代谢综合征引起的高胰岛素血症。

（二）体液因素

1. 肾素 - 血管紧张素 - 醛固酮系统（renin-angiotensin-aldosterone system） RAAS 是一复杂的内分泌系统，参与血压调节的每个重要环节。通过控制钠、钾和体液平衡，影响血管紧张性和交感神经活性，是最重要的血压调节因素，其活性主要受肾脏调控。

肾素是一种酶，储存在肾脏入球小动脉的肾小球旁细胞中，低血压、肾低灌注、循环衰竭、低钠血症、交感神经激活都可刺激其分泌。

患者依据肾素活性可分为低肾素组、正常组、高肾素组。约有 20% 的原发性高血压患者为低肾素组，15% 的患者为高肾素组。具有低血容量、高肾素活性的患者理论上对干预血管紧张素的药物（转化酶抑制剂、受体拮抗剂）和 β 受体拮抗药反应敏感；高血容量、低肾素活性的患者对利尿药反应较好。

肾素催化血液中的血管紧张素原生成血管紧张素Ⅰ，后者在转化酶的作用下形成血管紧张素Ⅱ。血管紧张素Ⅱ可以强有力地直接收缩血管，促进肾上腺髓质分泌儿茶酚胺，增加交感神经活性，同时促进肾上腺皮质分泌醛固酮，水钠重吸收和血容量增加，最终导致血压上升。醛固酮导致水钠潴留、组织重构，引起心肌纤维化和血管功能障碍，最终诱发心血管疾病包括心力衰竭、心肌梗死和肾病。

很显然，任何兴奋 RAAS 的异常因素均可导致血压的持续升高。

脑和心脏中存在局部的 RAAS。心脏中的血管紧张素Ⅱ可以通过糜蛋白酶催化合成，

ACEI 对此酶无效。心肌血管紧张素 Ⅱ 增加心脏收缩力，导致心肌增生。

大脑中的血管紧张素 Ⅱ 调节下丘脑和垂体激素的生成和释放，增加延髓交感神经活性。

外周组织可局部合成具有生理活性的血管紧张素肽，导致血管阻力升高。有证据显示，局部组织合成的血管紧张素可以和其他体液因素以及内皮生长因子相互作用，促进血管平滑肌增生和代谢。高血压的长期病理改变包括左心室肥厚，血管平滑肌增生、肾小球增生可能也与组织 RAAS 有关。

2. 利尿钠激素　利尿钠激素通过抑制 Na^+，K^+-ATP 酶影响 Na^+ 的跨膜转运。肾脏排钠能力的先天受损导致高血容量。然而，利尿钠激素可以阻止钠从小动脉平滑肌细胞的主动转运，增加细胞内的钠浓度，增加血管阻力而使血压升高。

3. 胰岛素抵抗和高胰岛素血症　胰岛素抵抗常与糖尿病、血脂紊乱、高血压和肥胖共存，称为代谢综合征。胰岛素水平升高引起肾脏水钠潴留，交感神经兴奋，血压上升。同时，胰岛素具有生长激素样作用，导致血管平滑肌细胞增生。胰岛素可以提高细胞内的钙浓度，增加血管阻力，升高血压。

动脉血压受交感神经影响。交感神经可以收缩和舒张血管平滑肌。刺激中枢神经系统的 α 受体，血管收缩。α 受体受负反馈调节，当肾上腺素释放入突触间隙，刺激突触前的 $α_2$ 受体，肾上腺素分泌即受到抑制，维持收缩和舒张的平衡。刺激突触后 $β_2$ 受体，导致血管舒张。

压力感受器位于大动脉血管壁，包括颈动脉和主动脉弓的神经末梢。压力感受器反射系统对血压调控起着重要的负反馈作用。压力感受器被血压的变化快速激活，通过第 Ⅸ 对脑神经和迷走神经将神经冲动传导至脑干。血压下降激活此系统，导致血管反射性收缩，心率加快，心收缩力增加；血压升高则产生相反的作用。此机制在老年人和糖尿病患者中不敏感。

（三）外周自主调节

肾脏通过容量 - 压力机制调节血压。低血压引起肾脏水钠潴留，增加血容量，升高血压；相反，高血压增加肾脏的水钠排泄，减少血容量和心排血量，降低血压。肾脏的钠排泄功能如果受损，则组织的自主调节被干扰，导致血压升高。

局部自主调节机制维持组织充足供氧。当组织的需氧量较低或正常时，局部小动脉收缩；当组织的需氧量升高时，动脉舒张，外周血管阻力下降，供血、供氧量增加。

即使血压正常，肾脏调节机制的内在缺陷也会扩张血容量，增加外周组织的血容量。于是局部自主调节机制被激活，收缩血管以抵消增加的血流，从而使外周血管阻力升高。长此以往，导致小动脉血管壁增厚。此种病理生理变化在原发性高血压患者中尤为常见。

（四）血管内皮机制

血管内皮细胞和平滑肌对血管紧张性和血压的调节非常重要。内皮细胞合成血管舒张物质（前列环素、缓激肽）和血管收缩物质（血管紧张素 Ⅱ、内皮素 Ⅰ）。血管扩张物质合成不足或收缩成分合成过多均可导致原发性高血压、动脉粥样硬化和其他心血管疾病。一氧化氮（NO）由血管内皮细胞合成，曾被称为内皮源性舒张因子，具有强有力的血管舒张作用。高血压患者可能具有 NO 合成缺陷，引起血管舒张不足。

（五）电解质

流行病学和临床试验证明，钠的摄入与卒中和高血压的发病率相关。饮食中钠摄入量高的人群，其高血压患病率高于低钠摄入组。研究表明，低钠饮食可以降低很多（并非全部)患者的血压。钠摄入量增加导致血压升高的准确机制还不确定,也许与利钠激素有关。由于肾重吸收增加,血容量增加,利钠激素分泌增加,细胞内的钠转运被抑制,导致血管反应性和血压升高。

流行病学和临床试验表明钙和血压呈负相关。可能的机制是细胞内外钙平衡的变化,细胞内的钙浓度升高使外周血管阻力增加,导致血压升高。

钾浓度与血压呈负相关。低血钾可增加外周血管阻力,利尿药引起的低血钾减弱了其降压效果。同时,低血钾可增加心血管事件风险,包括猝死,因此血钾应保持在正常范围内。然而,在补钾治疗成为标准方法之前,需要更多的依据。

第二节 临 床 评 价

高血压临床评价的目的:鉴别诊断高血压病因、分析血压水平和其他危险因素;评估亚临床靶器官损害,糖尿病,以及确诊的心血管病和(或)肾脏病以确定患者的综合心血管分层。主要工作包括收集患者的家族史、病史、用药史,体格检查。

一、收集家族史、病史、用药史

全面的病史采集非常重要,应包括:

1. 家族史 询问患者有无高血压、糖尿病、血脂异常、冠心病、脑卒中或肾脏病的家族史。

2. 病程 高血压发病时间、血压水平、是否接受过抗高血压治疗及其疗效和作用。

3. 症状及既往史 目前及既往有无冠心病、心力衰竭、脑血管病、外周血管病、糖尿病、痛风、血脂异常、支气管痉挛、睡眠呼吸暂停综合征、性功能异常和肾脏疾病等症状或病史及其治疗情况。

4. 有无提示继发性高血压的症状和相关检查。

(1)肾脏疾病家族史(多囊肾):触诊有肾脏增大。

(2)肾脏疾病、尿路感染、血尿、滥用非甾体抗炎镇痛药(肾实质性疾病)。

1)肾实质性高血压:肾实质性高血压是最常见的继发性高血压,以慢性肾小球肾炎最为常见,其他包括结构性肾病和梗阻性肾病等。应对所有高血压患者初诊时进行尿常规检查,以筛查除外肾实质性高血压。体检时双侧上腹部如触及块状物,应疑为多囊肾,并做腹部超声检查,有助于明确诊断。检测尿蛋白、红细胞和白细胞及血肌酐浓度等有助于了解肾小球及肾小管功能。

2)肾血管性高血压:肾血管性高血压是继发性高血压的第2位原因。在国外,肾动脉狭窄患者中75%由动脉粥样硬化所致(尤其在老年人)。在我国,大动脉炎是年轻人肾动脉狭窄的重要原因之一。纤维肌性发育不良在我国较少见。实验室检查可能发现高肾素、低血钾。肾功能进行性减退和肾脏体积缩小是晚期患者的主要表现。超声肾动脉检查、增强螺旋CT、磁共振血管造影、数字减影有助于诊断。肾动脉彩色多普勒超声检查是敏感性和特异性很高的无创筛查手段。肾动脉造影可确诊。

(3)嗜铬细胞瘤:阵发性出汗、头痛、焦虑、心悸。嗜铬细胞瘤是一种少见的继发性高血压,尿与血儿茶酚胺检测可明确是否存在儿茶酚胺分泌亢进。超声或CT检查可作出定位诊断。

（4）醛固酮增多症：阵发性肌无力和痉挛。检测血钾水平作为筛查方法。停用影响肾素的药物（如β受体拮抗药、ACEI等）后，血浆肾素活性显著低下 [< 1ng/（ml·h）]，且血浆醛固酮水平明显增高提示该病。血浆醛固酮（ng/dl）与血浆肾素活性 [ng/（ml·h）] 比值 > 50，高度提示原发性醛固酮增多症。CT/MRI检查有助于确定是腺瘤或增生。

（5）库欣综合征（Cushing syndrome）：库欣综合征患者80%伴高血压。可靠的指标是测定24小时尿氢氧可的松水平，如果 > 110nmol（40μg），则高度提示本病。

5. 生活方式　仔细了解膳食中的脂肪、盐、酒摄入量，吸烟支数，体力活动量；询问成年后的体重增加情况。

6. 药物致高血压　详细询问曾否服用可能升高血压的药物，如口服避孕药、甘草、甘珀酸钠、滴鼻剂、可卡因、苯丙胺、类固醇、非甾体抗炎药、促红细胞生长素、环孢素。

7. 心理社会因素　详细了解可能影响高血压病程及疗效的个人心理、社会和环境因素，包括家庭情况、工作环境及文化程度。

二、体格检查

彻底的体格检查有助于发现继发性高血压的线索及靶器官损害情况。包括正确测量血压（必要时测下肢血压），测量体重指数（BMI），测量腰围及臀围，检查眼底，观察有无 Cushing 面容、神经纤维瘤性皮肤斑、甲状腺功能亢进性突眼征、下肢水肿，听诊颈动脉、胸主动脉、腹部动脉及股动脉有无杂音，甲状腺触诊，全面的心肺检查，检查腹部有无肾脏增大、肿块，四肢动脉搏动，神经系统检查。

（一）血压测量

血压测量是诊断高血压及评估其严重程度的主要手段。目前主要用以下3种方法：

1. 室血压　是目前临床诊断高血压和分级的标准方法，由医护人员在标准条件下按统一的规范进行测量。具体要求如下：

（1）选择符合计量标准的水银柱血压计或者经国际标准（BHS 和 AAMI）检验合格的电子血压计进行测量。

（2）使用大小合适的袖带，袖带气囊至少应包裹80%的上臂。大多数人的臂围为25~35cm，应使用长35cm、宽2~13cm规格气囊的袖带；肥胖者或臂围大者应使用大规格的袖带；儿童使用小规格的袖带。

（3）被测量者至少安静休息5分钟，在测量前30分钟内禁止吸烟或饮咖啡，排空膀胱。

（4）被测量者取坐位，最好坐靠背椅，裸露右上臂，上臂与心脏处在同一水平。如果怀疑外周血管病，首次就诊时应测量左、右上臂血压。特殊情况下可以取卧位或站立位。老年人、糖尿病患者及出现直立性低血压情况者，应加测站立位血压。站立位血压应在卧位改为站立位后1和5分钟时测量。

（5）将袖带紧贴缚在被测者的上臂，袖带的下缘应在肘弯上2.5cm。将听诊器探头置于肱动脉搏动处。

（6）测量时快速充气，使气囊内的压力达到桡动脉搏动消失后再升高30mmHg（4.0kPa），然后以恒定的速率（2~6mmHg/s）缓慢放气。在心率缓慢者，放气速率应更慢些。获得舒张压读数后，快速放气至0。

（7）在放气过程中仔细听取柯氏音，观察柯氏音第Ⅰ时相（第一音）和第Ⅴ时相（消失音）水银柱凸面的垂直高度。收缩压读数取柯氏音第Ⅰ时相，舒张压读数取柯氏音第Ⅴ时相。< 12 岁儿童、孕妇、严重贫血、甲状腺功能亢进、主动脉瓣关闭不全及柯氏音不消失者,以柯氏音第Ⅳ时相(变音)定为舒张压。

(8)血压单位在临床使用时采用毫米汞柱(mmHg),毫米汞柱与千帕斯卡(kPa)的换算关系为 1mmHg=0.133kPa。

(9)应相隔 1~2 分钟重复测量,取 2 次读数的平均值记录。如果收缩压或舒张压的 2 次读数相差 5mmHg 以上,应再次测量,取 3 次读数的平均值记录。

2. 自测血压 对于评估血压水平及严重程度、评价降压效应、改善治疗的依从性、增强治疗的主动参与性,自测血压具有独特的优点;且无"白大衣"效应,可重复性较好。目前,患者家庭自测血压在评价血压水平和指导降压治疗上已经成为诊所血压的重要补充。然而,对于精神焦虑或根据血压读数常自行改变治疗方案的患者,不建议自测血压。

推荐使用符合国际标准(BHS 和 AAMI)的上臂式全自动或半自动电子血压计,正常上限参考值为 135/85mmHg。应注意患者向医生报告自测血压数据时可能有主观选择性,即报告偏差,患者有意或无意选择较高或较低的血压读数向医师报告,影响医师判断病情和修改治疗。有记忆存储数据功能的电子血压计可克服报告偏差。血压读数的报告方式可采用每周或每月的平均值。家庭自测血压低于诊所血压,家庭自测血压 135/85mmHg 相当于诊所血压 140/90mmHg。

对血压正常的人建议定期测量血压(20~29 岁应每 2 年 1 次,30 岁以上每年至少 1 次)。

3. 动态血压 动态血压测量应使用符合国际标准(BHS 和 AAMI)的监测仪。动态血压的正常值推荐以下国内参考标准:24 小时平均值 < 130/80mmHg,白昼平均值 < 135/85mmHg,夜间平均 < 125/75mmHg。正常情况下,夜间血压均值比白昼血压值低 10%~15%。动态血压监测在临床上可用于诊断白大衣性高血压、隐蔽性高血压、顽固难治性高血压、发作性高血压或低血压,评估血压升高的严重程度,但是目前主要仍用于临床研究,例如评估心血管调节机制、预后意义、新药或治疗方案疗效考核等,不能取代诊所血压测量。

动态血压测量时应注意以下问题:测量时间间隔应设定一般为每 30 分钟 1 次,可根据需要而设定所需的时间间隔;指导患者日常活动,避免剧烈运动;测血压时患者上臂要保持伸展和静止状态;若首次检查由于伪迹较多而使读数 < 80% 的预期值,应再次测量;可根据24 小时平均血压、日间血压或夜间血压进行临床决策参考,但倾向于应用 24 小时平均血压。

(二)实验室检查

1. 常规检查

(1)血生化(血钾、空腹血糖、血清总胆固醇、甘油三酯、高密度脂蛋白胆固醇、低密度脂蛋白胆固醇和尿酸、肌酐)。

(2)全血细胞计数、血红蛋白和血细胞比容。

(3)尿液分析(尿蛋白、糖和尿沉渣镜检)。

(4)心电图。

(5)糖尿病和慢性肾病患者应每年至少查 1 次尿蛋白。

2. 推荐检查项目

(1)超声心动图。

(2)颈动脉和股动脉超声、餐后血糖(当空腹血糖 ≥ 6.1mmol/L 或 110mg/dl 时测量)。

(3)C 反应蛋白(高度敏感)。

(4)微量白蛋白尿(糖尿病患者必查项目)。

（5）尿蛋白定量（若纤维素试纸检查为阳性者检查此项目）。

（6）眼底检查。

（7）胸片。

（8）睡眠呼吸监测（睡眠呼吸暂停综合征）。

3. 对疑及继发性高血压者，根据需要分别进行以下检查

（1）血浆肾素活性。

（2）血及尿醛固酮。

（3）血及尿儿茶酚胺。

（4）动脉造影。

（5）肾和肾上腺超声。

（6）CT 或 MRI。

三、心血管危险分层

综合分析以上所收集的患者信息，针对以下 4 个方面（表 3-2），量化患者的个体心血管风险，从而指导治疗、评估预后。

表 3-2　心血管风险分层影响因素

血压和其他心血管病的危险因素	亚临床靶器官损害（TOD）	糖尿病	糖尿病确诊心血管或肾脏疾病
收缩压和舒张压（1~3 级）	左心室肥厚	空腹血糖≥	脑血管病
年龄	心电图	7.0mmol/L	缺血性卒中
男性＞ 55 岁	超声心动图：LVMI 或	（126mg/dl）	脑出血
女性＞ 65 岁	X 线	餐后血糖≥	短暂性脑缺血发作
吸烟	动脉壁增厚	11.1mmol/L	心脏疾病
血脂异常	动脉超声	（200mg/dl）	心肌梗死史
TC ≥ 5.7mmol/L（220mg/dl）	IMT ≥ 0.9mm		心绞痛
或 LDL-C ＞ 3.6mmol/L	或动脉粥样硬化性斑		冠状动脉血运重建
（140mg/dl）	块的超声表现		充血性心力衰竭
或 HDL-C ＜ 1.0mmol/L	血清肌酐轻度升高		肾脏疾病
（40mg/dl）	男性 115~133μmol		糖尿病肾病
• 早发心血管病家族史一	（1.3~1.5mg/dl）		肾功能受损（血清肌酐）
级亲属，发病年龄＜ 50 岁	女性 107~124μmol/L		男性＞ 133μmol/L（1.5mg/dl）
• 腹型肥胖或肥胖	（1.2~1.4mg/dl）		女性＞ 124μmol/L（1.4mg/dl）
腹型肥胖的 WC*	微量白蛋白尿		蛋白尿（＞ 300mg/24h）
男性≥ 85cm	白蛋白 / 肌酐比：		外周血管疾病
女性≥ 80cm	男性≥ 22mg/g		视网膜病变：出血或渗出、
肥胖 BMI ≥ 28kg/m²	（2.5mg/mmol）		视盘水肿
• 缺乏体力活动	女性≥ 31mg/g		
	（3.5mg/mmol）		

注：TC：总胆固醇；LDC-C：低密度脂蛋白胆固醇；HDL-C：高密度脂蛋白胆固醇；LVMI：左室质量指数；IMT：颈动脉内膜中层厚度；WC：腰围；BMI：体重指数。*为中国肥胖工作组标准

（一）血压和其他心血管病危险因素

1. 血压

（1）收缩压、舒张压和脉压作为心血管病的预测因子：舒张压曾被认为是比收缩压更重要的脑血管病和冠心病的预测因子。20世纪90年代后，许多观察性研究证实收缩压和舒张压均与脑卒中及冠心病危险独立相关，且这种关系是连续的、逐级递增的。收缩压也是重要的脑血管病和冠心病危险的预测因子，有研究提示老年人收缩压升高的危害更大。老年人的收缩压随年龄的增长而上升，而舒张压在60岁后则缓慢下降。有研究提示收缩压与脑卒中和冠心病发病均呈正相关。有些资料也显示老年人脉压增大是比收缩压和舒张压更重要的心血管事件的预测因子，老年人的基线脉压与总死亡、心血管性死亡、脑卒中和冠心病发病均呈显著的正相关。有关随机试验也证明降压治疗对单纯收缩期高血压患者是有益的。鉴于已有的一系列大型随机对照试验均支持对单纯收缩期高血压和舒张期高血压患者予以治疗，因此，在临床实践中仍应当用收缩压和舒张压水平指导治疗。在降压疗效评估中应注意对收缩压和舒张压疗效的全面评估。高血压分级和危险评估的目的在于应用收缩压和舒张压对血压水平和总危险进行分层。现在的高血压分级和危险分层仍然是一种简单而实用的方法。

（2）按血压水平分类：血压水平与心血管发病危险之间的关系是连续的，因此对高血压的任何数字定义和分类均是人为规定的。高血压的任何数字定义必须是灵活的，应根据治疗药物的有效性和耐受性及危险性高低的不同而有所不同。

血压分为正常、正常高值及高血压。JNC-7将血压120~139/80~89mmHg定为高血压前期，有可能引起这部分人群的精神恐慌，且证据不足。我国指南将120~139/80~89mmHg定为正常高值，是因为我国流行病学研究表明，在此水平人群10年中的心血管发病危险较<110/75mmHg水平者增加1倍以上。血压120~129/80~84mmHg和130~139/85~89mmHg的中年人群10年成为高血压患者的比例分别达45%和64%。对血压正常高值人群应提倡改善生活方式，以预防高血压及心血管病的发生。《中国高血压防治指南》将高血压定义为在未用抗高血压药的情况下，收缩压≥140mmHg和（或）舒张压≥90mmHg，按血压水平将高血压分为1、2和3级。收缩压≥140mmHg和舒张压<90mmHg单列为单纯收缩期高血压。患者既往有高血压史，目前正在用抗高血压药，血压虽然低于140/90mmHg，亦应该诊断为高血压。血压水平的定义和分类见表3-3。

表3-3 血压水平的定义和分类

类别	收缩压（mmHg）	舒张压（mmHg）
正常血压	< 120	< 80
正常高值	120~139	80~89
高血压	≥ 140	≥ 90
1级高血压（轻度）	140~159	90~99
2级高血压（中度）	160~179	100~109
3级高血压（重度）	≥ 180	≥ 110
单纯收缩期高血压	≥ 140	< 90

若患者的收缩压与舒张压分属不同的级别时,则以较高的分级为准。单纯收缩期高血压也可按照收缩压水平分为 1、2 和 3 级。

2. 其他心血管病危险因素

(1)年龄:心血管病的发病率随年龄而升高。如北京的 35~74 岁居民,年龄每增长 10 岁,冠心病发病率增高 1~3 倍,脑卒中发病率增高 1~4 倍。这是由于多数危险因素水平随年龄的增长而升高,虽然年龄越大增高的速度有所减慢,但由于老年发病率高,故绝对危险仍很高。

(2)性别:绝经前妇女的冠心病发生率很低,甚至存在血脂异常基因型的妇女在绝经前通常也不发展为冠心病;绝经期后妇女的冠心病发病率与男性接近。妇女的冠心病流行趋势与男性类似,只是在时间上相差 10 年。男性的心血管病发病率高于女性,我国 14 个人群监测 5 年的结果显示,25~74 岁男性的冠心病、脑卒中发病率分别为女性的 1.1~6.2 倍和 1.2~3.1 倍,但 60 岁以后性别差异缩小。

(3)吸烟:吸烟是公认的心脑血管疾病发生的重要危险因素。我国 10 组队列人群前瞻性研究表明,吸烟者冠心病发病的相对危险比不吸烟者增高 2 倍,缺血性卒中危险增高 1 倍,癌症死亡危险增高 45%,总死亡危险增高 21%。对北京的研究资料表明,吸烟总量每增加 1 倍,急性心肌梗死的发病危险就增加 4 倍。

(4)血脂异常:血清总胆固醇(TC)和低密度脂蛋白胆固醇(LDL-C)升高是冠心病和缺血性卒中的危险因素。首钢男工血 TC 200~239mg/dl 者,冠心病发病危险为 TC < 200mg/dl 者的 2 倍, > 240mg/dl 者的发病危险为 < 200mg/dl 者的 3 倍。上海的 1 组职工资料也表明,虽然血 TC 水平低于西方,但其与冠心病死亡的相对危险仍呈对数线性关系。说明血 TC 作为冠心病发病的危险因素,没有最低阈值。此外也有资料提示如血 TC 过低(< 140mg/dl),有可能增加出血性卒中的发病危险。我国 14 组人群研究显示,人群中的高密度脂蛋白胆固醇(HDL-C)均值与冠心病发病率呈显著的负相关。

(5)超重和肥胖:超重和肥胖是高血压发病的危险因素,同时也是冠心病和脑卒中发病的独立危险因素。我国人群的体重指数(BMI)水平虽低于西方,但近年来增长较快。我国人群的 BMI 水平与心血管病发病密切相关。基线时 BMI 每增加 $1kg/m^2$,冠心病发病危险增高 12%,缺血性卒中危险增高 6%。提示超重和肥胖是我国人群冠心病和缺血性卒中发病的独立危险因素。

(6)缺乏体力运动:缺乏体力运动引起超重和肥胖,导致血压、血脂和血糖代谢异常。

(7)早发心血管病家族史:高血压患者常有家族史,提示遗传因素对高血压的发病机制有一定作用。高血压是一种多病因的多基因疾病。基因分析对确认或排除罕见的单基因遗传性高血压有一定价值(如 Liddle 综合征等)。

(二)亚临床靶器官损害

靶器官损害是高血压的并发症,受累器官包括心脏、脑、肾、外周动脉系统和眼。靶器官损害最终导致高血压患者心血管事件(心肌梗死、卒中、肾衰竭)的发病和死亡。靶器官损害对高血压患者总心血管病危险的判断是十分重要的,故应仔细寻找靶器官损害的证据。

1. 心脏左心室肥厚(left ventricular hypertrophy, LVH)是一种心肌细胞的变化,而不是血管改变,但是动脉改变和心肌肥厚经常同时存在。LVH 是心脏对高血压所致的压力负荷增加所作出的复杂反应,但是没有血流动力学的因素,LVH 也可发生。LVH 是一种强有力的、独立的导致心肌缺血、心肌梗死、心律失常和猝死的危险因素。心电图检查旨在发现心肌缺血、心脏传导阻滞和心律失常及左室肥厚。超声心动图诊断左室肥厚和预测心血管危险无疑优于心电图。磁共振、心脏同位素显像、运动试验和冠状动脉造影在有特殊适应证时(如诊断冠心病)可应用。胸部 X 线检查也是一种有用的诊断方法(了解心脏轮廓、大动脉或肺循环情况)。

未控制的高血压是最常见的导致心力衰竭的危险因素,因为反复缺血、严重的 LVH 或压力负荷过量所致。心力衰竭最终可引起心收缩力下降或舒张能力消失。

2. 血管超声探测颈动脉内膜中层厚度(IMT)和斑块可能有预测脑卒中和心肌梗死发生的价值。

3. 肾脏高血压肾脏损害的诊断主要依据血清肌酐升高、肌酐清除率降低和尿蛋白(微量白蛋白尿或大量白蛋白尿)排泄率增加。高尿酸血症 [血清尿酸水平 > 416μmol/L(7mg/dl)] 常见于未治疗的高血压患者。高尿酸血症与肾硬化症相关。血清肌酐浓度升高提示肾小球滤过率减少,而排出白蛋白增加提示肾小球滤过屏障功能紊乱。微量白蛋白尿强烈提示 1 和 2 型糖尿病患者出现了进展性糖尿病肾病,而蛋白尿常提示肾实质损害。非糖尿病的高血压患者伴有微白蛋白尿,对心血管事件有预测价值。因此,建议所有高血压患者均测定血清肌酐、血清尿酸和尿蛋白(纤维素试纸检查)。

(三)糖尿病

糖尿病是动脉粥样硬化性疾病的明确危险因素,也是冠心病的等危症。与非糖尿病患者相比,至少使心血管危险增加了 1 倍。据 1994 年对 20 余万人的调查结果显示,我国的糖尿病患病率和糖耐量异常患病率分别为 2.5% 和 3.2%,比 10 年前增长了 3 倍。2002 年的调查结果也提示大城市 20 岁以上人群的糖尿病患病率比 1996 年增长 39%。糖尿病患者的 BMI、腰臀围比例、血压水平均高于非糖尿病患者。我国资料还显示,血清胰岛素水平与心血管病的许多危险因素显著相关,如高甘油三酯、低 HDL-C、超重和肥胖、高血压、高血清胆固醇和高尿酸等。研究资料表明糖尿病组的冠心病发病人数是糖耐量正常者的 10 倍以上,餐后血糖浓度与冠心病发病呈正相关。

(四)确诊的心血管或肾脏疾病

1. 心血管疾病 高血压可直接导致动脉硬化或间接通过压力负荷增加影响心脏;高血压增加心血管疾病及缺血性事件发生的风险,例如心绞痛、心肌梗死。

2. 脑血管疾病 高血压是最常见的短暂性脑缺血(TIA)、缺血性脑卒中、脑梗死、脑出血发生的原因之一。突发的长时间的收缩压升高还可诱发高血压脑病,导致高血压急症。临床试验证明,有效的降压治疗可以显著减少卒中风险。头颅 CT、MRI 检查是诊断脑卒中的标准方法,MRI 检查对有神经系统异常的高血压患者是可行的。老年认知功能障碍至少部分与高血压有关,故对老年高血压可进行认知评估。

3. 肾脏疾病 肾小球滤过率(GFR)随年龄增长而下降,高血压患者下降更快。高血压与肾小球内压增高所致的肾硬化相关。目前,关于缺血性肾损害导致机体高血压,或高血压提高肾小球内压损害肾功能的机制还不清楚。无论机制如何,慢性肾病容易进展为肾衰竭。多项研究表明,控制血压是最有效的减缓肾功能损害的方法。

根据 GFR,慢性肾脏疾病的分级为中度肾脏疾病(3 级),GFR=30~59ml/(min·1.73m^2);重度肾脏疾病(4 级),GFR=15~29ml/(min·1.73m^2);肾衰竭,GFR < 15ml/(min·1.73m^2)。

微量白蛋白尿、血清肌酐轻度升高(107~133μmol/L,1.2~1.5mg/dl)是靶器官损害的特征。

GFR 可通过肌酐清除率计算。最常用的公式为 Cockcroft-Gault：

$$男性的肌酐清除率 =（140-年龄）× 理想体重 kg/72/ 血肌酐 mg/dl$$

$$女性的肌酐清除率 =（140-年龄）× 理想体重 kg/72/ 血肌酐 mg/dl × 0.85$$

$$男性的理想体重 =50kg+2.3kg ×（身高英寸 -60 英寸）$$

$$女性的理想体重 =45.5kg+2.3kg ×（身高英寸 -60 英寸）$$

蛋白尿是慢性肾病的标志，诊断标准是 24 小时尿白蛋白 > 300mg。血清肌酐男 > 133μmol/L（1.5mg/dl）、女 > 124μmol/L（1.4mg/dl）则为肾功能不全。

4. 外周动脉疾病　是一种血管粥样硬化性疾病，控制血压和其他危险因素，以及抗血小板治疗可延缓其发展。外周动脉疾病的并发症包括感染和坏死，一些患者需要血管重建，甚至截肢。

5. 视网膜病变　进行检眼镜检查。根据严重程度，高血压导致的眼底病变分为 4 级。1 级：眼底动脉狭窄，表示动脉收缩；2 级：动静脉交叉，表示动脉粥样硬化；3 级：眼底有絮状渗出；4 级：视盘水肿。

其中 1 和 2 级视网膜病变的患病率在高血压患者中达 78%，故其对在总心血管危险分层中作为靶器官损害的证据尚有疑问；而 3 和 4 级视网膜病变则肯定是严重的高血压并发症，故眼底发现出血、渗出和视盘水肿列为确诊的视网膜病变。

（五）危险分层、量化估计预后

具体见表 3-4。

表 3-4　危险分层、量化估计预后

其他危险因素和病史	血压（mmHg）		
	1 级高血压 SBP 140~159或 DBP 90~99	2 级高血压 SBP 160~179或 DBP 100~109	3 级高血压 SBP≥180或 DBP≥110
Ⅰ 无其他危险因素	低危	中危	高危
Ⅱ 1~2 个危险因素	中危	中危	极高危
Ⅲ ≥ 3 个危险因素，靶器官损害或糖尿病	高危	高危	极高危
Ⅳ 确诊的心血管肾脏疾病	极高危	极高危	极高危

按危险度将患者分为以下 4 组：

1. 低危组年龄　男性 < 55 岁，女性 < 65 岁；血压：高血压 1 级，无其他危险因素者，10 年随访中患者发生主要心血管事件的危险 < 15%。

2. 中危组血压　高血压 2 级或 1~2 级同时有 1~2 个危险因素，10 年内发生主要心血管事件的危险为 15%~20%；若患者属高血压 1 级，兼有 1 种危险因素，10 年内发生心血管事件的危险约 15%。

3. 高危组血压　高血压水平属 1 或 2 级，3 种或更多危险因素、合并糖尿病或靶器官损害或高血压水平属 3 级但无其他危险因素，10 年间发生主要心血管事件的危险为 20%~30%。

4. 极高危组血压　高血压 3 级同时有 1 种以上危险因素合并糖尿病或靶器官损害,或高血压 1~3 级并有已确诊心血管或肾脏疾病,10 年间发生主要心血管事件的危险 ≥ 30%。

第三节　高血压的治疗

一、治疗原则

最大限度地降低心血管发病和死亡的总危险。在治疗高血压的同时,干预患者检查出来的所有可逆性危险因素(如吸烟、高胆固醇血症或糖尿病),并适当处理患者同时存在的各种临床情况。危险因素越多,其程度越严重,若还兼有临床情况,主要心血管病的绝对危险就更高,治疗这些危险因素的力度应越大。

心血管病危险与血压之间的相关呈连续性,在正常的血压范围内并无最低阈值,因此抗高血压治疗的目标是将血压恢复至"正常"水平。大量研究说明,经降压治疗后,在患者能耐受的前提下,血压水平降低,危险亦降低得越多。HOT 研究中随机将患者分入舒张压降低至 ≤ 90、85 或 80mmHg 的各组中,3 组间心血管病危险的降低虽未见明显差异,但分入舒张压 ≤ 80mmHg 组的糖尿病患者的心血管病危险明显降低。FEVER 研究证明联合降压治疗使高血压患者的血压水平降到 140/90mmHg 以内时,各种心血管事件的发生率均明显降低。

二、治疗目标

高血压患者的首要治疗目标是最大限度地降低长期心血管发病和死亡的总危险。这需要治疗所有已明确的可逆性危险因素,包括吸烟、血脂异常和糖尿病。在治疗高血压的同时,还要合理控制确诊的心血管和肾脏疾病。

1. 高血压患者的血压(收缩压和舒张压)均应严格控制在 140/90mmHg 以下;糖尿病和肾病患者的血压则应降至 130/80mmHg 以下;老年人的收缩压降至 150mmHg 以下,如能耐受,还可以进一步降低。

2. 对高危、极高危患者,无论经济条件如何,必须立即开始对高血压及确诊的心血管或肾脏疾病进行药物治疗。

3. 对中危患者,先观察患者的血压及其他危险因素数周,进一步了解情况,然后决定是否开始药物治疗。

4. 对低危患者,需观察患者相当一段时间,然后决定是否开始药物治疗。医生应为每位患者制订具体的全面的治疗方案,监测患者的血压和各种危险因素。

5. 改善生活方式。所有患者,包括需要药物治疗的患者均应改善生活方式。

三、治疗效果评估

(一)治疗的绝对与相对效益

1. 定义　治疗的相对效益是指临床试验的组间疾病事件发生率的比例差异(如 Syst-China 中治疗组与安慰剂组相比,收缩压下降 9.1mmHg,舒张压下降 3.2mmHg,卒中相对危险为 0.62,危险降低 38%);而治疗的绝对效益是指用某药物治疗多少患者方能防止 1 例主要事件的发生（如 Syst-China 中卒中的绝对效益是每治疗 1000 个患者 4 年可减少 39 例卒中）。

2. 意义　根据随机临床试验结果的相对效益可用以指导其他人群采用此种治疗时进行相对效益的估算。但降低血压临床试验估计出的绝对效益则无此可能，因为患者的危险分层不同。临床试验一般纳入的患者平均危险较低，不同于日常临床实践中治疗的患者有各种的危险分层。较合理的估计绝对效益的方法应根据临床试验所反映的相对危险降低程度，同时根据具体患者的疾病绝对危险降低程度进行估计。

（二）抗高血压治疗对心血管病危险的绝对效益

1. 据大量国际随机对照临床试验结果，收缩压每降低 10~14mmHg 和（或）舒张压每降低 5~6mmHg，脑卒中危险减少 2/5，冠心病减少 1/6，总的主要心血管事件减少 1/3。据我国 4 项临床试验的综合分析，收缩压每降低 9mmHg 和（或）舒张压每降低 4mmHg，脑卒中危险减少 36%，冠心病减少 3%，总的主要心血管事件减少 34%。

2. 现有的抗高血压药物单独用其中之一治疗 1 级高血压，多数能降低收缩压约 10mmHg、舒张压约 5mmHg；对 2、3 级高血压患者，可能使血压持续降低 20/10mmHg 或更多，尤其是药物联合治疗时。

3. 血压降低对心血管病（CVD）危险（致命性及非致命性脑卒中或心肌梗死）的绝对效益估计见表 3-5。

表 3-5　降压治疗的绝对疗效（较小降压 10/5mmHg 及较大降压 20/10mmHg）

患者危险分层	绝对危险（10年间的CVD事件）	治疗的绝对效益（每治疗1000患者1年防止的CVD事件）	
		10/5mmHg	20/10mmHg
低危患者	< 15%	< 5	< 9
中危患者	15%~20%	5~7	8~11
高危患者	20%~30%	7~10	11~17
极高危患者	> 30%	> 10	> 17

四、非药物治疗

非药物治疗包括提倡健康的生活方式，消除不利于心理和身体健康的行为和习惯，达到减少高血压以及其他心血管病的发病危险的目的。具体内容包括：

（一）减重

建议体重指数（kg/m^2）应控制在 24 以下。减重对健康的利益是巨大的，如在人群中平均体重下降 5~10kg，收缩压可下降 5~20mmHg。高血压患者的体重减少 10%，则可使胰岛素抵抗、糖尿病、高脂血症和左心室肥厚改善。减重的方法一方面是减少总热量的摄入，强调少脂肪并限制过多碳水化合物的摄入；另一方面则需增加体育锻炼，如跑步、太极拳、健美操等。在减重过程中还需积极控制其他危险因素，老年高血压则需严格限盐等。减重的速度可因人而异，但首次减重最好达到减重 5kg 以增强减重信心。减重可提高整体健康水平，减少包括癌症在内的许多慢性病的发病。减重的关键是"吃饭适量，活动适度"。

（二）合理膳食

1. 减少钠盐　WHO 建议每人每日食盐量不超过 6g。我国膳食中约 80% 的钠来自于烹调或含盐高的腌制品，因此限盐首先要减少烹调用盐及含盐高的调料，少食各种咸菜及盐腌食品。如果北方居民减少日常用盐的 1/2、南方居民减少 1/3，则基本接近 WHO 的建议。

2. 减少膳食脂肪，补充适量的优质蛋白质　有流行病学资料显示，即使不减少膳食中的钠和不减重，如果将膳食脂肪控制在总热量的 25% 以下，P/S 比值维持在 1，连续 40 天可使男性的 SBP 和 DBP 下降 12%、女性下降 5%。1 组北京与广州的流行病学资料对比结果显示，广州的男、女工人的血压均值、患病率、发病率明显低于北京，除与北京摄取高钠、高脂肪有关外，可能与广州膳食蛋白质特别是鱼类蛋白质较高有关。有研究表明，每周吃鱼 4 次以上与吃鱼最少的相比，冠心病发病率减少 28%。建议改善动物性食物结构，减少含脂肪高的猪肉，增加含蛋白质较高而脂肪较少的禽类及鱼类。蛋白质占总热量的 15% 左右，动物蛋白占总蛋白质的 20%。蛋白质的质量高低依次为奶、蛋；鱼、虾；鸡、鸭；猪、牛、羊肉；植物蛋白，其中植物蛋白中以豆类最好。

3. 注意补充钾和钙　MRFIT 研究资料表明钾与血压呈明显的负相关，这一相关在 INTERSALT 研究中被证实，但在 TOHP（trials of hypertension prevention）的第一阶段只发现有不显著的作用。中国膳食低钾、低钙，应增加含钾、钙高的食物，如绿叶菜、鲜奶、豆类制品等。

4. 多吃蔬菜和水果　研究证明增加蔬菜或水果摄入，减少脂肪摄入可使 SBP 和 DBP 有所下降。素食者比肉食者有较低的血压，其降压的作用可能基于水果、蔬菜、食物纤维和低脂肪的综合作用。人类饮食应以素食为主，适当肉量最理想。

5. 限制饮酒　尽管有研究表明非常少量的饮酒可能减少冠心病发病的危险，但是饮酒和血压水平及高血压患病率之间却呈线性相关，大量饮酒可诱发心脑血管事件发作。因此不提倡用少量饮酒预防冠心病，提倡高血压患者应戒酒，因饮酒可增加所服用的降压药物的抗性。如饮酒，建议每日饮酒量应为少量，男性饮酒的酒精不超过 25g，即葡萄酒 < 100~150ml（相当于 2~3 两），或啤酒 < 250~500ml（0.5~1 斤），或白酒 < 25~50ml（0.5~1 两）；女性则减半量，孕妇不饮酒。不提倡饮高度烈性酒。WHO 对酒的新建议是酒，越少越好。

（三）增加体力活动

每个参加运动的人特别是中老年人和高血压患者在运动前最好了解一下自己的身体状况，以决定自己的运动种类、强度、频度和持续运动时间。对中老年人应包括有氧、伸展及增强肌力练习 3 类，具体项目可选择步行、慢跑、太极拳、门球、气功等。运动强度必须因人而异，按科学锻炼的要求，常用的运动强度指标可用运动时的最大心率达到 180（或 170）减去年龄，如 50 岁的人运动心率为 120~130 次 / 分，如果求精确则采用最大心率的 60%~85% 作为运动适宜心率，需在医师指导下进行。运动频度一般要求每周 3~5 次，每次持续 20~60 分钟即可，可根据运动者的身体状况和所选择的运动种类以及气候条件等而定。

（四）减轻精神压力

保持平衡心理，长期的精神压力和心情抑郁是引起高血压和其他一些慢性病的重要原因之一。对于高血压患者，这种精神状态常使他们较少采用健康的生活方式，如酗酒、吸烟等，并降低对抗高血压治疗的依从性。对有精神压力和心理不平衡的人，应减轻精神压力和改变心态，要正确对待自己、他人和社会，积极参加社会和集体活动。

（五）其他方面

戒烟非常重要，虽然尼古丁只使血压一过性升高，但它降低服药的依从性并增加降压药物的剂量。

根据上述建议，防治高血压的非药物措施归纳于表 3-6 中。

表 3-6 防治高血压的非药物措施

措施	目标	收缩压下降范围
减重	减少热量，膳食平衡，增加运动 / 减重 10kg，BMI 保持在 20~24kg/m²	5~20mmHg
膳食限盐	北方首先将每人每日平均食盐量降至 8g，以后再降至 6g；南方可控制在 6g 以下	2~8mmHg
减少膳食脂肪	总脂肪＜总热量的 30%，饱和脂肪＜ 10%；增加新鲜蔬菜每日 400~500g，水果 100g；肉类 50~100g，鱼虾类 50g，蛋类每周 3~4 个；奶类每日 250g，每日食油 20~25g，少吃糖类和甜食	2~8mmHg
增加及保持适当的体力活动	一般每周运动 3~5 次，每次持续 20~60 分钟；如运动后自我感觉良好，且保持理想体重，则表明运动量和运动方式合适。保持乐观心态，通过宣教和咨询，提高人群的自我防病能力，提高应激能力。提倡选择适合个体的体育、绘画等文化活动，增加老年人的社交机会，提高生活质量	4~9mmHg
戒烟、限酒	不吸烟；不提倡饮酒。如饮酒，男性每日饮酒精量不超过 25g，即葡萄酒＜ 100~150ml（相当于 2~3 两），或啤酒＜ 250~500ml（相当于 0.5~1 斤），或白酒＜ 25~50ml（相当于 0.5~1 两）；女性则减半量，孕妇不饮酒。不提倡饮高度烈性酒。高血压及心脑血管病患者应尽量戒酒	2~4mmHg

五、药物治疗

（一）药物治疗目标

降低血压达到相应的目标水平，通过降压治疗使高血压患者的心血管发病和死亡总危险降低。

（二）药物治疗的循证基础

近 50 多年来降压药不断问世，成为高血压治疗的主要措施。对各种降压药的临床应用来自于科学的评估，主要是随机临床试验。通常以致死性和非致死性心血管事件的发生率作为终点予以衡量。在临床试验中将一种降压药与安慰剂比较以了解该药的疗效与安全性，或进行不同降压药的比较以了解不同治疗方法的收益。受试人群数量大、随访时间长的试验价值较大，以血管事件或死亡为终点的随机临床试验及有关降压试验的汇总分析为高血压治疗提供了一系列证据。与安慰剂对照组比较，降压药治疗收缩期和舒张期高血压患者，可使脑卒中相对危险减少 42%、冠状动脉事件减少 14%、总死亡减少 14%；降压治疗单纯收缩期高血压患者可使上述事件分别减少 30%、23% 和 13%。

（三）药物治疗原则

1. 区别对待，全面保护 大量的循证研究表明药物治疗可以有效地降低心血管疾病的发病率和死亡率,防止卒中、冠心病、心力衰竭和肾病的发生和发展。药物治疗在降低血压的同时,不同类别的降压药可能有降压以外的保护作用。因此不同的合并疾病可作为选择降压药物的强适应证,见图3-1。不同药物的主要差异见表3-7。

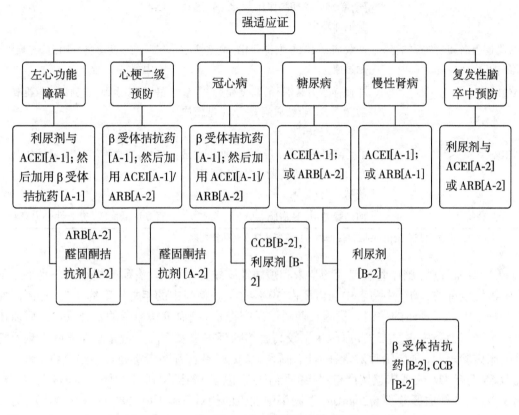

图 3-1　高血压的强适应证

推荐强度:A、B、C= 支持推荐的依据好、中、差。

证据的质量:1= 通过 1 个以上的随机对照试验的证据;2= 证据至少来源于 1 个优化设计的临床随机试验、群体或案例对照分析研究、非对照试验或亚组分析的显著结果;3= 证据来源于相关作者根据临床经验、解说性研究或者专家委员会的报告提出的意见 [ACEI、肾上腺素转化酶抑制剂、ARB、血管紧张素 Ⅱ 受体拮抗剂、钙通道阻滞药(CCB)]。

表 3-7　主要降压药物选用的临床参考

类别	适应证	禁忌证
利尿药(噻嗪类)	充血性心力衰竭,老年高血压,单纯收缩期高血压	强制性痛风,可能妊娠
利尿药(袢利尿药)	肾功能不全,充血性心力衰竭	
利尿药(抗醛固酮药)	充血性心力衰竭,心肌梗死后	肾衰竭,高血钾,周围血管病,糖耐量减低
β受体拮抗药	心绞痛,心肌梗死后,快速性心律失常,充血性心力衰竭,妊娠高血压	二～三度房室传导阻滞,哮喘,慢性阻塞性肺疾病;经常运动者

续表

类别	适应证	禁忌证
钙通道阻滞药（二氢吡啶类）	老年高血压，周围血管病，妊娠高血压，单纯收缩期高血压，心绞痛，颈动脉粥样硬化	快速性心律失常，充血性心力衰竭
钙通道阻滞药（维拉帕米、地尔硫䓬）	心绞痛，颈动脉粥样硬化，室上性心动过速	二～三度房室传导阻滞，充血性心力衰竭
ACEIs	充血性心力衰竭，心肌梗死后，左室功能不全，非糖尿病肾病，1型糖尿病肾病，蛋白尿	妊娠，高血钾，双侧肾动脉狭窄
ARBs	2型糖尿病肾病，蛋白尿，糖尿病微量白蛋白尿，左室肥厚，ACEI所致的咳嗽	妊娠，高血钾，双侧肾动脉狭窄
α受体拮抗药	前列腺增生，高血脂	直立性低血压，充血性心力衰竭

注：ACEIs=血管紧张素转化酶抑制剂；ARBs=血管紧张素Ⅱ受体拮抗剂

（1）脑血管病：脑血管病包括脑卒中和短暂性脑缺血（TIA）。有研究提示血压水平与脑卒中再发生有关，脑卒中患者中高血压占50%~60%。脑卒中的年复发率约4%。控制高血压是脑卒中二级预防的关键。我国长期随访研究提示，脑血管病患者的基础及治疗后血压平均水平与脑卒中再发有关，血压水平较高者的脑卒中再发率高。近年来发表的大规模随机临床试验表明，降压治疗对既往有脑血管病病史的患者有临床益处。中国PATS研究入选5665例有TIA史或未遗留严重残疾的脑卒中后患者，随机用利尿药吲达帕胺或安慰剂治疗3年，结果使血压差别5/2mmHg，总脑卒中发生的相对危险下降29%（$P < 0.001$）。另一项国际多中心试验PROGRESS研究入选有明确脑卒中或TIA史的患者6105例，随机用培哚普利（或加吲达帕胺）或安慰剂治疗4年，结果使脑卒中的发生危险减少28%（$P < 0.0001$），总血管事件发生减少26%。亚组分析提示降压治疗对伴高血压或非高血压的脑血管病患者均有益，对出血性或缺血性脑卒中病史者也均有益。其中中国1520例患者，随访6年表明，降压治疗对中国脑血管病患者的益处更大，不仅明显降低脑卒中的发生危险，而且也减少了总死亡危险。现有的证据表明，吲达帕胺或培哚普利加吲达帕胺长期治疗脑血管病患者是有益的，可减少脑卒中再发危险。对脑卒中的预防汇总分析显示，氨氯地平比利尿药/β受体拮抗药强14%、比ACEI强18%、比ARB强16%。急性脑卒中是否采用降压治疗、血压应降至什么程度，以及采取什么措施，仍需进一步的大型随机临床研究加以评估。

（2）冠心病：冠心病患者再次发生血管事件的危险极高，均与血压有直接关系。兼患冠心病与高血压的患者接受降压治疗的资料有限，但许多较常用的降压药都曾广泛应用于各种不同情况的冠心病患者，虽然并非用于降低血压。在这些药物中，β受体拮抗药、ACEI和醛固酮拮抗剂在急性心肌梗死后和心力衰竭患者中证实能明确预防心血管事件，延长寿命。但这种效果在多大程度上来自于血压的下降并不十分清楚。ISIS-4、CCS-1、GISSI-3等大型临床试验均表明ACEI早期治疗急性心肌梗死患者是有益的。EUROPA试验表明稳定性冠心病患者在常规治疗的基础上，培哚普利比安慰剂组显著降低了一级终点事件，但PEACE试验则没有发现群多普利的益处。β受体拮抗药在临床试验中减少急性心肌梗死患者再梗死及心血管死亡约 1/4。CCS-2 试验表明美托洛尔早期治疗急性心肌梗死患者,明显减少了再梗死及室颤,但对血流动力学不稳定者需慎用,否则有可能增加休克。β 受体拮抗药在慢性充血性心力衰竭患者中能减少总死亡率和猝死。几项大规模的临床试验证实,ACEI 用于心力衰竭或左室功能不良患者,心肌梗死或猝死危险减少约 1/5。HOPE 试验中大多数患者(80%)有冠心病,与对照组比较,使用 ACEI 治疗可明显降低心血管事件和死亡。临床试验反映它们对冠心事件的减少似乎不仅是由于血压的降低,可能还有其他的一些心脏保护作用。国外研究(INVEST 试验)提示维拉帕米与 β 受体拮抗药治疗期内发作的冠心病事件,两者的效果相似。以往曾有短效的硝苯地平增加心血管病危险的争论。几项大规模试验(ALLHAT、INSIGHT 等)表明长效二氢吡啶类钙通道阻滞药与其他降压药的效果一样,在降低试验的联合终点(心血管死亡、心肌梗死、心力衰竭和卒中)的比较中,与利尿药的作用相当。ACTION 和 CAMELOT 试验评估了钙通道阻滞药治疗稳定性冠心病患者的长期疗效,CAMELOT 结果提示其作用与 ACEI 相似,ACTION 提示对冠心病伴高血压者有益。钙通道阻滞药治疗稳定性冠心病的作用除了与降压有关外,还可能与改善心肌缺血有关。

(3)心力衰竭:长期的高血压,特别是收缩期高血压和合并冠心病的患者易发生心力衰竭。高血压合并心力衰竭可分为舒张功能不全和收缩功能不全。前提是由于心室肥厚和(或)合并的冠心病,使左室舒张功能减退。此时收缩功能尚可,左室射血分数可以正常,但超声心动图和其他有关检查可有符合舒张功能减退的表现。患者的症状轻重取决于血压水平、缺血程度等各种合并情况。预防左室肥厚和冠心病是避免出现此种心功能不全的根本措施。除控制体重、限盐、积极降低血压外,ACEI 有助于逆转左室肥厚或阻止心脏重构。一旦出现舒张功能不全,在常规治疗的基础上还应考虑加用 β 受体拮抗药。除非有其他适应证(如心房颤动伴快速心室率),否则在舒张功能不全时不应使用洋地黄。

当发生收缩功能不全时,患者可逐渐出现左心衰竭的症状,以后甚至出现全心衰竭。此时检查可见左室射血分数减低,并有左心室扩大,后期可有全心扩大。除降血压治疗外,利尿药可有效地改善临床症状。洋地黄类药物虽然也可改善症状,减少因心力衰竭而住院,但并不改善预后。剂量充足的 ACEI 和 β 受体拮抗药已在多项大规模临床试验中证明能降低慢性心力衰竭的死亡率和心血管事件的发生率,如果没有禁忌证,都应该积极使用。两类药物都可以从小剂量开始,逐渐加量,最好能达到相应的靶剂量并坚持服用。β 受体拮抗药可选择美托洛尔、比索洛尔或卡维地洛,不要使用具有内源性拟交感作用的制剂。在重度心功能不全服用 ACEI 的患者中加用醛固酮拮抗剂可进一步改善预后,在不能耐受 ACEI 的患者中可换用 ARB。最近的临床试验证明在心力衰竭患者中单独应用 ARB 或与 ACEI 合用有益,可以减少死亡率和因心力衰竭住院率。钙通道阻滞药对心力衰竭患者无益,如作为降压治疗必须继续使用二氢吡啶类钙通道阻滞药,可选用长效制剂。

高血压所致的心力衰竭可以发生急性左心衰竭或肺水肿,可以伴有血压显著升高。此时除按急性心力衰竭的常规进行处理外,尽快降低血压往往十分关键。使用静脉血管扩张剂能达到满意的效果。

(4)糖尿病:高血压患者常有"代谢综合征"的表现,包括胰岛素抵抗、中心性肥胖及血脂异常,这些患者更容易发展成为糖尿病。高血压发生糖尿病的风险也高于非高血压人群,据多个大型高血压干预试验的资料统计,高血压人群的糖尿病患病率为 4%~36%,加权平均为 18%。1 型糖尿病发生高血压预示出现糖尿病肾病,属于肾性高血压。2 型糖尿病高血压常发生于糖尿病诊断之前,与血糖异常一起成为"代谢综合征"的一部分;也可发病于糖尿病诊断之时或之后。与高血糖一样,高血压也是糖尿病心血管和微血管并发症的重要危险因素。糖尿病合并高血压的心血管风险是非糖尿病高血压患者的 2 倍,血压≥120/70mmHg 与糖尿病心血管事件和死亡持续相关。英国糖尿病前瞻性研究(UKPDS)显示,收缩压每下降 10mmHg,糖尿病相关的任何并发症、死亡、心肌梗死、微血管并发症均可以下降 10% 以上;降压治疗对微血管的益处大于对大血管并发症。有研究表明降压治疗可以减少糖尿病的心血管风险达 74%;多组大型研究还证实糖尿病患者的降压治疗效果优于非糖尿病患者。糖尿病合并高血压患者的心血管风险大于一般的高血压患者,因而推荐血压的控制目标< 130/80mmHg。如其尿蛋白排泄量达到 1g/24h,血压控制则应低于 125/75mmHg。收缩压处于 130~139mmHg 或者舒张压处于 80~89mmHg 的糖尿病患者,可以进行不超过 3 个月的非药物治疗。非药物治疗包括饮食管理、减肥、限制钠盐摄入、中等强度的规律运动,这些措施对糖尿病患者同样有效。合理的非药物治疗可以使收缩压下降 10~15mmHg。如果不能达标,则应当采用药物治疗。在血压≥140/90mmHg 的患者,应在非药物治疗的基础上直接加用药物治疗。对于已经出现微量白蛋白尿的患者,也应该直接使用药物治疗。理论上,糖尿病患者的血压应当控制在患者能够耐受的尽可能较低的血压水平。

药物治疗首先考虑使用 ACEI 或 ARB,两者为治疗糖尿病高血压的一线药物。当单一药物有效时,可优先选用 ACEI 或 ARB;当需要联合用药时,也应当以其中 1 种为基础。如果患者不能耐受,两者可以互换。ACEI 和 ARB 对肾脏有独特的保护作用,且有代谢上的好处,一旦出现微量白蛋白尿,即应使用 ACEI 或者 ARB。在 1 型糖尿病,ACEI 被证明能延缓肾脏并发症的进展,ARB 和 ACEI 均能延缓 2 型糖尿病发生大量白蛋白尿。合并大量白蛋白尿或肾功能不全的 2 型糖尿病患者,推荐 ARB 作为降血压的首选药物。使用 ARB 或 ACEI 的患者,应当定期检查血钾和肾功能。有证据表明利尿药和 β 受体拮抗药能够延缓 1 型糖尿病患者的肾病进展,故也可作为这类患者的治疗药物,但一般不作为单药治疗首选。ALLHAT 试验虽然发现利尿药和 ACEI 预防心血管事件的效果相仿,但终点时利尿药组的糖尿病发病率略多。因此利尿药、β 受体拮抗药、CCB 可作为二级药物,或者联合用药。利尿药和 β 受体拮抗药宜小剂量使用,比如氢氯噻嗪的每日剂量不超过 12.5~25mg,以避免对血脂和血糖的不利影响;对糖尿病合并高尿酸血症或痛风的患者,慎用利尿药;对于反复低血糖发作的 1 型糖尿病患者,慎用 β 受体拮抗药,以免其掩盖低血糖症状。除非血压控制不佳,或有前列腺肥大,一般不使用 α 受体拮抗药。糖尿病高血压患者其血压控制达标后,可在严密观察下和患者耐受的范围内尽可能地持续平稳地降低血压(以获得最佳的预防大血管和微血管并发症的效果)。血压达标通常需要 2 种或 2 种以上的药物联合治疗。如上所述,联合治疗的方案中应当包括 ACEI 或 ARB。老年糖尿病患者的降压治疗应循序渐进、逐步达标,血压控制标准可适当放宽,如以 140/90mmHg 为治疗目标,以避免血压骤降引起的重要脏器供血不足。

(5)肾脏疾病:慢性肾脏疾病的定义为 GFR < 60ml/(min · 1.73m^2)和(或)微量蛋白尿、尿沉渣异常和(或)肾脏影像学检查或病理检查异常。肾脏是血压调节的重要器官,同时又是高血压损害的主要靶器官之一。若高血压一旦对肾脏造成损害,又可以因肾脏对体液平衡调节以及血管活性物质等代谢障碍,加剧了高血压的严重程度,造成肾损害与高血压之间的恶性循环,并进一步导致心脑血管病。原发性高血压可以导致肾小动脉硬化、肾功能损害;在各种原发性或继发性肾实质性疾病中,包括各种肾小球肾炎、糖尿病肾病、红斑狼疮肾炎、梗阻性肾病等,出现肾性高血压者可达 80%~90%,是继发性高血压的主要原因。

随着肾功能损害加重,高血压的出现频率、严重程度和难治程度也加重。

无论何种病因所致的肾脏损害,控制高血压对于防止肾脏病变的持续进展和继发的心血管并发症都起十分关键的作用。因此,在临床工作中必须注意对高血压患者定期(每半年或 1 年)检查肾功能及尿常规,而对肾脏患者应在每次就诊时有血压记录。通常使用的肾功能检查包括血尿素氮、肌酐水平的测定,一般只能在肾脏损害较严重时方得到反映,尿常规检查中蛋白尿的出现往往早期能显示肾脏损害的存在,尿微量白蛋白测定则可检查出更早的肾脏损害。

肾脏疾病(包括糖尿病肾病)应严格控制血压(< 130/80mmHg),当尿蛋白 > 1g/d 时,血压目标应 < 125/75mmHg;并尽可能将尿蛋白降至正常。一般需用 1 种以上,甚至 3 种药物方能使血压控制达标,首选 ACEI/ARB,常与钙通道阻滞药、小剂量利尿药、β 受体拮抗药联合应用。当血肌酐 > 2mg/dl 时,推荐用袢利尿药。应逐渐增加用药品种和剂量,避免使血压过急地下降,同时注意观察在血压下降时肾功能的变化。在同等降低血压的前提下,各种不同的降压药物对延缓肾脏病变的进展影响可能完全一致,但有一些研究提示使用 ACEI 和(或)ARB 对蛋白尿的减少以及延缓肾脏病变的进展有利。

2. 小量起始,逐步增加 首先,不同的患者对同一剂量的降压药反应差异很大。例如高肾素患者对血管紧张素转化酶抑制剂的反应明显高于低肾素患者。其次,合并症可以影响对降压药的反应。例如心力衰竭患者使用利尿药,起始剂量必须是维持剂量的 1/10 或 1/20。另外,降压药的联合使用产生协同作用,增强各自的疗效。例如利尿药可通过激活 RAAS 系统,增加患者对 ACEIs 的敏感性,因此合用利尿药时 ACEI 的起始剂量必须减半。

无论单药治疗还是联合治疗,尽量从小剂量起始,逐步增加,寻找到最小有效剂量,使患者从治疗和费用方面得到最大效益。

3. 持续作用,平稳降压 为了有效地防止靶器官损害,要求每天 24 小时内的血压稳定于目标范围内,如此可以防止从夜间较低血压到清晨血压突然升高而致猝死、卒中或心脏病发作。要达到此目的,最好使用一天 1 次给药而有持续作用 24 小时的药物,其标志之一是降压谷峰比值 > 50%,此类药物还可增加治疗的依从性。

4. 联合治疗,事半功倍 为使降压效果增大而不增加不良反应,用低剂量单药治疗疗效不满意的可以采用两种或多种降压药物联合治疗。事实上,2 级以上的高血压为达到目标血压,常需降压药联合治疗。

为了最大限度地取得治疗高血压的效果,就要求更大程度地降低血压,要做到这一点单药治疗常力不能及,单药增大剂量易出现不良反应。随机临床试验证明,大多数高血压患者为控制血压须用两种或两种以上的降压药,合并用药有其需要和价值。合并用药时每种药的剂量不大,药物间的治疗作用应有协同或至少相加的作用,其不良反应可以相互抵消或至少不重叠或相加。合并使用的药物品种数不宜过多,以避免复杂的药物相互作用。合理的配方还要考虑到各药作用时间的一致性,优选配比成分的剂量比。因此,药物的配伍应有其药理学基础。2007 年公布的 ADVANCE 临床试验降压部分结果(共 11 140 例糖尿病患者,包括中国患者)共随访 4.3 年,采用培哚普利及吲达帕胺,结果较安慰剂组血压平均降低 5.6/2.2mmHg,复合终点及心血管死亡降低,进一步证实有效控制血压可降低大血管与微血管终点事件。ASCOT、ACCOMPLISH 研究证明,ACEI 与长效 CCB 联合用可更好地降低总死亡率、心血管死亡发生率、脑卒中发生率、新发糖尿病发病率。

(1)有临床试验结果支持的联合治疗:利尿药和 β 受体拮抗药;利尿药和 ACEI 或 ARB;

钙通道阻滞药(二氢吡啶类)和β受体拮抗药;钙通道阻滞药和 ACEI 或 ARB;钙通道阻滞药和利尿药;α受体拮抗药和β受体拮抗药;必要时也可用其他组合,包括中枢作用药如α₂ 受体激动剂。

（2）可疑的联合治疗

1）ACEI 与 ARB：虽然 ACEI 与 ARB 联合用药可以更显著地降低血压,但同时高血钾、低血压、肾功能受损等副作用的发生率也显著增加,并且与单独应用 ACEI 相比并不能更多地改善预后。ONTARGET(Ongoing Telmisartan Aloneandin Combination with Ramipril Global Endpoint Trial)以心血管病及 2 型糖尿病为终点事件,单独应用 ACEI 或 ARB 的高血压患者的预后相仿。另外,对于 GFR > 30ml/min 的肾功能不全患者,联合应用 ARB 及 ACEI 比单独应用 ACEI 可以减少尿白蛋白,但不能减少心血管事件,反而增加需要透析等不良预后的发生。唯一可以从联合应用 ARB 及 ACEI 中获得更多收益的人群是心力衰竭患者,联合用药可减少再入院率。这项研究表明,心力衰竭及蛋白尿肾病患者在严密监测下可以联合用药。许多患者需要两种以上药物合用,可参考上述搭配组合。

2）ACEI 抑制剂与β受体拮抗药：β受体拮抗药抑制肾素水平,减少血管紧张素 II 的合成,降低 ACE 抑制剂的作用。此组合不用于单纯收缩期高血压的治疗,但可用于强适应证的治疗,包括高血压合并冠心病、糖尿病肾病、心力衰竭。

（3）联合用药方式

1）分开按所需的剂量配比处方,其优点是可以根据临床需要调整品种和剂量。

2）采用固定配比复方,其优点是方便,有利于提高患者的依从性。20 世纪 50 年代末以来,我国研制了多种复方制剂,如复方利血平片、复方利血平氨苯蝶啶(降压 0 号)等,以当时常用的利血平、双肼屈嗪、氢氯噻嗪为主要成分,因其有一定的降压效果、服药方便且价格低廉而被广泛使用。近年来多类新型降压药问世,涌现出许多不同类别、不同品种、不同剂量配比的复方制剂,如氯沙坦钾氢氯噻嗪(海捷亚)、厄贝沙坦氢氯噻嗪(安博诺)、缬沙坦氢氯噻嗪(复代文)、缬沙坦氨氯地平(倍博特)等。低剂量固定复方制剂如培哚普利吲达帕胺(百普乐)等既有不同作用机制的药物对降压的协同作用,同时也使剂量依赖性不良反应最小化。

（四）降压药的种类

当前常用于降压的药物主要有以下 5 类,即利尿药、β受体拮抗药、血管紧张素转化酶抑制剂(ACEI)、血管紧张素 II 受体拮抗剂(ARB)、钙通道阻滞药(CCB)。

1. 利尿药　利尿药包括 4 类：噻嗪类、袢利尿药、保钾利尿药、醛固酮受体拮抗剂。许多临床研究,例如 ALLHAT 证明利尿药尤其噻嗪类是单方和复方降压药的首选之一。

利尿药的作用机制是多个方面的。起始用药时,利尿药通过利尿作用减少血容量和心排血量,降低血压。然而,心排血量的降低代偿性地升高外周血管阻力。伴随着利尿药的长期使用,细胞外液和血容量恢复到治疗前的水平,同时外周血管阻力却低于治疗前。利尿药的长期降压作用来自于外周血管阻力的降低。除此之外,噻嗪类还有其他降压机制,可以促进水、钠从小动脉壁转运出来,减少过量的细胞内液对血管的压迫。由于血管紧张性下降,管腔扩大,外周血管阻力进一步降低。高盐饮食可以削弱此作用,低盐饮食可以增强此作用。噻嗪类被认为还可以直接松弛血管平滑肌。为避免利尿作用导致的起夜不便,最好每日 1 次清晨服药;若需每日 2 次,可以选择清晨和下午。伴随着长期使用,此利尿作用并不明显。联合使用其他降压药时,利尿药可提供协同或相加的降压作用。有些人种对

β 受体拮抗药、ACEI、ARB 不敏感,联合利尿药可以提高敏感性,增加降压效果。同时,许多降压药可引起水钠潴留,利尿药可克服此不良反应。临床常用的利尿药见表 3-8。

表 3-8 利尿药

药品名称	每天剂量(mg)	分服次数	主要不良反应
噻嗪类利尿药			血钾减低、血钠减低、血尿酸升高
氢氯噻嗪	6.25~25	1	
氯噻酮	12.5~25	1	
吲达帕胺	0.625~2.5	1	
吲达帕胺缓释片	1.5	1	
袢利尿药			血钾减低
呋塞米	20~80	2	
保钾利尿药			血钾增高
阿米洛利	5~10	1~2	
氨苯蝶啶	25~100	1~2	
醛固酮受体拮抗剂			血钾增高
螺内酯	25~50	1~2	

(1)噻嗪类:噻嗪类是首选的利尿药,可使 45%~80% 的患者血压低于 140/90mmHg。氢氯噻嗪和氯噻酮已有许多研究,两者的效能相似,无明显差异。单位剂量氯噻酮比氢氯噻嗪的作用强,但这一差异无显著的临床意义。多项研究证明对心血管的保护是所有噻嗪类利尿药的共同作用。氢氯噻嗪的初始剂量为 12.5 或 25mg,25mg 氢氯噻嗪能够降低收缩压 15~20mmHg 和舒张压 8~15mmHg。

噻嗪类的副作用与剂量相关。高剂量可引起低血钾、低血镁、高血钙、高尿酸、代谢紊乱(高血脂、血糖升高)和勃起障碍;低血钾、低血镁可引起肌肉疲劳和抽搐;严重低血钾、低血镁可导致心律失常。此风险在伴有左心室肥厚、冠心病、心肌梗死史、心律不齐史,同时服用地高辛的患者中最常见。预防的关键是密切监测,及时补钾。利尿药尤其是噻嗪类可升高尿酸,诱发痛风。然而,没有痛风史的患者出现急性发作的风险很低,必须服用利尿药的患者可以使用别嘌醇预防痛风,别嘌醇不影响利尿药的治疗作用。小剂量利尿药发生副作用的风险低,比较安全。临床试验证实小剂量利尿药的耐受性高于 β 受体拮抗药、CCB、ACEI、α 受体拮抗药和可乐定。利尿药可升高碳酸锂的血药浓度,导致锂中毒,应避免同时使用。

(2)袢利尿药:袢利尿药为强效利尿药,但缺乏噻嗪类利尿药所有的动脉舒张作用。如果患者的肾功能未受损 [肌酐清除率 > 30ml/(min·1.73m²)],应选用氢氯噻嗪。呋塞米是最常用的袢利尿药,其半衰期短,需要一天 2~3 次服药。高血压合并肾功能不全 [肌酐清除率 < 30(ml·min/1.73m²),血肌酐 2.5~3mg/dl)] 或心力衰竭和严重水肿的患者需要使用袢利尿药。

(3)保钾利尿药:保钾利尿药包括阿米洛利、氨苯蝶啶,单药使用具有中等降压作用,主要用于纠正其他降压药引起的低血钾。使用小剂量噻嗪类利尿药时,25% 的患者可能出现低血钾。目前，有许多复方制剂包含氢氯噻嗪和保钾利尿药。然而，并非所有患者都会出现低血钾，保钾利尿药不适用于所有患者。主要副作用是高血钾，常见于合并慢性肾病、糖尿病的患者，以及同时使用 ACEI、非甾体抗炎药（NSAID）、补钾治疗的患者。

（4）醛固酮受体拮抗剂：醛固酮受体拮抗剂包括依普利酮、螺内酯。这类药物虽然只有轻度降压作用，但研究证明醛固酮不仅导致水钠潴留，还可以引起组织重构、心肌纤维化和血管功能障碍，最终诱发心血管疾病包括心力衰竭、心肌梗死及肾病。因此，临床试验证明醛固酮受体拮抗剂用于心力衰竭患者能够显著改善症状，降低死亡率。此类药物可以阻断黄体酮和雄激素受体，引起男性乳房增生和性功能障碍。依普利酮对醛固酮受体的选择性较螺内酯高，此种副作用的发生率比螺内酯低。但依普利酮升高血钾的风险更高，因此依普利酮禁用于肾功能受损的患者 [肌酐清除率低于 50ml/min 或血肌酐升高的患者（女性＞1.8mg/dl，男性＞2.0mg/dl）]，以及出现蛋白尿的糖尿病患者。

2. 血管紧张素转化酶抑制剂（ACEIs）　血管紧张素 II 收缩血管，刺激醛固酮分泌，促进水钠重吸收和钾排泄。血管紧张素转化酶抑制剂减少血管紧张素合成，干预以上环节，舒张血管，降低醛固酮分泌。在全部组织和细胞中，内皮细胞的血管紧张素转化酶的含量最高，导致血管中的血管紧张素 II 远远高于其他组织包括肾脏。ACEIs 还阻断缓激肽的降解，促进其他血管舒张成分包括前列腺素 E_2、前列环素的合成。有研究显示，ACEIs 可以降低肾素水平正常患者的血压，证明缓激肽和组织合成的血管紧张素在高血压的病理生理过程中发挥重要作用。升高的缓激肽水平虽然增强了 ACEIs 的降压作用，但同时导致干咳。ACEIs 通过降低血管紧张素 II 对心肌细胞的直接兴奋，能够有效地预防甚至逆转左心室肥厚。

多项研究和临床试验例如 STOP_2、CAPPP、ALLHAT、ANBP_2、PROGRESS、HOPE、CHARM、ONTARGET、ASCOT、BPLT 汇总分析，及最近发布的 ACCOMPLISH 研究均证明ACEI 可以明显降低脑卒中、冠心病事件、心力衰竭、心血管死亡及总死亡，确立了 ACEIs 作为一线降压药的地位。

ACEIs 有效地干预病程发展，降低心血管疾病的发病率和死亡率，应该首选用于合并左心室功能障碍、慢性肾病、糖尿病的高血压患者。PROGRESS 试验证实 ACEIs 和用噻嗪类利尿药可降低卒中的复发风险。另有证据显示与 β 受体拮抗药合用，ACEIs 能够降低心肌梗死、冠心病患者的心血管风险。ACEIs 还可以减少新发糖尿病的风险。临床常用的ACEIs 见表 3-9。

表 3-9　血管紧张素转化酶抑制剂

药品名称	每天剂量（mg）	分服次数	主要不良反应
卡托普利	25~100	2	
依那普利	5~40	1~2	
苯那普利	5~40	1	
赖诺普利	5~40	1	咳嗽、血钾升高、血管性水肿
雷米普利	1.25~20	1	
福辛普利	10~40	1	
西拉普利	2.5~5	1	

药品名称	每天剂量（mg）	分服次数	主要不良反应
培哚普利	4~8	1	
喹那普利	10~40	1	
群多普利	0.5~4	1	
地拉普利	15~60	2	
咪达普利	2.5~10	1	

（1）ACEI 的构效分析：研究显示血管紧张素转化酶（ACE）是一种含有 Zn^{2+} 的金属蛋白酶，根据 cDNA 技术测出的氨基酸序列可知 ACE 酶的羧基端贯穿双磷脂膜而被束缚，它有 2 个同源性的活性区域，分别被称为 C 区和 N 区（图 3-2）。Zn^{2+} 离子位于 ACE 的活性中心，为其与血管紧张素 I 和 ACEI 作用的必需结合位点，ACEI 与活性中心的 Zn^{2+} 结合后便可使酶失活。除此之外，还存在另外 3 个辅助结合位点：质子化的精氨酸提供的正电荷部位与供氢部位，以及肽链形成的疏水空腔（图 3-3）。ACEI 与 Zn^{2+} 结合的强度以及与辅助结合点结合的数目和亲和力决定其作用强度和持续时间。

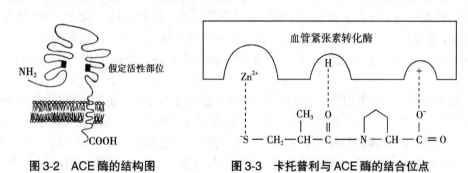

图 3-2　ACE 酶的结构图　　图 3-3　卡托普利与 ACE 酶的结合位点

根据与 Zn^{2+} 结合基团的不同，ACEIs 可分为 3 类：含有与 Zn^{2+} 结合的巯基（—SH）的，如卡托普利；含有与 Zn^{2+} 结合的羧基（COO—）的，如贝那普利、依那普利、依那普利拉、赖诺普利、莫西普利、培哚普利、喹那普利、雷米普利和群多普利；含有与 Zn^{2+} 结合的膦酸基（POO—）的，如福辛普利。一般而言，与 Zn^{2+} 的结合强度羧基＞膦酸基＞巯基。

根据是否需要在体内代谢为活性代谢物再发挥作用又可将 ACEIs 分为前药和非前药，除卡托普利、赖诺普利和依那普利拉之外，其余 ACEIs 均为前药，需要在体内发生水解后才能与 ACE 酶结合。

1）卡托普利：是最早发现的，也是结构最简单的第一代 ACEI，在体内不需要通过代谢就可以直接与 ACE 酶结合，这是其在体内起效快的主要原因。结构中除了含有与必需结合点结合的巯基外，还包含有 2 个辅助结合点，但是由于分子中不含有疏水结构，导致其与 ACE 疏水腔的亲和力较差，因此与 ACE 的结合力较弱。另外卡托普利缺乏疏水链还使得其亲脂性和组织的亲和力较差，在体内的血浆半衰期很短，绝大多数来不及与组织 ACE 发生作用就返回血液，随后被代谢出体外，这是卡托普利作用维持时间较短的主要原因。

2）依那普利和依那普利拉：依那普利是前药，在体内代谢为含有羧基的依那普利拉而发生作用,这是依那普利较卡托普利起效慢的原因所在。与卡托普利相比,依那普利的活性作用基团变成了羧基,而且增加了苯乙基作为疏水链,因此与 ACE 的结合力增强。

3)赖诺普利:与依那普利相比,赖诺普利新增的正丁胺链可以阻止羧基与甲基的成环作用,因此赖诺普利与卡托普利一样,不需要以酯的前药形式存在,直接就是活性物,不需要在体内代谢就可以发挥 ACE 抑制作用。同时新增的正丁胺链还可以提高分子的疏水性,使得赖诺普利的组织亲和力提高。

4)培哚普利:与依那普利相比,培哚普利的疏水链由苯乙基变成了丙基,但是同时提供负离子羧基的脯氨酸环上新增了一个环己烷,这可以起到固定脯氨酸环立体异构特性的作用。

(2)副作用:血管紧张素转化酶抑制剂的耐受性好,主要副作用包括:

1)高血钾:ACEIs 降低醛固酮,升高血钾。合用噻嗪类利尿药可克服此作用。同时服用 NSAIDs、保钾利尿药、补钾的患者,高血钾的风险增加。需要在起始治疗或增加剂量后的 4 周内监测血钾和肌酐水平。

2)急性肾衰竭:严重但少见,发生率 < 1%。主要出现在双侧肾动脉狭窄的患者,此类患者依赖血管紧张素 Ⅱ 收缩肾小球入球小动脉维持滤过率,因此治疗中需要监测血钾和肌酐。需要注意,ACEIs 和 ARBs 抑制血管紧张素 Ⅱ,舒张入球小动脉,可能降低肾小球滤过率,导致血肌酐升高。常见的使用误区是肌酐升高 < 35%(基础肌酐 ≤ 3mg/dl)或升高值 > 1mg/dl 就停药,这类患者应继续服药来保护肾脏。如果严重升高,则需停药或减量。

3)血管性水肿:严重但少见,发生率 < 1%。常见于吸烟者,表现为唇、舌部水肿及呼吸困难,应立即停药。一旦发生喉头水肿,必须注射肾上腺素、皮质激素和抗组胺药治疗,必要时使用气管插管维持呼吸。若患者对任何药物有此过敏史,禁用 ACEIs。与 ARBs 的交叉血管性水肿反应很少,但偶见报道。若没有其他选择,临床必需时,可密切监测,谨慎使用。

4)持续干咳:常见,发生率可达 20%。机制是 ACEIs 减少缓激肽的降解。临床上要和由肺水肿引起的有痰咳嗽加以区别,后者往往是心力衰竭治疗不理想的表现。

(3)禁忌证:可致畸,禁用于孕妇。育龄妇女使用 ACEIs 时必须采用避孕措施。

(4)药物间相互作用:合用锂制剂可增加其血药浓度;合用保钾利尿药和 NSAIDs 可增加高血钾的风险。

(5)注意事项:有直立性低血压风险的患者,或严重肾功能不全(老年人、慢性肾病)患者服用 ACEIs 时要从低始剂量起始;低血容量、使用利尿药或血管扩张剂、伴有心力衰竭的患者以及老年患者使用 ACEIs 有发生低血压的风险,因此起始剂量要减半。

3. 血管紧张素 Ⅱ 受体拮抗剂(ARBs) 血管紧张素通过两个通路在体内合成:① RAAS 通路,血管紧张素转化酶在此通路发挥作用;②糜蛋白酶通路,又称组织血管紧张素转化酶通路。ACEIs 只对干预第一种通路而对第二种通路无效,而 ARBs 对两种通路均有干预。然而这种差异对组织血管紧张素水平的影响及其临床意义还不清楚。

人体血管紧张素受体分为两型:AT_1 受体介导对血压的不利作用,包括血管收缩、醛固酮释放、抗利尿激素释放、交感神经兴奋、肾小球入球小动脉收缩;AT_2 受体介导对机体的保护作用,包括血管舒张、组织修复、细胞生长抑制。

基础研究发现，ARB 抑制 AT_1 受体、激活 AT_2 受体，AT_2 受体激活后可以通过内皮细胞来源的缓激肽和前列腺素的释放而介导血管扩张剂—氧化氮（NO）的生成。已有发现显示，在血管内膜受到损害后以及在冠状动脉血管内皮细胞中 AT_2 受体的激活可以产生抗增殖效应。一般来说，ARB 的选择性越高，说明对 AT_1 受体的选择性越强，对 AT_2 受体的激活程度也越大。ARBs 不增加缓激肽水平，由此较少产生干咳；但缓激肽介导的有利作用也同时消失，包括舒张血管、抑制心肌细胞增生和纤维化、增加组织纤溶酶原激活物。

大量循证证据表明，高血压患者及有强适应证的患者长期使用 ARBs 可以保护靶器官。例如 LIFE 及 SCOPE 研究证明 ARB 可明显降低非致命性脑卒中危险，对 2 型糖尿病及肾病有益，新发糖尿病更少，并延缓糖尿病肾病进展，对左室肥厚的作用与 ACEI 相似，能改善胰岛素抵抗，延缓糖尿病和肾病患者的肾功能降低。头对头的 MOSES 研究证实与尼群地平相比，依普沙坦更有效地降低复发性卒中的风险，这种优势可能来自于 ARBs 对脑血管的保护。VALUE（valsartan long-term use evaluation）研究对比缬沙坦和氨氯地平，入选人群为高血压合并其他心血管危险因素的患者，虽然氨氯地平组的平均血压值低于缬沙坦组，但两组在主要终点无显著性差异，而缬沙坦组的卒中、心肌梗死和 2 型糖尿病的发病率低于氨氯地平组。合用利尿药、β 受体拮抗药、ACEIs 或替代 ACEIs 能够降低左心室功能不全患者发生心血管事件的风险，ARBs 可以降低心肌梗死后伴有左心功能不全患者发生心血管事件的风险，其中一些保护作用是降压之外的。虽然 ARBs 与 ACEIs 的作用机制相似，但却不完全相同，尤其是对血管平滑肌和心肌的作用，导致两者在保护靶器官和降低心血管风险方面有差异。ARBs 也许可以更好地保护 2 型糖尿病肾病患者；ACEIs 更适合于心力衰竭患者和陈旧性心肌梗死患者。目前缺乏两者用于单纯收缩期高血压患者的直接对比。

ARBs 的药物不良反应少，因而患者有较好的依从性，有利于提高控制率，是高血压治疗的一线用药。临床常用的 ARBs 见表 3-10。

（1）ARB 的构效分析：通过对 Ang Ⅱ 结构（图 3-4）的研究确定了 AT_1 受体拮抗剂的基本骨架由两部分组织，即类似于 Ang Ⅱ C- 末端的羧酸根及其电子传递系统的富电荷区和类似于脂肪烃侧链的疏水区，中间由具有一定空间结构的刚性或非刚性基团连接，富电荷区在与受体结合时发挥供电子作用。

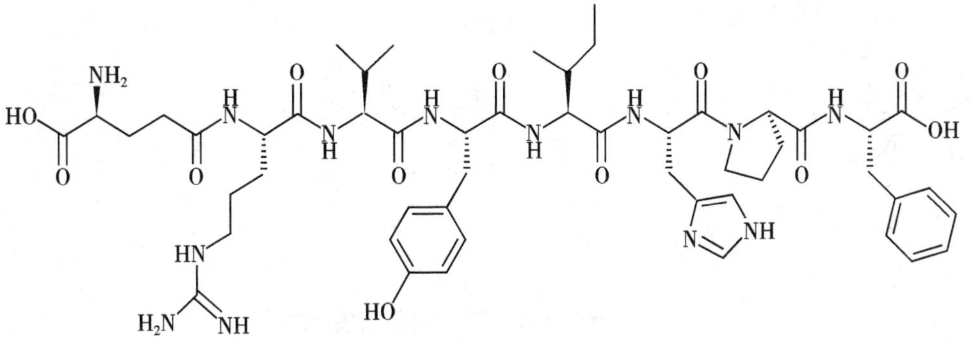

图 3-4 Ang Ⅱ 结构图

自从 1994 年发现第一个 AT$_1$ 受体拮抗剂氯沙坦以来，先后又有缬沙坦、依普沙坦、厄贝沙坦、替米沙坦、他索沙坦、坎地沙坦、奥美沙坦等沙坦类药物上市。这些化合物从结构（图 3-5）上来看具有以下特点：

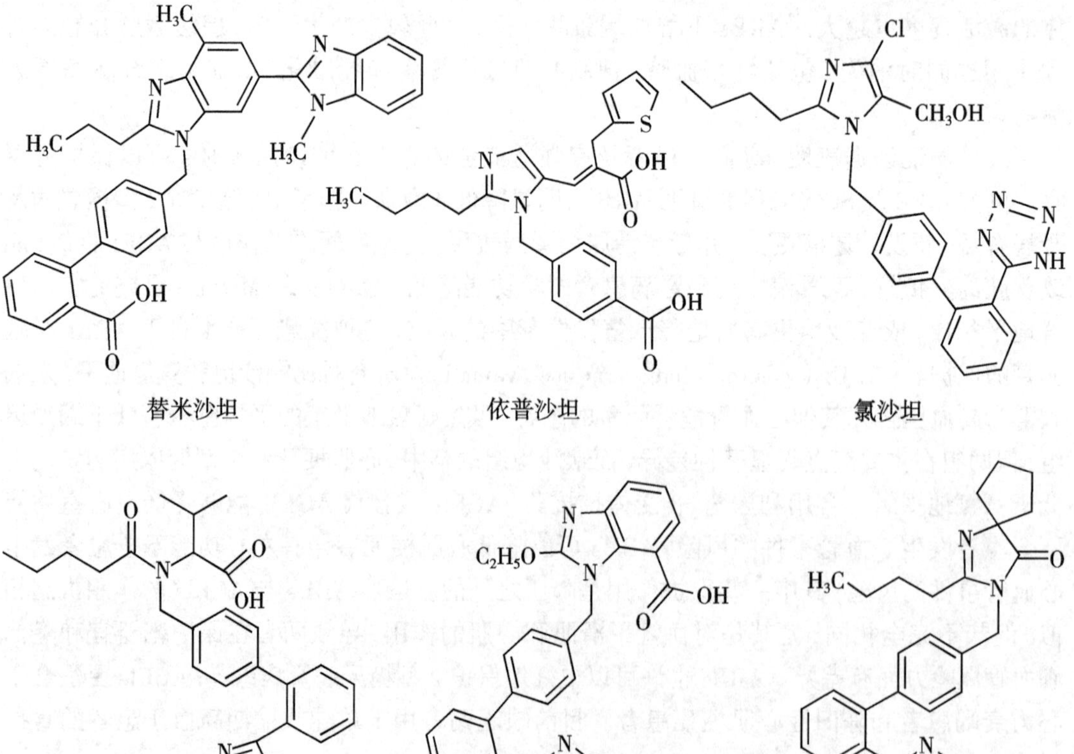

替米沙坦　　　　　　　　依普沙坦　　　　　　　　氯沙坦

缬沙坦　　　　　　　　坎地沙坦　　　　　　　　厄贝沙坦

奥美沙坦　　　　　　　　　　依利沙坦

图 3-5　血管紧张素 II 受体拮抗剂结构图

1）富电荷区：依普沙坦和他索沙坦的富电荷区为羧基，其余的 6 种均以四氮唑作为富电荷区。

2）疏水区：疏水区一般由含有 2~5 个 C 原子的亲脂链组成，如氯沙坦、缬沙坦、依普沙坦、厄贝沙坦等连接的是正丁基；替米沙坦和奥美沙坦连接的是正丙基；坎地沙坦连接的是乙氧基；而因肝脏毒性而退出市场的他索沙坦连接的则是甲基，导致其疏水性较差，这可能与其毒性较大有关。

3）中间连接部分：中间连接部分可以是刚性结构，也可以是非刚性结构，其优势构象应该使富电荷区和疏水区保持一定的空间距离。如氯沙坦、替米沙坦、坎地沙坦和奥美沙坦的中间连接部分为联苯甲基咪唑；缬沙坦、厄贝沙坦和他索沙坦为联苯甲氨基；而依普沙坦为苯甲基咪唑。从构效关系上来看，①在苄基的对位引入一个苯环，形成联苯结构，可以提高生物活性，依普沙坦是唯一一个没有联苯结构的，导致其活性较低；②引入的苯环邻位需要有一个酸性官能团，酸性越强与受体的亲和力越强，依普沙坦和他索沙坦苯环的邻位为羧基，而其余 6 种为四氮唑，四氮唑不仅具有酸性，而且 4 个氮原子还可以容纳负电荷分布，有利于与受体的正电荷中心作用，亲和力更强，因此依普沙坦和他索沙坦的活性较其他 6 种化合物稍弱；③末端苯环上的酸性取代基的位置十分重要，2′、6′ 位的双取代会使联苯不在同一平面并且使旋转障碍增加，会导致亲和力下降；④咪唑环的 2 位取代基为长度 3~4 个碳原子的亲脂性侧链，如正烷烃，如果为支链烷烃、环烷烃或者芳香取代基均会使亲和力降低；⑤咪唑环的 4 位取代基最好是一个亲脂性的大功能基团，如奥美沙坦；⑥咪唑环的 5 位取代基需要是能形成氢键的小基团，如羟基、羧基、醚、酯等。

厄贝沙坦、替米沙坦、奥美沙坦的半衰期长，可以每日 1 次给药；其余需要每日 1~2 次给药。氯沙坦对 AT_1 受体的亲和力比对 AT_2 受体的亲和力大约高 1000 倍，替米沙坦对 AT_1 受体的亲和力比 AT_2 受体的亲和力大约强 3000 倍，厄贝沙坦这两种受体亲和力的差异在 8500 倍以上，坎地沙坦为 10 000 倍，对 AT_1 受体亲和力最高的缬沙坦为 30 000 倍。由于不同的受体亲和力及组织特异性，因此，不同的 ARB 的临床降压效果也有所不同。氯沙坦无剂量依赖性血压下降，而厄贝沙坦、坎地沙坦及缬沙坦在降压中存在随着剂量增加降压疗效增加的特点。

表 3-10 血管紧张素 Ⅱ 受体拮抗剂

药品名称	每天剂量（mg）	分服次数	主要不良反应
氯沙坦	1~2	1~2	
缬沙坦	80~160	1~2	
厄贝沙坦	150~300	1	
坎地沙坦	8~32	1~2	血钾升高、血管性水肿（罕见）
替米沙坦	20~80	1	
奥美沙坦	20~40	1	
依普沙坦	400~800	1~2	

（2）副作用：在所有的降压药中，ARBs的耐受性最好。因为不干预缓激肽，所以较少引起干咳。

1）高血钾：使用补钾药物或升高血钾的药物如保钾利尿药的患者应慎用ARBs。

2）直立性高血压。

3）肾功能不全，尤其双侧肾动脉狭窄患者。

4）血管性水肿：发生率较ACEIs低，虽然两者的交叉过敏反应偶见报道。若患者曾发生ACEIs引起的血管性水肿，但有强适应证需要血管紧张素拮抗剂，在密切监测下，可以考虑使用ARBs。

（3）禁忌证：可致畸，禁用于孕妇。育龄妇女使用ARBs时必须采用避孕措施。

4. 钙通道阻滞药（CCBs） 心肌细胞、血管平滑肌兴奋时，细胞膜上的电压敏感型钙离子通道开放，细胞外的钙离子内流。细胞内的自由钙离子与钙调蛋白结合，活化肌球蛋白激酶，诱导肌球蛋白与肌动蛋白相互作用，最终引起肌肉收缩。CCBs阻滞钙离子进入细胞内，舒张冠状动脉和外周血管。钙通道阻滞药为降压治疗的一线用药。2007年欧洲高血压指南中CCBs是唯一可以与其他四大类药物联合使用的降压药物，且无绝对禁忌证，但不同的CCB之间可能存在明显的异质性。需要使用钙通道阻滞药的高血压强适应证包括冠心病、左心肥厚和糖尿病。越来越多的循证支持钙通道阻滞药的疗效。2003年BPLT第二轮分析共选入29项临床试验，162 314例高血压患者。结果表明，除心力衰竭外，降压幅度愈大，心血管危险降低越显著。其中，各类降压药各自与安慰剂相比，钙通道阻滞药降低收缩压的幅度最大，脑卒中与冠心病的相对危险亦最低。各类降压药之间的比较，钙通道阻滞药较ACEIs、利尿药、β受体拮抗药更能降低脑卒中的相对危险。ACTION研究的主要安全性终点证明了硝苯地平控释片的安全性，而主要有效性终点则为中性结果。CAMELOT试验除安慰剂组外，特别设置了有效药物依那普利对照组。结果显示，氨氯地平对主要终点的作用较强，对基线血压水平在129/78mmHg的冠心病患者，氨氯地平使其血压下降4.8/2.5mmHg，主要终点心血管事件的相对危险（RRR）下降31%（$P=0.003$）、绝对危险（ARR）下降6.5%。与安慰剂组相比，用氨氯地平每治疗16例患者2年，可避免1个不良心血管事件的发生。主要终点中的最常见组分：氨氯地平血运重建的RRR下降27.4%（$P=0.03$），ARR下降3.9%；心绞痛住院RRR下降42.2%（$P=0.02$），ARR下降4.1%。依那普利也使血压下降4.9/2.4mmHg，但主要终点事件RRR下降15.3%（$P=0.16$）、ARR下降2.9%，与安慰剂相比无显著性差异，所有复合终点的单一组分亦未达到显著性差异。NORMALIS试验选择部分CAMELOT对象，主要采用血管内超声（IVUS）检测冠状动脉粥样硬化斑块的体积变化，结果与安慰剂组相比，氨氯地平能延缓动脉粥样硬化的发展，在收缩压高于均值的亚组有显著性差异（$P=0.02$）；依那普利与安慰剂相比无显著性差异（$P=0.12$）。ALLHAT研究显示，在重要结果方面，氨氯地平与氯噻酮、赖诺普利相比没有差异。VALUE研究中，氨氯地平与缬沙坦相比，高危患者发生首次心血管事件的风险没有差异。ACCOMPLISH研究证实使用氨氯地平合用贝那普利的高危患者心血管疾病的发病率、死亡率明显低于氢氯噻嗪合用贝那普利组。丁酸氯维地平是一新的二氢吡啶类降压药，2009年获美国FAD批准，成为近10年中首个静脉给药的抗高血压新药。丁酸氯维地平起效快，作用消除也快，可递增剂量精确地控制血压。与目前许多静脉注射经肾和（或）肝代谢的抗高血压药不同，其在血液和组织中代谢，因而不在体内蓄积。

（1）CCBs主要分为两大类：二氢吡啶类和非二氢吡啶类，见表3-11。两类药物的药理作用差异很大。

表 3-11 钙通道阻滞药

药品名称	每天剂量（mg）	分服次数	主要不良反应
二氢吡啶类			
	氨氯地平	1	水肿、头痛、潮红
	非洛地平	1	
	尼卡地平	2	
	硝苯地平缓释片	2	
	硝苯地平控释片	1	
	尼群地平	2	
	尼索地平	1	
	拉西地平	1	
	乐卡地平	1	
非二氢吡啶类			房室传导阻滞、心功能抑制
	维拉帕米	3	
	地尔硫䓬	3	

1）二氢吡啶类：主要作用是舒张外周和冠状动脉，不阻滞房室结，不影响心率。

2）非二氢吡啶类：可中度舒张外周动脉。

钙通道阻滞药的优势包括：①高钠摄入不影响降压疗效，尤其适用于中国北方人；②适用于伴有各种代谢异常的高血压人群，如糖尿病、血脂紊乱、高尿酸血症等；③肾功能受损患者仍可应用，如 ALLHAT 研究显示，氨氯地平与赖诺普利、氯噻酮相比，前者保持肾小球滤过率最佳；④已明确的适应证为老年高血压、收缩期高血压、心绞痛、冠心病、糖尿病、周围血管性疾病、妊娠高血压，而且更适于卒中高危的亚洲人；⑤可安全用于心力衰竭患者（有关氨氯地平的 PRAISEII 试验以及关于非洛地平的 V-HELPIII 试验）；⑥长效二氢吡啶类钙通道阻滞药特别是氨氯地平没有任何绝对禁忌证。

由于钙通道阻滞药的适用人群广泛，无绝对禁忌证，因此特别适合作为联合用药的基础。

（2）钙通道阻滞药的构效分析：钙通道阻滞药的基本骨架由芳香环和胺基阳离子组成。其中，芳香环插入膜磷脂的烷基链中，芳环上可带有不同的取代基，脂溶性越大，活性越强；胺基阳离子则与膜多肽的阴离子基结合，除二氢吡啶外胺基的氮上可以存在取代基，取代基可以相同也可以不同，结构中还可以存在可形成氢键的极性取代基，与膜磷脂的极性端形成氢键，增加钙通道阻滞药与钙离子通道受体的结合力。

1）二氢吡啶类钙通道阻滞药：其结构骨架见图 3-6。①1,4- 二氢吡啶环是必需结构。氧化为吡啶，作用消失；还原双键，作用减弱。二氢吡啶环上的—NH 不被取代可保持最佳活性。②2,6 位取代基应为低级烷烃。③3,5 位羧酸酯基优于其他基团，且两个酯基不同者优于相同者。可容纳较大的基团。主要影响血管选择性和作用时间，所有上市的化合物中只有硝苯地平 3,5 位的酯基取代基团是相同的，这是硝苯地平作用时间短的原因之一。④4 位主要影响作用强度，以取代苯基为宜，且苯环的邻、间位吸电子基取代增强活性，对位取代则活性降低或消失。如硝苯地平和尼索地平邻位的硝基取代,氨氯地平邻位的—Cl取代,非洛地平邻、间位的两个—Cl取代,尼卡地平、马尼地平、尼莫地平、乐卡地平等间位的硝基取代等均使活性增强。⑤ S 构型的活性较强,如左旋氨氯地平的活性较氨氯地平强。⑥苯环平面与二氢吡啶环平面的扭角越小,活性越强。

2)芳烷基胺类:代表药物为维拉帕米(图3-7)。结构中存在有两个苯环作为芳香环,叔胺基提供阳离子,CN—和 CH_3O—提供孤对电子与钙离子通道受体形成氢键。

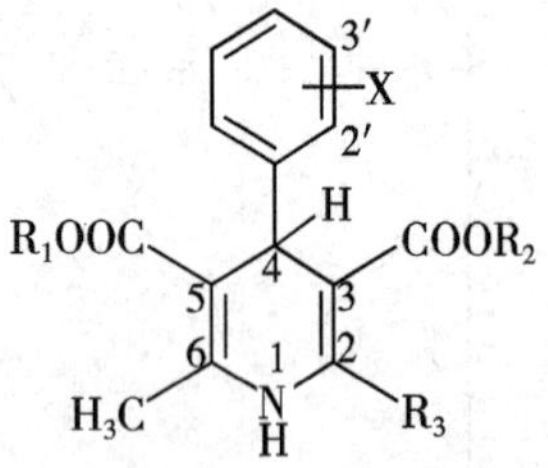

图3-6　二氢吡啶类钙通道阻滞药的结构骨架 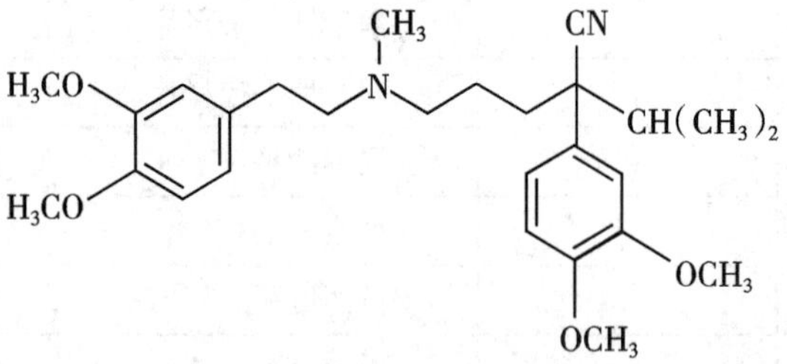　　　　　图3-7　维拉帕米

3)苯并硫氮䓬类:代表药物为地尔硫䓬(图3-8)。本身为活性物,在肝脏代谢后生成活性更强的代谢物。苯并硫氮䓬作为芳香环,末端叔胺离子提供阳离子,CN—和酯基以及代谢后的羟基提供孤对电子以形成氢键。

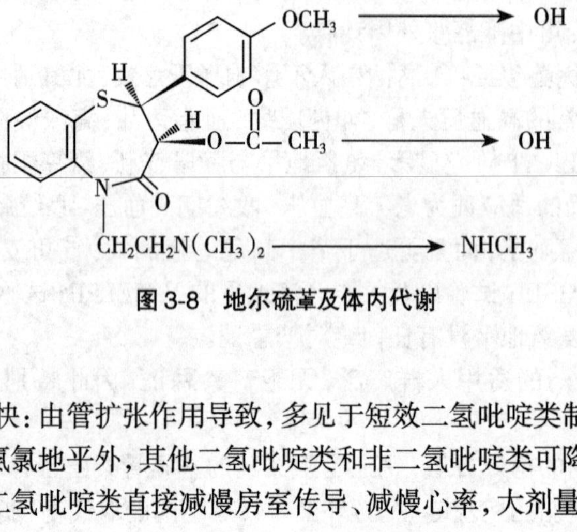

图3-8　地尔硫䓬及体内代谢

(3)副作用

1)心率反射性加快:由管扩张作用导致,多见于短效二氢吡啶类制剂,如硝苯地平片。

2)负性肌力:除氨氯地平外,其他二氢吡啶类和非二氢吡啶类可降低心肌收缩力。

3)负性频率:非二氢吡啶类直接减慢房室传导、减慢心率,大剂量时可引起一~三度传导阻滞。

4)水肿、头痛、潮红:由管扩张作用导致,多见于二氢吡啶类。

(4)禁忌证

1)快速性心律失常:短效二氢吡啶类可引起反射性心率加快,禁用于快速性心律失常患者。

2)充血性心力衰竭:除氨氯地平和非洛地平外,其他钙通道阻滞药有轻微的负性肌力作用,禁用于伴有收缩力功能障碍的心力衰竭患者。

3)心脏传导阻滞:非二氢吡啶类钙通道阻滞药抑制房室传导,禁用于二~三度房室传导阻滞患者。

5. β受体拮抗药　β$_1$ 受体主要存在于心脏；β$_2$ 受体主要存在于肺、肾和外周动脉内皮。非选择性 β$_1$ 受体阻断药慎用于哮喘、慢性阻塞性肺疾病和外周动脉功能不良患者。然而这种选择性不是绝对的，因为肺有低亲和力的 β$_1$ 受体、心脏有低亲和力的 β$_2$ 受体。大剂量时，选择性消失。β受体拮抗药抑制心脏 β$_1$ 受体，产生负性肌力、负性频率，减少心排血量；还可以阻断肾小球球旁细胞的 β$_1$ 受体，减少肾素分泌和血管紧张素Ⅱ合成，降低血压。

临床常用的 β受体拮抗药见表 3-12。它们有明显的药效和代谢差异，表现为 β$_1$ 受体选择性和脂溶性。

表 3-12　β受体拮抗药

药品名称	每天剂量(mg)	分服次数	β$_1$受体选择性	脂溶性	主要不良反应
普萘洛尔	30~90	2-3	0	高	支气管痉挛、心功能抑制
美托洛尔	50~100	1~2	+	中-高	
阿替洛尔	12.5~50	1~2	++	低	
倍他洛尔	5~20	1	++	低	
比索洛尔	2.5~10	1	++	低	
奈必洛尔	1	1	+++	低	

非选择性 β$_1$ 受体阻滞药会掩盖糖尿病患者的低血糖症状；因不能对抗 α 受体所致的体表血管收缩作用，可加重雷诺现象。

非选择性 β$_1$ 受体阻断药适用于心脏外疾病，包括偏头痛、原发性帕金森病。

脂溶性决定 β受体拮抗药的代谢途径。脂溶性高的药物分布容积广，可通过血脑屏障，肝脏首过效应明显；脂溶性低的药物经肾脏排泄，需要根据肾功能调节剂量。肾功能受损的患者可选用高脂溶性的 β受体拮抗药，肝功能受损时使用低脂溶性的 β受体拮抗药。

因为作用机制复杂，药物的药效和代谢差异较大，一些不良反应明显，在良好疗效得到肯定的同时，针对 β受体拮抗药的误解和争议一直存在。根据近年发布的某些临床试验如 ASCOT、LIFE 及 Lindholm 等的汇总分析，β受体拮抗药(阿替洛尔)的效果在某些方面不如对照组，2006 年英国高血压指南将 β受体拮抗药降级为二线用药。然而，这一推荐并未被广泛接受。2007 年由 ESH(European Society of Hypertension)和 ESC(European Society of Cardiology)两个组织颁布的欧洲高血压指南，仍将 β受体拮抗药列为一线药物。

(1)β受体拮抗药的使用误区

1)不知 β受体拮抗药应列为心力衰竭的基本治疗药物、不知冠心病患者应长期应用 β受体拮抗药作为二级预防、不知如何评估 β受体拮抗药的剂量是否适当等。

2)使用率低，达到推荐剂量的比率更低。2006 年基层内科医师问卷调查显示，慢性心力衰竭患者的 β受体拮抗药使用率为 40%，仅 1% 达到推荐剂量。

3)应用不规范，在患者体液潴留尚未消除时就应用 β受体拮抗药，或起始剂量不够小、递增剂量速度不够缓，或患者出现病情反复，尚未明确是否与应用 β受体拮抗药有关就动辄停药等。

4)选择 β受体拮抗药的种类不当，未能根据临床证据选用已证实疗效和益处的药物。

（2）β受体拮抗药的强适应证和正确使用方法

1）慢性心力衰竭：所有慢性收缩性心力衰竭、纽约心脏学会（NYHA）心功能分级为Ⅱ~Ⅲ级或Ⅰ级伴左心室射血分数（LVEF）< 40% 者，除非有禁忌证或不能耐受，均须终身应用β受体拮抗药。NYHA Ⅳ级患者病情稳定后，在专科医师指导下也可应用。此类药亦可应用于舒张性心力衰竭，尤其适用于伴高血压和左心室肥厚、心肌梗死，以及有快速性心房颤动需要控制心室率的患者。心力衰竭患者的预后很差，应用β受体拮抗药的利显著大于弊。慢性心力衰竭患者应尽可能长期应用，以降低发病率、病死率和减少心源性猝死，从而改善预后。β受体拮抗药的适用人群还可放宽些，除支气管哮喘的急性发作期外，均可考虑应用。伴糖尿病、慢性阻塞性肺疾病、高龄、心肌梗死后等均不是禁忌证。

正确方法：①药物种类：应用已被研究证实有效的制剂，如美托洛尔（缓释片）、卡维地洛和比索洛尔。②目标剂量：应考虑患者的年龄、基础血压水平、心率以及全身状况，其中心率是公认的心脏β$_1$受体拮抗药的有效指标，清晨起床前静息心率为55~60次/分（不低于55次/分）即达患者耐受剂量。③起始剂量：须从极小剂量开始。如美托洛尔平片3.125mg，2次/日；美托洛尔缓释片12.5mg，1次/日；比索洛尔1.25mg，1次/日；或卡维地洛3.125mg，2次/日。④剂量递增：以滴定方法调整剂量，如患者能耐受，每隔2~4周将剂量翻倍，出现不良反应或不能耐受应延迟加量。

2）高血压：β受体拮抗药是高血压患者的初始和长期治疗药物之一，可单用或与其他降压药合用。此类药降低收缩压和舒张压的效果与其他降压药相仿，单用或与利尿药合用可显著降低高血压患者的病残率和死亡率，降幅与ACEIs或CCBs相似。无并发症的年轻高血压患者可积极考虑应用β受体拮抗药，合并快速性心律失常、冠心病、慢性心力衰竭、交感神经活性增高、高循环动力状态的高血压患者优先考虑应用β受体拮抗药。老年高血压患者不应首选β受体拮抗药，伴代谢综合征或易患糖尿病的高血压患者也不推荐使用β受体拮抗药作为初始治疗药物，并应避免其与大剂量噻嗪类利尿药合用。

正确方法：无论单用或与其他降压药物（CCBs、ACEIs、ARBs）合用，均须遵循小剂量原则。阿替洛尔虽然能降低血压，但缺乏心血管保护作用的有力证据，故建议应用无内在拟交感活性、对β$_1$受体选择性较高或兼有α受体阻断扩血管作用的β受体拮抗药，如美托洛尔、比索洛尔和卡维地洛。

3）冠心病：稳定性冠心病包括稳定性劳力型心绞痛和有（或无）症状的陈旧性心肌梗死须应用β受体拮抗药，伴陈旧性心肌梗死、心力衰竭或高血压者应优先使用。急性冠脉综合征患者亦须使用β受体拮抗药，通常应用口服制剂。当急性冠脉综合征急性期情况紧急和严重时，可考虑使用静脉制剂，如当患者出现ST段抬高心肌梗死伴剧烈的缺血性胸痛或显著的高血压，以及不稳定型心绞痛和非ST段抬高心肌梗死伴胸痛和高血压，且其他处理未能缓解时。所有冠心病患者建议长期口服β受体拮抗药以降低病死率和改善预后。早期因禁忌证未能使用β受体拮抗药者，出院前应接受再评估，以便于用其进行二级预防。对于急性冠脉综合征患者，要严格掌握静脉应用β受体拮抗药的适应证和禁忌证，有心力衰竭的临床表现（如Killip分级≥Ⅱ级）、伴低心排血量状态如末梢循环灌注不良、有较高的心源性休克风险，以及二、三度房室传导阻滞者不得应用β受体拮抗药，尤其不得静脉给药。

正确方法：不同β受体拮抗药的临床疗效并无显著差别，但为了减少药物可能产生的不良反应，临床多选择β$_1$受体拮抗药如美托洛尔、比索洛尔、阿替洛尔，也可以应用普萘洛尔。口服从小剂量(约相当于目标剂量的1/4)开始逐渐递增,使静息心率降至55~60次/分。β受体拮抗药抗心绞痛的目标剂量为美托洛尔缓释片50~100mg,1次/日或普通片25~75mg,2次/日;比索洛尔5~10mg,1次/日;阿替洛尔12.5~50mg,2次/日;普萘洛尔20~80mg,2~3次/日。急性冠脉综合征急性期如有明确的适应证亦可应用静脉制剂,可选择艾司洛尔或拉贝洛尔。

4)各种心律失常:β受体拮抗药可用于下列情况:①窦性心动过速,尤其伴临床症状者;②室上性快速性心律失常,如房性期前收缩、局灶性房性心动过速、阵发性室上性心动过速等;③心房扑动,主要用于减慢心室率;④心房颤动,可用于控制心室率或转变房颤为窦律并维持窦性节律;⑤室性心律失常,尤其适用于与交感神经兴奋相关或与急性心肌梗死、手术期及心力衰竭相关的室性心律失常,预防严重室性心律失常和心源性死亡等;⑥置入起搏器或埋藏式心律转复除颤器(ICD)后。

(3)β受体拮抗药的构效分析:β受体拮抗药绝大多数具有异丙肾上腺素分子的基本骨架(图3-9),按其化学结构可分为苯乙醇胺类和芳氧丙醇胺类。

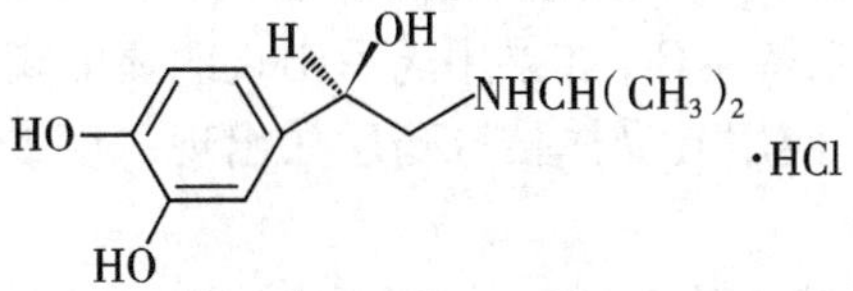

图3-9 异丙肾上腺素的结构

1)芳环氨基间的距离:β受体拮抗药的基本结构要求就是与异丙肾上腺素相似。芳氧丙醇胺类虽然侧链较苯乙醇胺类多1个亚甲氧基,但单分子模型研究显示,两者的芳环、羟基和氨基基本重叠,因此符合β受体的空间结合要求。芳环与氨基之间的距离延长或缩短均可使活性降低甚至消失。

2)β受体拮抗药对芳环的要求不严,可以是苯环,也可以是萘环或者是其他的芳杂环或者是稠环。环的大小以及环上的取代基数目和位置对活性有一定影响,一般认为邻位和对位的单取代化合物具有较好的β受体阻断活性,而多取代的化合物活性很低,可能是由于立体位阻影响侧链的自由旋转,难以形成与β受体结合所需的构象。取代基的位置与β受体阻断作用的选择性存在一定的关系,一般认为苯环对位取代的化合物如比索洛尔、倍他洛尔、阿替洛尔、美托洛尔和普拉洛尔等对β_1受体具有较好的选择性。环上引入第二条乙醇胺或氧丙醇胺侧链可以使其对受体的亲和力减弱,活性降低。

3)β受体拮抗药侧链具有手性碳原子,在与受体结合时具有严格的离体选择性。在苯乙醇胺类中的β碳原子为R构型时活性较好;在芳氧丙醇胺类中由于氧原子的插入,使连接在手性碳原子的取代基次序排列发生变化,S构型的活性大于R型,如S构型的普萘洛尔的活性比R构型强100倍。

4)侧链上的取代基:侧链上的羟基是药物分子与受体结合的必需基团,如果将羟基置换成烷基、巯基或氨基则活性降低,羟基醚化也会使活性降低,羟基改为磷酸酯基活性保留。

5)氮原子取代基:氮原子带有异丙基或叔丁基时活性最高,强度依次为叔丁基>异丙基>仲丁基>异丁基>仲戊基>环丙基,氮原子的两个氢均被取代活性降低,被芳基取代则活性消失。

（4）副作用

1）支气管痉挛：为药物对 β_2 受体阻断作用所致。对于一些肺部疾病较轻，而同时具有 β 受体拮抗药治疗强适应证（如慢性左心室功能不全、急性心肌梗死）时，可以考虑小剂量试用对 β_1 受体选择性较高的药物如比索洛尔，用药后应密切观察患者的症状，如无不适，可以进行长期用药。必须指出的是，这种对 β_1 受体的高选择性是相对的，在使用剂量较大时，仍然可以表现出对 β_2 受体的阻断作用。

2）加重外周循环性疾病：为药物对 β_2 受体阻断，导致外周血管收缩。在原来患有闭塞性外周血管病的患者，可以使肢端苍白、疼痛、间歇性跛行症状加重。因此对这类患者，也禁用或慎用 β 受体拮抗药。

3）心动过缓、传导阻滞：为药物对 β_1 受体的阻断，对心脏的负性频率和负性传导作用所致。应根据心室率的下降来决定 β 受体拮抗药的用药剂量，用药后患者在白天清醒安静时心室率维持在 50~60 次 / 分是临床上理想的治疗目标。在患者心率较慢时，必要时可以进行 Holter 检查，如果不存在 R-R 长间歇（指 > 2 秒的长间歇）且心室率在 7 万次 /24 小时以上，可以考虑继续原剂量维持用药；如果用药后出现明显的窦房阻滞或窦性停搏，应考虑停用或减量 β 受体拮抗药。使用 β 受体拮抗药后如出现二度或二度以上的房室传导阻滞，应停用或减量 β 受体拮抗药。

4）心力衰竭加重：由于药物的负性肌力作用对心肌收缩力抑制，使心排血量进一步下降，肾血流量下降导致水钠潴留加重所致。主要表现在开始使用 β 受体拮抗药后的 1~2 个月之内。为避免这一副作用的发生，在心力衰竭患者应用 β 受体拮抗药时应特别注意以下几点：①充分利尿，无明显的体液潴留的证据，基本获得患者的干体重；②病情相对稳定，已经停用静脉用药，并已经开始口服 ACEI、地高辛和利尿药治疗，维持稳定剂量已经 2 周以上；③低剂量起始（如卡维地洛 3.125mg q12h，或美托洛尔 6.25mg q12h，或比索洛尔 1.25mg qd），如果患者对小剂量药物的耐受性良好，以后逐渐增量（通常每 2 周增加剂量 1 次）至目标剂量或最大耐受剂量；④对症状不稳定或需要住院治疗的心功能Ⅳ级患者，不推荐使用 β 受体拮抗药；⑤对急性左心衰竭患者，禁用 β 受体拮抗药。

5）脂质代谢异常：与药物对 β_2 受体的阻断作用有关。表现为血甘油三酯、LDL-C 升高，HDL-C 降低。在大剂量长期用药时可以发生。建议选用 β_1 高选择性的 β 受体拮抗药，可以减轻或减少药物治疗带来的脂质代谢紊乱。必要时可以考虑选用调血脂药物治疗。

6）掩盖低血糖症状：由于药物对 β_1 受体的阻断作用使心率下降，可以掩盖早期的低血糖症状（心悸），但 β 受体拮抗药对糖尿病患者带来的效益远远大于这种副作用所引起的后果。因此，在有明确 β 受体拮抗药治疗适应证（如冠心病后、心力衰竭）的患者，应常规使用 β 受体拮抗药。

7）抑郁：这是由于药物对神经突触内 β 受体的阻断影响神经递质的释放或灭活所致。出现明显的症状时应考虑停药，也可以考虑换用水溶性的 β 受体拮抗药如阿替洛尔。

8）乏力、阳痿：大剂量长期使用可能发生，必要时停药。对具有 β 受体拮抗药治疗强适应证的患者，可以考虑试用另一种 β 受体拮抗药。

（5）禁忌证

1）支气管哮喘：无支气管痉挛的慢性阻塞性肺疾病并且高危患者可能从该类药物治疗中明显获益。

2）严重心动过缓、房室传导阻滞：心力衰竭伴有病窦综合征或二、三度房室阻滞的患者预先接受起搏治疗，以耐受 β 受体拮抗药，仍可能获益。

3）重度心力衰竭、急性肺水肿。

6. 其他降压药　使用一线降压药治疗高血压效果不理想时，可以合用其他降压药，包括 α 受体拮抗药、中枢作用降压药、肾素抑制剂、α，β 受体拮抗药、直接血管扩张药。

（1）α 受体拮抗药：血管壁上分布有缩血管神经纤维，当交感神经兴奋时，其末梢释放去甲肾上腺素，与 α 受体结合，引起血管平滑肌收缩，导致血压升高。通过应用 $α_1$ 受体拮抗药可扩张阻力血管和容量血管，降低左室排血阻力，降低心脏前负荷，降低血压。该药最大的优点是没有明显的代谢作用，而且对于血脂有良好影响，它能降低总胆固醇与低密度脂蛋白、甘油三酯，增加高密度脂蛋白，因此曾是一线药物。2003 年结束的 ALLHAT 试验证明，心力衰竭患者服 α 受体拮抗药多沙唑嗪组的心血管事件发生率明显多于利尿药组，死亡率明显升高，故 α 受体拮抗药组被提前终止研究，从此 α 受体拮抗药未被列为降压治疗的一线用药。临床常用的 α 受体拮抗药见表 3-13。

表 3-13　α 受体拮抗药

药品名称	每天剂量（mg）	分服次数	主要不良反应
多沙唑嗪	1~16	1	直立性低血压
哌唑嗪	2~20	2~3	
特拉唑嗪	1~20	1~2	

α 受体拮抗药合用其他降压药治疗难治性高血压；还可以减轻尿路症状及缓解膀胱排放障碍，用于合并良性前列腺增生的高血压患者。

（2）中枢作用降压药：中枢对心血管张力和血压的调节是根据延髓自主神经系统对颈动脉窦和主动脉弓压力感受器激活变化的反应，由颈动脉窦和主动脉弓压力感受器发出的传入纤维形成的孤立束终止于孤立束核（NTS），由孤立束核发出的轴突突入延髓腹正中（抑制）和侧室嘴（加压）地区，血压的任何变化均引起颈动脉窦和主动脉弓压力感受器的激发变化，从而导致交感输出或迷走冲动的增减以维持动脉血压。如果自主神经在这一通道的任何部位发生异常，均会导致高血压。传统的中枢降压药通过激动延髓 $α_2$ 肾上腺素受体（$α_2$-ARs）以减少交感输出来介导抗高血压作用。临床常用的中枢作用降压药见表 3-14。

表 3-14　中枢作用降压药

药品名称	每天剂量（mg）	分服次数	主要不良反应
利血平	0.05~0.25	1	鼻充血、抑郁、心动过缓、消化性溃疡病
可乐定	0.1~0.8	2~3	低血压
可乐定贴片	0.25	1/周	皮肤过敏
甲基多巴	250~1000	2~3	肝功能损害、免疫失调
莫索尼定	0.2~0.4	1	镇静
利美尼定	1	1	心悸、乏力

合用其他降压药治疗难治性高血压。可乐定还可以用于缓解戒烟患者的停药症状。甲基多巴是妊娠高血压的一线用药。

（3）α，β受体拮抗药：α受体阻断作用使血管扩张并降低周围血管阻力，使血压下降，同时对血脂和胰岛素抵抗产生有益影响。而β受体阻断作用减少心排血量，机体产生适应性反应，周围血管阻力降低；减少交感神经纤维的神经传导，阻断交感神经，抑制去甲肾上腺素释放；阻断肾脏β受体，抑制肾素释放，从而引起血压下降。同时β受体阻断作用还可抑制α受体阻断所引起的反射性心动过速。临床常用的α，β受体拮抗药见表3-15。

表3-15　α，β受体拮抗药

药品名称	每天剂量（mg）	分服次数	主要不良反应
拉贝洛尔	200~400	2	
卡维地洛	12.5~50	2	直立性低血压、支气管痉挛
阿罗洛尔	10~20	1~2	

适用于高血压合并心绞痛、原发性震颤或呼吸睡眠暂停综合征的患者。临床研究证实，卡维地洛、阿罗洛尔还可降低心力衰竭患者的死亡率。此外，由于阿罗洛尔较其他两药的心率减慢作用更为显著，故常用于高血压合并心动过速的治疗。拉贝洛尔有静脉制剂，可用于高血压急症、围手术期禁食期间高血压及妊娠高血压患者的降压治疗。卡维地洛、阿罗洛尔还可用于心律失常的治疗，尤其是室性心律失常。

（4）直接血管扩张药：此类药物直接舒张动脉平滑肌，降低血压的同时，激活压力感受器，引起交感神经兴奋，升高心率、心排血量，增加肾素分泌。因此长期使用血管扩张药前，患者必须首先服用利尿药和β受体拮抗药，对β受体拮抗药不耐受的患者，可使用非二氢吡啶类CCB。临床常用的直接血管扩张药见表3-16。

直接血管扩张药临床主要用于严重肾病患者的高血压。狼疮综合征是肼屈嗪特有的与剂量相关的副作用，日剂量＜200mg可降低发生率。米诺地尔可导致多毛症、水钠潴留，因此只用于不能耐受肼屈嗪的患者。

表3-16　直接血管扩张药

药品名称	每天剂量（mg）	分服次数	主要不良反应
米诺地尔	5~100	1	多毛症、水钠潴留
肼屈嗪	25~100	2	狼疮综合征

（5）肾素抑制剂：肾素-血管紧张素系统（RAS）在调节血压与体液平衡中起重要作用，并与器官组织结构重构密切相关。尽管RAS抑制剂如ACEI与ARB已广泛应用于高血压、心血管及肾脏疾病的治疗，但它们只能部分抑制RAS，且长期应用可引起血浆肾素活性（PRA）反馈性升高，最终引起Ang Ⅱ增加。1957年Skeggs首次命名血管紧张素转化酶（ACE）时，就指出肾素作为RAS反应的启动者，控制着该级联反应的初始限速步骤，阻断这一步骤可能是抑制RAS的最佳途径。阿利吉仑（aliskiren）可特异性地与人类肾素结合，生物利用度较高，半衰期较长，临床耐受性好，可每天1次服用。该药的肝脏首过效应较少，亦不经细胞色素P450代谢，故不良药物相互作用亦少。老年人与肝、肾

功能损害者一般亦不需调整剂量,故 2007 年已成为第一个被 FDA 批准用于高血压治疗的肾素抑制剂。Pool 等对 1123 例轻、中度高血压患者进行研究,在 3~4 周的单盲安慰剂治疗后,随机双盲分为 3 组:①阿利吉仑(A)75、150 或 300mg 组;②缬沙坦(V)80、160 或 320mg 组;③联合口服 A+V 或 V+ 氢氯噻嗪组。结果显示,单剂量口服 A 300mg 组与安慰剂相比,DBP、SBP 有明显下降;A 75 和 150mg 组的血压下降不明显。A 75mg/V 80mg、A 150mg/V 160mg、A 300mg/V 320mg 联合用药组的降压效果均优于对照组。另有人研究发现 A 150mg/V 80mg 联合用药的降压效果优于单独使用 A 300mg 或 V 160mg。迄今为止有关临床试验的初步结果显示,阿利吉仑的降压效力与有效率并不比任何一类传统降压药更好,总有效率仅 50%,可单独使用治疗对传统药物不耐受的患者或合用其他降压药治疗难治性高血压。阿利吉仑当与 ARB 同用时可消除 ARB 诱导的血浆肾素活性增加,单独或与 ACEI/ARB 同时口服,有效且耐受性良好。该药已在我国进行Ⅳ期临床观察,副作用方面与其他 RAS 抑制剂如 ARBs 和 ACEIs 相似,需要监测肾功能、血钾,尤其合用 ARBs、ACEIs 时。

（五）高血压治疗新方法

1. 内皮素受体拮抗剂和双肽酶抑制剂

（1）内皮素受体拮抗剂：内皮素受体(A 或 A/B)拮抗剂已有多种药物,如波生坦(bosentan)、达卢生坦(darusentan)及替唑生坦(tezosentan)为新一类降压药,研究发现可能对肺动脉高压更有益。

（2）双肽酶抑制剂：能抑制 ACE 及中性内肽酶,降低血压,如奥马曲拉(omapatrilat),但临床地位尚不清楚。

2. 高血压的基因治疗 由于药物不能长时间作用及其副作用影响患者的依从性,因而需要新的可更长期而无害的高血压治疗方法。基因治疗是理论上可长时期降压的方法,但目前还存在许多障碍,包括确认靶基因、理想的基因载体、准确运送基因至需要的部位(靶目标)、转移充足的基因至靶细胞,以及迅速评估基因表达。一些动物实验给基因治疗的可能性带来了希望,但距离临床应用还有一段漫长的路程。

3. 高血压的免疫治疗 近年高血压的免疫治疗有一些进展,采用 AGⅠ类似物进行免疫接种后,可阻断外源性 AGⅠ的作用。在一项小样本研究中对 ACEI/ARB 有效的高血压患者给予抗 AGⅠ的疫苗 3~4 剂注射后(PMD3117),抗体于第二次注射升高,6 周达高峰,RAS 受抑,将可影响血压。2007 年 AHA 年会报告 72 例轻、中度高血压患者采用 CYT006_AngQ6(以 AGⅡ为靶目标的疫苗),随机分为 100μg、300μg 及安慰剂 3 组,随访 8 个月,未发现严重的副作用,300μg 组的抗体效价更高,第 14 周时血压较基线时降低 5.6/2.8mmHg,清晨时血压显著降低,较安慰剂组低 25/13mmHg。但免疫治疗的应用仍需时日。

（六）特殊人群的降压治疗考虑

1. 老年人高血压定义：欧美国家一般以 65 岁为老年人的界限。中华医学会老年医学分会于 1982 年根据世界卫生组织西太平洋地区会议所定而提出的老年人界限为 > 60 岁。

大量随机化临床试验均证实无论是收缩 / 舒张期高血压,还是单纯收缩期高血压,降压治疗对老年患者均可减少心脑血管病及死亡。据 SHEP、Syst-Eur、Syst-China 等单纯收缩期高血压临床试验的综合分析,降压治疗可使脑卒中事件下降 33%、冠心病事件下降 23%。

大量随机化临床试验均已明确,各年龄段(< 80 岁)的高血压患者均受益于利尿药、

CCB、β受体拮抗药、ACEI等抗高血压治疗。

现有的大规模临床试验所观察的老年患者，高龄（＞80岁）患者并不多。STOP-Ⅰ和STOP-Ⅱ入选的患者年龄为70~84岁，但80岁以上者不多。HYVET研究为前瞻性、随机、双盲、安慰剂对照临床试验，研究对象为3845例80岁以上的高龄高血压患者，他们被随机分为2组，一组接受吲达帕胺缓释片（纳催离缓释片），若血压未达到＜150/80mmHg，则加用培哚普利（雅施达）；另一组接受安慰剂。由于主要终点发生率和总死亡率显著下降，该试验提前终止。研究结果显示，与安慰剂相比，吲达帕胺缓释片和培哚普利降压治疗使这些高龄的高血压患者的血压降至＜150/80mmHg，总死亡率降低21%，脑卒中减少30%，致死性脑卒中减少39%，心力衰竭减少64%。

2. 妊娠高血压（pregnancy induced hypertension, PIH）定义：妊娠20周后，孕妇发生高血压、蛋白尿及水肿称为妊娠高血压综合征。

高血压：血压升高达≥140/90mmHg，或血压较孕前或孕早期的血压升高≥25/15mmHg，至少2次，间隔6小时。

蛋白尿：单次尿蛋白检查≥30mg，至少2次，间隔6小时；或24小时尿蛋白定量≥0.3g。

水肿：体重增加＞每周0.5kg为隐性水肿。按水肿的严重程度可分为（+）：局限踝部及小腿；（++）：水肿延及大腿；（+++）：水肿延及会阴部及腹部。

妊娠高血压：仅有高血压，伴或不伴有水肿，不伴有蛋白尿。

先兆子痫是多系统受累的情况，主要的母体异常发生于肾、肝、脑及凝血系统，由于胎盘血流减少可引起胎儿生长迟缓或胎死宫内。

轻度先兆子痫：有高血压并伴有蛋白尿存在。

重度先兆子痫：血压≥160/110mmHg；蛋白尿≥3g/24h；伴有头痛、视物不清、恶心、呕吐、右上腹疼痛；眼底不仅有痉挛，还有渗出或出血；肝、肾功能异常，或有凝血机制异常；伴有心力衰竭和（或）肺水肿存在。

子痫：妊娠高血压综合征的孕产妇发生抽搐。

（1）妊娠高血压综合征的处理：依据血压水平、妊娠年龄及来自于母亲和胎儿的相关危险因素选择治疗方案，包括研究管理、限制活动、建议正常饮食。

需要加强母儿监测：①母亲：血压，体重，尿量，尿蛋白，血细胞比容，血小板，肝、肾功能，凝血功能，眼底。②胎儿：子宫底高度、腹围；B超声测量胎儿双顶径、腹围、股骨长度及羊水量；胎心监护无激惹试验；前者阴性时做催产素激惹试验。

（2）妊娠高血压综合征的预后：胎儿可发生宫内生长迟缓、胎死宫内，出生时发生新生儿窒息；孕产妇可发生胎盘早期剥离导致弥散性血管内凝血和（或）急性肾衰竭、心力衰竭、肺水肿；HELLP综合征（溶血性贫血、氨基转移酶升高、血小板减少、肝包膜下出血、肝破裂）；子痫抽搐后发生脑血肿、脑出血及脑疝，甚至引起孕产妇死亡。

（3）妊娠高血压综合征的治疗

1）镇静防止抽搐常用的药物：①硫酸镁：使用剂量取决于患者的体重及尿量。尿量＜600ml/24h、呼吸＜16次/分、腱反射消失时需及时停药。硫酸镁预防子痫和治疗癫痫发作的疗效是明确的。②镇静剂：常用有冬眠合剂一号1/3量肌内注射，每6小时1次；或地西泮10mg肌内注射或静脉缓慢推注，每6小时1次。

2）积极降压：虽然治疗高血压的目的是为了减少母亲的危险，但必须选择对胎儿安全的有效药物。当血压升高＞170/110mmHg时，积极降压，以防止脑卒中及子痫发生。究竟血压降至多低合适,目前尚无一致的意见。

常用于紧急降压的药物:①硝苯地平(nifedipine):10mg 口服,60 分钟后必要时再给药。②拉贝洛尔(labetolol):25~50mg 加入 5% 葡萄糖溶液 20~24ml 中静脉推注,15 分钟后可重复。③肼屈嗪(hydralazine):5mg 加 5% 葡萄糖溶液 20ml 中静脉缓慢推注,每 5 分钟测量 1 次血压,20 分钟后若血压仍 > 160/110mmHg,可重复给药 5~10mg。若舒张压达 90mmHg 或 90mmHg 以下,则停药。

常用于缓慢降压的药物:①氧希洛尔(oxprenolol):20~40mg,每日 3 次(可引起心动过缓)。②阿替洛尔(atenolol):25~50mg,2~3 次 / 日。长期使用 β 受体拮抗药有引起胎儿生长迟缓的可能性。③甲基多巴(methyldopa):0.25~0.5g,3 次 / 日。④肼屈嗪(hydralazine):口服 25~50mg,3 次 / 日(现已不推荐静脉注射肼屈嗪)。⑤伊拉地平(isradipine):2.5mg,2 次 / 日。

注意钙通道阻滞药不能与硫酸镁合用(潜在的协同作用可导致低血压)。

孕期不宜使用的降压药:

① ACEIs:可能引起胎儿生长迟缓、羊水过少或新生儿肾衰竭,亦可能引起胎儿畸形。②血管紧张素 Ⅱ 受体拮抗剂(ARBs):副作用同上。③利尿药:可进一步减少血容量,使胎儿缺氧加重。先兆子痫妇女血容量减少,除非存在少尿的情况,否则不宜使用利尿药。

(4)终止妊娠

1)轻度妊娠高血压综合征:在严密的母、儿监测下,至妊娠 37 周若病情仍不好转,可根据产科情况决定终止妊娠的方法。

2)重度妊娠高血压综合征:胎龄 > 37 周,及时终止妊娠;胎龄 < 35 周,促胎肺成熟后终止妊娠。终止妊娠的方式取决于产科的情况。

(七)治疗相关危险因素

1. 降脂治疗 高血压伴有血脂异常可增加心血管病发生的危险。ALLHAT 和 ASCOT 两项大样本随机临床试验评估了他汀类调脂药治疗高血压的效果。前者的调脂治疗效果与常规治疗相似,后者表明调脂治疗明显降低了血管事件。HPS(20 000 例患者,大多为血管病,高血压占 41%)及 PROSPER(大多为血管病,62% 为高血压)研究也评估了调脂疗效。这些试验的亚组分析表明,高血压或非高血压者的调脂治疗对预防冠状动脉事件的效果是相似的。一级预防和二级预防分别使脑卒中危险下降 15% 和 30%。我国完成的 CCSPS 研究表明,调脂治疗对中国冠心病的二级预防是有益的。

2. 抗血小板治疗 对于有心脏事件既往史或心血管高危患者,抗血小板治疗可降低脑卒中和心肌梗死的危险。HOT 研究提示小剂量阿司匹林可使已控制的高血压患者的主要血管事件降低 15%、心肌梗死减少 36%;血清肌酐 > 115μmol/L 的患者的心血管事件和心肌梗死显著减少。中国心脏研究 - Ⅱ(CCS-2)随机治疗了 46 000 例急性心肌梗死患者,结果表明氯吡格雷与阿司匹林合用较阿司匹林单用明显降低了一级终点事件,对高血压伴缺血性血管病或心血管高危因素者血压控制后可给予小剂量阿司匹林。

3. 血糖控制 高于正常的空腹血糖值或糖化血红蛋白(HbA1c)与心血管危险增高具有相关性。UKPDS 研究提示强化血糖控制与常规血糖控制比较,虽对预防大血管事件不明显,但却明显减低微血管并发症。治疗糖尿病的理想目标是空腹血糖 ≤ 6.1mmol/L 或 HbA1c ≤ 6.5%。

(八)高血压危象

高血压危象包括高血压急症和高血压亚急症。

1. 定义

(1)高血压急症(hypertensive emergencies):血压严重升高(BP > 180/120mmHg)并伴发进行性靶器官功能不全的表现。高血压急症需立即进行降压治疗以阻止靶器官进一步损害。高血压急症包括高血压脑病、颅内出血、急性心肌梗死、急性左室衰竭伴肺水肿、不稳定型心绞痛、主动脉夹层。

(2)高血压亚急症(hypertensive urgencies):高血压严重升高但不伴靶器官损害。

2. 高血压危象的处理

(1)高血压急症:这类患者应进入重症监护室,持续监测血压,尽快应用注射用降压药物。

1)降压目标:静脉输注降压药,1小时内使平均动脉血压迅速下降但不超过25%,在以后的2~6小时内血压降至160/100~110mmHg。血压过度降低可引起肾、脑或冠状动脉缺血。如果这样的血压水平可耐受和临床情况稳定,在以后的24~48小时内逐步降低血压达到正常水平。

2)药物选择:根据合并症选择降压药,见表3-17。

表 3-17　注射用降压药物

合并症	首选药物[a]
主动脉夹层	艾司洛尔[b]
急性充血性心力衰竭	奈西立肽、硝酸甘油[c]、硝普钠
急性颅内出血	拉贝洛尔、尼卡地平
急性缺血性卒中	拉贝洛尔、尼卡地平
急性心肌梗死	氯维地平、艾司洛尔[d]、拉贝洛尔、尼卡地平、硝酸甘油[d]
急性肺水肿	奈西立肽、硝酸甘油[c]、硝普钠
急性肾衰竭	氯维地平、非诺多巴、尼卡地平
子痫或先兆子痫	肼屈嗪、拉贝洛尔、尼卡地平
手术期间高血压	氯维地平、艾司洛尔、尼卡地平、硝酸甘油、硝普钠
交感神经危象或儿茶酚胺中毒	氯维地平、非诺多巴、尼卡地平、酚妥拉明

注:[a]药物排名不分先后;[b]可考虑合用有扩血管作用的二氢吡啶类钙通道阻滞药如尼卡地平或硝普钠,注意一定先用β受体拮抗药;[c]使用有争议;[d]患者的心率< 70次/分可谨慎使用

3)注射用降压药物的剂量、起效时间、维持时间和不良反应:具体见表3-18。

表 3-18　注射用降压药物的剂量、起效时间、维持时间和不良反应

药品名称	剂量	起效时间 (分钟)	作用时间 (分钟)	不良反应
硝普钠	0.25~10μg/(kg · min)	立即	1~2	恶心、呕吐、肌肉抽搐、氰化物中毒

药品名称	剂量	起效时间（分钟）	作用时间（分钟）	不良反应
硝酸甘油	5~100µg/min	2~5	5~10	头痛、呕吐、高铁血红蛋白血症
拉贝洛尔	2~80mg/10min	5~10	180~360	呕吐、头皮麻刺感、支气管痉挛、头晕、传导阻滞、直立性低血压
尼卡地平	5~15mg/h	5~10	15~30	心动过速、头痛、皮肤潮红、局部静脉炎
艾司洛尔	250~500µg/（kg·min）；50~100µg/（kg·min），每5分钟重复或增加到300µg/min	1~2	10~20	低血压、恶心、传导阻滞、心力衰竭
非诺多巴	0.1~0.3µg/（kg·min）	<5	30	心动过速、头痛、恶心、皮肤潮红
肼屈嗪	12~20mg iv 或 10~50mg im	10~20 20~30	60~240 240~360	心动过速、头痛、恶心、皮肤潮红、心绞痛
氯维地平	1~2mg/h，每90秒加倍至32mg/h	2~4	5~15	恶心、呕吐、头痛、低血压
酚妥拉明	5~15mg	1~2	10~30	头痛、恶心、皮肤潮红、心绞痛、心肌梗死

4）特殊情况：①急性缺血性卒中：没有明确的临床试验证据要求立即开始抗高血压治疗；②主动脉夹层：应将SBP迅速降至100mmHg左右（如能耐受）。

（2）高血压亚急症

1）降压目标：增加正在服用的降压药的剂量或加用口服药物将收缩压和舒张压分别缓慢降至＜160mmHg和＜100mmHg。必须避免过快降压，否则可引起脑血管事件、心肌梗死或急性肾衰竭。

2）药物选择：见表3-19。

表3-19　高血压亚急症的口服降压药

药品名称	剂量/途径	起效时间（分钟）	作用时间（分钟）	不良反应	禁忌证
卡托普利	6.5~50mg，口服、舌下	15	240~360	高血钾、血管性水肿	肾动脉狭窄、高血钾、脱水
可乐定	起始 0.1~0.2mg，每小时增加 0.1~0.8mg，口服	0.5~2	360~480	便秘、口干、镇静	神志改变、严重颈动脉狭窄
拉贝洛尔	200~400mg，每 2~3 小时重复，口服	0.5~2	240	直立性低血压、恶心、呕吐	心力衰竭、哮喘、心动过速

续表

药品名称	剂量/途径	起效时间（分钟）	作用时间（分钟）	不良反应	禁忌证
硝苯地平	10~20mg, 口服/咀嚼	口服 6 咀嚼 15~30	180~300	脸红、头痛、心悸、水肿	严重动脉狭窄、冠心病、脑血管病
米诺地尔	5~20mg, 口服	0.5~1	720~960	心动过速、水潴留；2~4 小时作用最强	心绞痛、心力衰竭

参 考 文 献

[1] 王陇德 . 中国居民营养与健康状况调查报告之一 2002 综合报告 . 北京：人民卫生出版社，2005.

[2] 段秀芳，吴锡桂 . 原发性高血压的流行病学 // 李立明 . 中国居民营养与健康状况调查报告之四，2002 高血压 . 北京：人民卫生出版社，2008.

[3] 王继光，李利华 . 高血压（3）继发性高血压的鉴别诊断和治疗 . 中国循环杂志，2012，27（174）：85-86.

[4] Alderman MH, Cohen HW, Sealey JE, et al. Plasma renin activity levels in hypertensive persons：their wide range and lack of suppression in diabetic and most elderly patients. Am J Hypertens, 2004, 17：1-7.

[5] 刘力生 . 高血压 . 北京：人民卫生出版社，2001.

[6] Bloch MJ, Basile J. Clinical insights into the diagnosis and management of renovascular disease. An evidence based review. Minerva Med, 2004, 95：357-373.

[7] Safian RD, Textor SC. Renal artery stenosis. N Engl J Med, 2001, 344：431-442.

[8] 中国高血压防治指南修订委员会 . 中国高血压防治指南 2010. 中华心血管病杂志，2011，39（7）：579-616.

[9] 吴兆苏 . 我国人群脑卒中发病率，死亡率的流行病学研究 . 中国流行病学杂志，2003，24（3）：236-239.

[10] 中华神经病学分会脑血管学组 . 中国缺血性脑卒中和短暂性脑缺血发作二级预防指南 2010. 中华神经科杂志，2010，43：154-160.

[11] 马长生 . 吸烟与心血管疾病 . 中华内科杂志，2008，47：605-606.

[12] 赵冬，吴兆苏 . 北京地区 1984-1997 年急性冠心病事件发病率变化趋势 . 中华心血管病杂志，2000，28：14-17.

[13] 李莹，陈志红 . 血脂和脂蛋白水平与我国中年人群缺血性心血管病事件的预测作用 . 中华心血管病杂志，2004，32：643-647.

[14] 王文化，赵冬 . 北京市 1984-1999 年急性脑出血和脑血栓发病率变化趋势分析 . 中国流行病学杂志，2002，23：352-355.

[15] 武阳丰，马冠生 . 中国居民的超重和肥胖流行现状 . 中国预防医学杂志，2005，39：316-321.

[16] 杨文英 .1994 年中国糖尿病患病率调查和糖耐量低减多中心前瞻治疗的研究 . 医学研究通讯，2002，31（10）：26-27.

[17] 国家"九五"攻关计划糖尿病研究协作组 . 中国 12 个地区中老年人糖尿病患病率调查 . 中国内分泌代谢杂志，2002，18（4）：280-284.

[18] 张月安，武阳丰，李莹，等 . 胰岛素抵抗与心血管病危险因素个体聚集性的剂量 - 反应关系 . 中华心血管病杂志，2002，30（5）：294-297.

[19] LI GE, ZHANG P, WANG JP, et al. The long-term effect of life style interventions to prevent diabetes in the China Da Qing Diabetes Prevention Study: a 20-year follow-up study. Lancet, 2008, 371: 1783-1789.

[20] Hansson L, Zanchetti A, CarruthersSG, et al. Effects of intensive blood pressure lowering and low dose aspirin in patients with hypertension: principal results of the hypertension optimal treatment(HOT)randomized trial. Lancet, 1998, 51: 1755-1762.

[21] ZHANG YQ, ZHANG XZ, LIU LS, et al. Is a systolic blood pressure target < 140mmHg indicated in all hypertensives? Subgroup analyses of findings from the randomized FEVER Trial. Eur Heart J, 2002, 32: 1500-1508.

[22] LIU L, WANG JG, GONG L, et al. Comparison of active treatment and placebo in older Chinese patients with isolated systolic hypertension. Systolic hypertension in China(Syst-China)collaborative group. J Hypertension, 1998, 16(12 Pt 1): 1823-1829.

[23] Yusuf S, Sleight P, Pogue J, et al. Effects of an angiotensin-converting-enzyme inhibitor, ramipril, on cardiovascular events in high-risk patients. The heart outcomes prevention evaluation study investigations. N Engl J Med, 2000, 342: 145-153.

[24] The ALLHAT Officers and Coordinators for the ALLHAT Collaborative Research Group. The antihypertensive and lipid-Lowering treatment to prevent heart attack trial(ALLHAT-LLT). JAMA, 2002, 288: 2998-3007.

[25] Dahlöf B, Sever PS, Poulter NR, et al. Prevention of cardiovascular events with an antihypertensive regimen of amlodipine adding perindopril as required versus atenolol adding bendroflumethiazide as required, in the Anglo-Scandinavian Cardiac Outcomes Trial-Blood Pressure Lowering Arm(ASCOT-BPLA): a multicenter randomized controlled trial. Lancet, 2005, 366: 895-906.

[26] 刘力生, 龚兰生, 王文. 降压治疗对中国脑血管病患者脑卒中再发预防的多中心随机多中心双盲对照临床研究. 中华心血管病杂志, 2005, 33: 613-617.

[27] 王文, 邓卿, 王宪衍, 等. 6年降压治疗对脑血管病患者脑卒中再发事件的预防效果. 中国高血压杂志, 2006, 15: 281-284.

[28] 周北凡. 膳食与心血管病. 北京: 人民卫生出版社, 1993.

[29] Stamler J, Elliott P, Dyer AR, et al. For the Intersalt Steering and Editorial Committee: Commentary: Sodium and Blood Pressure in the Intersalt Study and Other Studies—In Reply to the Salt Institute. BMJ, 1996: 1285-1287.

[30] Whelton PK, Buring J, Borhani NO, et al. The effect of potassium supplementation in persons with a high-normal blood pressure. Results from phase I of the Trials of Hypertension Prevention(TOHP). Trials of Hypertension Prevention(TOHP). Ann Epidemiol, 1995, 5(2): 85-95.

[31] PATS Collaborating Group. Post-stroke antihypertensive treatment study. A preliminary result.Chin Med J (Engl), 1985, 108: 710-717.

[32] Arima H, Chalmers J, Woodward M, et al. Lower target blood pressures are safe and effective for the prevention of recurrent stroke: the PROGRESS trial. J Hypertens, 2006, 24: 1201-1208.

[33] WANG JG, LI Y, Franklin SS, et al. Prevention of stroke and myocardial infarction by amlodipine and angiotensin receptor blockers. A quantitative overview. Hypertension, 2007, 50: 181-188.

[34] Collaborative Group. ISIS-4: A randomized factorial trial assessing early oral captopril, oral mononitrate, and intravenous magnesium sulphate in 58, 050 patients with suspected acute myocardial infarction. Lancet, 1995, 345(8951): 669-682.

[35]　Chinese Cardiac Study Collaborative Group. Oral captopril versus placebo among 13634 patients with suspected acute myocardial infarction: interim report from the Chinese Cardiac Study(CCS-1). Lancet, 1995, 345 (8951): 686-687.

[36]　Gruppo Italiano perlo Studio della Sopravvivenzanell' Infarto Miocardico (GISSI). GISSI-3: effects of lisinopril and transdermal glyceryl trinitrate singly and together on 6-week mortality and ventricular function after acute myocardial infarction. Lancet, 1994, 343: 1115-1122.

[37]　Alder AI, Stratton IM, Neil HA, et al. Association of systolic blood pressure with macrovascular and microvascular complications in type 2 diabetes(UKPDS 36): prospective observation study. BMJ, 2000, 321: 412-419.

[38]　Patel A, MacMahon S, Chalmers J, et al. Effects of a fixed combination of perindopril and indapamide on macrovascular and microvascular outcomesin patients with type 2 diabetes mellitus(the ADVANCE trial): a randomized controlled trial. Lancet, 2007, 370: 829-840.

[39]　Jamerson K, Weber MA, Bakris GL, et al. Benazepril plus Amlodipine or Hydrochlorothiazide for Hypertension in High-Risk Patients. N Engl J Med, 2008, 359: 2417-2428.

第四章 卒 中

【学习目标】

1. 掌握缺血性脑卒中的药物治疗原则以及二级预防原则。
2. 熟悉脑卒中的诊断、长期治疗目标和短期治疗目标。
3. 了解美国和中国脑血管病治疗指南的差异和相同点。

【核心概念】

1. 脑卒中可以是缺血性（87%）或出血性（13%）。
2. 短暂性脑缺血发作需要立即干预从而降低卒中的发生率。
3. 缺血性脑卒中发作患者70%~90%的同侧颈动脉狭窄需要进行颈动脉内膜剥脱术。
4. 对年龄＜70岁的患者，除颈动脉剥脱术外，还可以选择颈动脉支架术。
5. 缺血时间＜4.5小时使用组织纤溶酶原激活因子可以有效降低缺血性脑卒中的远期致残率。
6. 双联抗血小板治疗是抗栓治疗中的关键环节，特别是对于非心源性血栓导致的脑卒中的二级预防治疗。
7. 口服抗凝药物推荐用于心源性血栓卒中、重度高风险患者的二级预防治疗。
8. 降压治疗对于一级预防和二级预防缺血性和出血性患者均具有益处。
9. 对急性缺血性脑卒中患者（7天内）进行降压治疗可以导致脑血流下降和加重症状。
10. 他汀治疗推荐用于所有缺血性卒中患者，用于降低卒中复发率，无论患者的基础血脂水平如何。

第一节 概 述

脑卒中（cerebral stroke）又称"中风""脑血管意外"（cerebral vascular accident，CVA），是一种急性脑血管疾病，是由于脑部血管突然破裂或因血管阻塞导致血液不能流入大脑而引起脑组织损伤的一组疾病，包括缺血性和出血性卒中。脑卒中具有发病率高、死亡率高和致残率高的特点。不同类型的脑卒中，其治疗方式也不同。由于一直缺乏有效的治疗手段，目前认为预防是最好的措施，其中高血压是导致脑卒中重要的可控危险因素，因此降压治疗对预防卒中发病和复发尤为重要。应加强普及脑卒中危险因素及先兆症状的教育，才能真正防治脑卒中。最新的文献报道显示中国是世界上脑卒中疾病负担最重的国家。脑卒中患病率为 1115/100 000 人,其中发病率 247/100 000 人。死亡率为 115/100 000 人。因此对于卒中患者进行积极的管理和应用循证医学证据与国家指南可以改善患者的治疗结局。

一、流行病学

在美国有 650 万例脑卒中患者,是成年人致残的主要原因。在没有确诊为脑卒中或是短暂性脑缺血的患者中,45 岁以上的成年人中有 20% 至少出现过 1 次卒中的症状,这提示存在着很大的诊断不足。由于昂贵的住院康复和护理看护费用,每年在美国的费用达到 690 亿美元。由于人口增加和高危因素欠控制,预计未来 30 年卒中导致的死亡将呈现指数级增加。在我国住院的急性脑梗死患者发病后 1 个月时病死率为 3.3%~5.2%,3 个月时病死率为 9%~9.6%、死亡 / 残疾率为 34.5%~37.1%,1 年时病死率为 11.4%~15.4%、死亡 / 残疾率为 33.4%~44.6%。

二、病因学

基于 2012 年美国心脏病协会的数据,卒中可分为缺血性或出血性(87% *vs* 13%)。出血性包括蛛网膜下腔出血、颅内出血、硬膜下出血。脑出血(cerebral hemorrhage)在脑卒中各亚型中的发病率仅次于缺血性脑卒中,居第 2 位。人群中脑出血的发病率为(12~15)/10 万人年,我国的比例为 18.8%~47.6%。脑出血发病凶险,病情变化快,致死、致残率高,超过 70% 的患者发生早期血肿扩大或累及脑室,3 个月内的死亡率为 20%~30%。脑出血也导致了沉重的社会经济负担,2003 年我国统计显示脑出血的直接医疗费用为 137.2 亿元 / 年。

(一)发生的病因

1. 出血性卒中　由于外伤、动脉瘤破裂、动静脉瘘破裂等原因导致血液进入蛛网膜。颅内出血是指脑组织中的血管破裂,从而导致血肿形成。这些不同的出血主要是由于血压没有得到很好的控制,有时是由于抗栓或是溶栓治疗导致。硬膜下出血是指硬膜下血液集聚,常由外伤引起。出血性卒中虽然少见,但是比缺血性卒中具有更高的死亡风险,30 天死亡率达到出血性脑卒中的 2~6 倍之多。

2. 缺血性卒中　由于局部血栓形成或是栓子现象,导致局部皮质脑动脉梗死。动脉粥样硬化尤其是大脑血管系统,是大部分缺血性脑卒中的主要原因,其中 30% 原因不明。血栓的形成可以是来源于颅内动脉或是颅外动脉(包括主动脉弓),其中 20% 来源于心脏。心源性血栓发生的前提条件是患者合并房颤、心脏瓣膜疾病或是其他心脏疾病而易导致血栓形成。心源性血栓和其他原因导致的缺血性卒中的鉴别是非常重要的,其决定患者后期的长期药物治疗。

(二)风险因素

卒中的风险因素可以分为不可变性、可变性和潜在可变性。风险因素可能是确定或是不确定的,具体见表 4-1。目前推荐意见主要是针对可变性、确定的风险因素。不可变的包括年龄、性别、民族、低体重和家族史。随着年龄的增加,卒中的风险就会增加,尤其是年龄超过 55 岁后,平均每 10 年卒中的风险增加 1 倍以上。黑种人、亚裔人、西班牙裔人的卒中死亡率高于其他人群。男性的卒中发生率高于同龄的女性,但是女性的死亡风险更高一些。最常见的可变性、明确的风险因素包括高血压、吸烟、糖尿病、房颤和血脂异常。高血压的治疗起始于 20 世纪中期,1950 年和 1980 年降压治疗发现可以明显降低卒中的死亡率。第二个风险因素是心脏疾病,冠状动脉硬化、充血性心力衰竭、左心室肥厚,尤其是房颤是卒中的主要因素。实际上,房颤是卒中发生的常见原因,发生率为 5%~20%,患者合并的疾病可能有所不同。其他风险因素包括动脉粥样硬化,糖尿病、血症异常和吸烟是导致动脉粥样硬化从而导致心血管疾病和卒中的风险因素。

表 4-1　缺血性卒中的风险因素

不可变性因素或风险标志物	年龄、性别、低体重、民族、卒中家族史
可变性,明确的	吸烟、高血压、糖尿病、高总胆固醇、低 LDL、房颤、镰状细胞贫血、激素替代治疗、口服避孕药、高钠 / 低钾饮食、肥胖、缺乏运动、其他心脏疾病(冠心病、心力衰竭、外周动脉疾病)
潜在可变性,不明确的	偏头痛先兆、代谢综合征、药物和酒精滥用、止血药物或是炎症性因素、高同型半胱氨酸血症、睡眠呼吸暂停、牙周疾病、感染性疾病(支原体、弯曲杆菌、幽门螺杆菌)

三、病理生理

(一)缺血性脑卒中

正常的大脑血流速度为 50ml/(100g・min),这是由于通过大脑自身调节从而维持血压平均压力在 50~100mmHg 达到的。大脑血管的扩张和收缩受到血压的影响而调节,但是这一过程会受到动脉硬化、慢性高血压、急性损伤如卒中而破坏。动脉硬化导致大脑血供急剧减少而出现梗死。出现缺血但是能够维持细胞膜完整性的组织称为缺血半影区,这一区域通常围绕在梗死区域。这一区域通过治疗干预是可以救治的。

缺血细胞缺乏 ATP 供给,细胞外钾离子堆积,细胞内钠和水增加,从而导致细胞肿胀和逐渐坏死。细胞内钙离子的增加导致脂肪酶、蛋白酶和核酸内切酶的激活,引起细胞磷酸酯类水解释放游离脂肪酸。此外,兴奋性氨基酸如谷氨酸和天冬氨酸、神经元损伤和脂肪酸堆积导致释放前列腺素、白介素和自由基。缺血状态下,自由基的产生超过清除过程,导致其攻击细胞膜,加重细胞酸中毒。以上过程可在缺血启动后 2~3 小时内发生,进一步加重细胞死亡。因此,治疗的目标是干预缺血急性阶段数小时后发生的病理生理过程包括炎症、细胞凋亡或缺血性细胞死亡,促进脑组织的恢复和修复过程。

(二)出血性脑卒中

关于出血性卒中病理生理过程的研究与缺血性卒中相比,目前不充分。脑实质的出血通过机械性作用、血液成分的毒性作用以及血液降解等导致周围组织的损伤。大约 30% 的脑出血患者在最初 24 小时内出现肿胀,常见 4 小时内出现。血凝块的体积是影响预后的主要因素,与部位无关。出血 > 60ml 在 30 日死亡率达到 71%~93%。大部分早期出血性卒中的死亡是由于颅内压增加从而导致脑疝。有证据显示早发性和晚发性脑水肿均会加重出血性卒中的预后不良。

第二节 临 床 评 价

卒中是指突发局部神经缺陷持续 24 小时,通常是起源于血管性疾病。短暂性脑缺血是指持续时间不超过 24 小时,通常 < 30 分钟。通过病史采集可以明确发生时间和持续时间。影像学检查如 MRI、DWI 可以提示梗死的发生时间范围(1~24 小时之内),鉴别短暂性脑卒中和其他脑血管疾病。中枢神经系统损伤和动脉分布通过影像学检查就可发现,如 CT、MRI。明确卒中的病因和制订恰当的药物治疗措施是预防后续不良事件发生的重要措施。

一、信息收集

(一)一般情况
由于认知或语言障碍,不能完全依赖于患者的主诉。此时可靠的信息来源于患者家属或是其他见证人。

(二)症状
患者诉身体某个部位无力感、不能言语、失去视觉、眩晕或跌倒。缺血性卒中不伴有疼痛,但患者会有头疼;出血性卒中患者的头痛更为剧烈。

二、体格检查

(一)体征
1. 患者通常有多种神经功能失调,特异性缺陷主要取决于发生部位。
2. 偏瘫或单侧偏瘫,常见单侧感觉障碍。
3. 涉及后循环障碍出现眩晕或复视。
4. 失语症在前循环卒中的患者中常见。
5. 发声困难、视野缺损和意识改变。

(二)实验室检查
当存在明确的卒中风险因素但不能明确病因时,应该进行凝血状态检查。蛋白 C、蛋白 S、抗凝血酶Ⅲ是患者一般情况平稳时进行的检查,而不是在急性状态下进行。抗磷脂抗体如抗心磷脂抗体、β_2- 糖蛋白、狼疮抗凝物要敏感于蛋白 C、蛋白 S、抗凝血酶Ⅲ,仅限于年龄 < 50 岁的患者、合并多种血栓性疾病或是有网状青斑时。

(三)其他诊断性检查
1. CT 在出血区是高密度影像,在梗死区显示正常或低密度区。CT 需要 24 小时才能显示梗死区域。
2. 头颅 MRI 可以显示缺血性区域并早于 CT。DWI 能够显示数分钟内的梗死。
3. 超声显示患者是否有动脉狭窄及其程度和血供情况。
4. 心电图显示患者是否有房颤。
5. 经胸壁超声可以发现瓣膜病变、室壁运动异常导致栓子进入脑组织。气泡试验可以通过动脉内支架发现是否有房间隔缺损或卵圆孔未闭。
6. 经食管超声可以更敏感地识别左心房的栓塞和主动脉弓的硬化。
7. 经颅多普勒可以发现患者是否有颅内狭窄。

第三节 卒中的治疗

一、治疗原则

尽早恢复血流再通,有效治疗时间为6小时以内。加强脑保护治疗,以及针对全身的对症治疗。重视治疗中的个体化原则,治疗措施因人而异,因临床情况而不同。

二、治疗目标

急性卒中的治疗目标是减少神经损伤,降低死亡率和远期致残率,预防疾病的合并症如运动受限或神经系统功能异常,预防卒中复发。

三、药物治疗监测

急性卒中患者应严密监测神经症状的恶化、并发症,药物治疗和非药物治疗的不良反应等。最常见的恶化原因是原发部位扩大、脑水肿或颅内压升高、高血压急症、感染、深静脉血栓形成或肺栓塞。目前的药物治疗及监测见表4-2。

表4-2 卒中药物治疗监测

药物	不良反应	监测指标	建议
rt-PA	出血	神经系统检查	头1小时内,每15分钟1次;6小时后,每30分钟1次;17小时后,每小时1次
阿司匹林	出血		每天
氯吡格雷	出血		每天
双嘧达莫-阿司匹林	头痛、出血		每天
华法林	出血	INR、Hgb/Hct	每天
达比加群	出血		每天

四、非药物治疗

外科干预在治疗缺血性脑卒中的作用非常有限。其中,颈动脉内膜切除术的风险较高,血流突然恢复可能加速脑水肿的形成和发展,或导致出血性转化。急诊行颅内外动脉搭桥术治疗缺血性卒中难以改善预后,颅内出血的风险较高,仅有少数成功病例。对于大脑中动脉栓塞,急诊行大脑中动脉栓子切除术可改善预后,但缺乏足够的证据。总之,相对于血管内治疗而言,手术的风险、难度和耗时均不利于急性期的治疗。

五、药物治疗

(一)缺血性脑卒中

1. 常规处理 疑似急性卒中的治疗需维持呼吸和心脏功能,同时使用CT检查明确是出血性或缺血性。缺血性起病于发生症状后的数小时内,应该进行再灌注治疗评估。短暂性脑缺血(TIA)发生后立即干预可降低卒中发生风险。美国卒中指南推荐患者维持高血压状态,除非有以下情况:超过 220/120mmHg,或是有明确的主动脉夹层,急性心肌梗死、肺水肿和高血压脑病。然而,血压水平推荐尚存在争议,一些机构推荐更为严格的血压控制,可给予短效静脉降压药物如拉贝洛尔、尼卡地平或硝普钠,具体见表 4-3。

表 4-3 缺血性脑卒中患者的血压控制指南

治疗	rt-PA治疗	无rt-PA治疗
无	< 180/105mmHg	< 220/120mmHg
静脉滴注拉贝洛尔或尼卡地平	180~230/105~102mmHg	> 220/121~140mmHg
硝普钠	舒张压> 140mmHg	舒张压> 140mmHg

拉贝洛尔:10~20mg,10~20分钟加倍,最大剂量为300mg或2~8mg/min。

尼卡地平:5~15mg/h。

硝普钠:0.5μg/(kg·min),持续动脉血压监测。

《中国急性期缺血性脑卒中诊治指南 2014》的推荐意见如下:

(1)准备溶栓者,血压应控制在收缩压< 180mmHg,舒张压< 110mmHg。

(2)缺血性脑卒中后的 24 小时内血压升高的患者应谨慎处理。应先处理紧张焦虑、疼痛、恶心、呕吐及颅内压增高等情况。血压持续升高,收缩压 ≥ 200mmHg 或舒张压 ≥ 110mmHg,或伴有严重的心功能不全、主动脉夹层、高血压脑病的患者可予降压治疗,并严密观察血压变化。可选用拉贝洛尔、尼卡地平等静脉药物,避免使用引起血压急剧下降的药物。

(3)卒中后若病情稳定,血压持续高于 140/90mmHg,无禁忌证,可于起病数天后恢复使用发病前服用的降压药物或开始启动降压治疗。

(4)卒中后低血压的患者应积极寻找和处理原因,必要时可采用扩容升压措施。可静脉输注 0.9% 氯化钠溶液纠正低血容量,处理可能引起心排血量减少的心脏问题。对于蛛网膜下腔出血患者,积极进行外科干预措施如造影、动脉夹闭等。一旦患者度过急性期,积极进行预防并发症、减少病情加重的治疗。卒中的急性期一般包括发生事件后的数周内。

2. 溶栓治疗 目前美国卒中协会和美国胸科医生协会均发表相关指南。对于急性期治疗,推荐使用两类药物,即发病 4.5 小时内使用 rt-PA 和 48 小时内使用阿司匹林。

(1)美国指南推荐:发病< 4.5 小时使用 rt-PA 可以明显降低缺血性卒中的致残率,但使用时必须谨慎,严格按照本机构制定的流程,确保患者受益。①启动卒中治疗小组;②治疗尽早,在 4.5 小时内进行;③ CT 排除出血性疾病;④满足溶栓的适应证和禁忌证(表 4-4);⑤ 0.9mg/kg,1 小时内输注完毕,10% 在最初的 1 分钟内给予;⑥ 24 小时内避免同时给予抗栓治疗和抗血小板治疗;⑦密切监测患者的血压、治疗反应和出血情况。

表 4-4 缺血性脑卒中阿替普酶的适应证和禁忌证

适应证:

> 18 岁

临床诊断脑卒中的同时有可测量的神经缺损

发病时间< 4.5 小时

排除:

非增强 CT 显示脑出血

活动性出血

已知出血性疾病

48 小时内使用肝素,APTT 升高

最近使用华法林,PT > 15 秒,INR 升高

颅脑手术、严重颅脑创伤、既往 3 个月前脑卒中

14 天内大手术或严重创伤

不宜压迫部位进行过动脉穿刺

7 天内进行腰穿

颅内出血史、动脉畸形、动脉瘤

癫痫发作

最近急性心肌梗死

收缩压> 150mmHg 或舒张压> 110mmHg

发病 3~4.5 小时内的禁忌证

> 80 岁

口服抗凝药治疗

美国国立卫生研究院卒中量表(NIHSS)评分> 25 分

既往卒中和糖尿病病史

（2）中国指南推荐：①对缺血性脑卒中发病 3 小时内（Ⅰ级推荐，A 级证据）和 3~4.5 小时（Ⅰ级推荐，B 级证据）的患者，应按照适应证和禁忌证（表 4-5 和表 4-6）严格筛选患者，尽快静脉给予 rt-PA 溶栓治疗。使用方法：rt-PA 0.9mg/kg（最大剂量为 90mg）静脉滴注，其中 10% 在最初的 1 分钟内静脉推注，其余持续滴注 1 小时，用药期间及用药 24 小时内应严密监护患者（表 4-7）（Ⅰ级推荐，A 级证据）。②如没有条件使用 rt-PA，且发病在 6 小时内，可参照表 4-8 的适应证和禁忌证严格选择患者考虑静脉给予尿激酶。使用方法：尿激酶100 万 ~150 万 IU，溶于生理盐水 100~200ml 中，持续静脉滴注 30 分钟，用药期间应按表 4-7 严密监护患者（Ⅱ级推荐，B 级证据）。③不推荐在临床试验以外使用其他溶栓药物（Ⅰ级推荐，C 级证据）。④溶栓患者的抗血小板或特殊情况下溶栓后还需抗凝治疗者，应推迟到溶栓 24 小时后开始（Ⅰ级推荐，B 级证据）。

表 4-5　3 小时内 rt-PA 静脉溶栓的适应证、禁忌证及相对禁忌证

适应证:

1. 有缺血性卒中导致的神经功能缺损症状

2. 症状出现< 3 小时

3. 年龄≥ 18 岁

4. 患者或家属签署知情同意书

禁忌证:

1. 近 3 个月有重大头颅外伤史或卒中史

2. 可疑蛛网膜下腔出血

3. 近 1 周内有在不宜压迫止血部位的动脉穿刺

续表

4. 既往有颅内出血

5. 颅内肿瘤、动静脉畸形、动脉瘤

6. 近期有颅内或椎管内手术

7. 血压升高：收缩压 ≥ 180mmHg 或舒张压 ≥ 100mmHg

8. 活动性内出血

9. 急性出血倾向，包括血小板计数低于 $100 \times 10^9/L$ 或其他情况

10. 48 小时内接受过肝素治疗（APTT 超出正常范围上限）

11. 已口服抗凝剂者 INR > 1.7 或 PT > 15 秒

12. 目前正在使用凝血酶抑制剂或 X a 因子抑制剂，各种敏感的实验室检查异常（如 APTT、INR、血小板计数、ECT；TT 或恰当的 X a 因子活性测定等）

13. 血糖 < 2.7mmol/L

14. CT 提示多脑叶梗死（低密度影 > 1/3 的大脑半球）

相对禁忌证：

下列情况需谨慎考虑和权衡溶栓的风险与获益（即虽然存在一项或多项相对禁忌证，但并非绝对不能溶栓）

1. 轻型卒中或症状快速改善的卒中

2. 妊娠

3. 痫性发作后出现的神经功能损害症状

4. 近 2 周内有大型外科手术或严重外伤

5. 近 3 周内有胃肠或泌尿系统出血

6. 近 3 个月内有心肌梗死史

注：rt-PA：重组组织型纤溶酶原激活剂；INR：国际标准化比值；APTT：活化部分凝血活酶时间；ECT：蛇静脉酶凝结时间；TT：凝血酶时间

表4-6　3~4.5 小时内 rt-PA 静脉溶栓的适应证、禁忌证和相对禁忌证

适应证：

1. 缺血性卒中导致的神经功能缺损

2. 症状持续 3~4.5 小时

3. 年龄 ≥ 18 岁

4. 患者或家属签署知情同意书

禁忌证：

同表4-5

相对禁忌证（在表4-5 的基础上另行补充如下）：

1. 年龄 > 80 岁

2. 严重卒中（NIHSS 评分 > 25 分）

3. 口服抗凝药（不考虑 INR 水平）

4. 有糖尿病和缺血性卒中病史

注：NIHSS：美国国立卫生研究院卒中量表；INR：国际标准化比值

表 4-7 静脉溶栓的监护及处理

1. 患者收入重症监护病房或卒中单元进行监护
2. 定期进行血压和神经功能检查,静脉溶栓治疗中及结束后 2 小时内,每 15 分钟进行 1 次血压测量和神经功能评估;然后每 30 分钟 1 次,持续 6 小时;以后每小时 1 次,直至治疗后 24 小时
3. 如出现严重的头痛、高血压、恶心或呕吐,或神经系统症状和体征恶化,应立即停用溶栓药物并行脑CT 检查
4. 如收缩压 ≥ 180mmHg 或舒张压 ≥ 100mmHg,应增加血压监测次数,并给予降压药物
5. 鼻饲管、导尿管及动脉内测压管在病情许可的情况下应延迟放置
6. 溶栓 24 小时后,给予抗凝药或抗血小板药物前应复查颅脑 CT/MRI

表 4-8 6 小时内尿激酶静脉溶栓的适应证及禁忌证

适应证:
1. 有缺血性卒中导致的神经功能缺损症状
2. 症状出现 < 6 小时
3. 年龄为 18~80 岁
4. 意识清楚或嗜睡
5. 脑 CT 无明显的早期脑梗死低密度改变
6. 患者或家属签署知情同意书
禁忌证:
同表 4-5

3. 抗血小板治疗早期阿司匹林治疗可以降低长期死亡率和致残率,但不宜在 24 小时内给予,因可同时增加发生出血的风险。

(1)美国指南推荐:抗血小板治疗是二级预防中的重要治疗,应该用于非心源性血栓的卒中。阿司匹林、氯吡格雷、双嘧达莫缓释片联合阿司匹林是一线药物治疗。西洛他唑也是一线推荐药物,但是仅限于亚洲人群。

对于合并房颤和心源性血栓患者,口服抗凝药用于二级预防。其他新型抗凝药在某些患者优于华法林。其他二级预防治疗包括降压治疗和他汀治疗。

(2)中国指南推荐:①不符合溶栓适应证且无禁忌证的缺血性脑卒中患者应在发病后尽早给予口服阿司匹林 150~300mg/d(Ⅰ级推荐,A 级证据),急性期后可改为预防剂量(50~325mg/d),详见《中国缺血性脑卒中和短暂性脑缺血发作二级预防指南 2014》;②溶栓治疗者,阿司匹林等抗血小板药物应在溶栓 24 小时后开始使用(Ⅰ级推荐,B 级证据);③对不能耐受阿司匹林者,可考虑选用氯吡格雷等抗血小板治疗(Ⅲ级推荐,C 级证据)。

4. 抗凝治疗 ①对大多数急性缺血性脑卒中患者,不推荐无选择性地早期进行抗凝治疗(Ⅰ级推荐,A 级证据);②关于少数特殊患者的抗凝治疗,可在谨慎评估风险 - 效益后慎重选择(Ⅳ级推荐,D 级证据);③特殊情况下溶栓后还需抗凝治疗的患者,应在 24 小时后使用抗凝剂(Ⅰ级推荐,B 级证据);④对缺血性卒中同侧颈内动脉有严重狭窄者,使用急性抗凝的疗效尚有待于进一步研究证实(Ⅲ级推荐,B 级证据);⑤凝血酶抑制剂治疗急性缺血性卒中的有效性尚有待于更多研究进一步证实,目前这些药物只在临床研究环境中或根据具体情况个体化使用(Ⅲ级推荐,B 级证据)。

5. 抗栓治疗

（1）心源性栓塞的二级预防

1）对伴有心房颤动（包括阵发性）的缺血性脑卒中或 TIA 患者，推荐使用适当剂量的华法林口服抗凝治疗，预防再发的血栓栓塞事件。华法林的目标剂量是维持 INR 在 2.0~3.0（Ⅰ级推荐，A 级证据）。

2）新型口服抗凝剂可作为华法林的替代药物。新型口服抗凝剂包括达比加群、利伐沙班、阿哌沙班以及依度沙班（Ⅰ级推荐，A 级证据），选择何种药物应考虑个体化因素。

3）伴有心房颤动的缺血性脑卒中或 TIA 患者，若不能接受口服抗凝药物治疗，推荐应用阿司匹林单药治疗（Ⅰ级推荐，A 级证据），也可以选择阿司匹林联合氯吡格雷抗血小板治疗（Ⅱ级推荐，B 级证据）。

4）伴有心房颤动的缺血性脑卒中或 TIA 患者，应根据缺血的严重程度和出血转化的风险选择抗凝时机。建议出现神经功能症状的 14 天内给予抗凝治疗预防脑卒中复发，对于出血风险高的患者，应适当延长抗凝时机（Ⅱ级推荐，B 级证据）。

5）缺血性脑卒中或 TIA 患者应尽可能接受 24 小时的动态心电图检查。对于原因不明的患者，建议延长心电监测时间，以确定有无抗凝治疗指征（Ⅱ级推荐，B 级证据）。

（2）非心源性栓塞的二级预防

1）对非心源性栓塞性缺血性脑卒中或 TIA 患者，建议给予口服抗血小板药物而非抗凝药物预防脑卒中复发及其他心血管事件的发生（Ⅰ级推荐，A 级证据）。

2）阿司匹林（50~325mg/d）或氯吡格雷（75mg/d）单药治疗均可以作为首选抗血小板药物（Ⅰ级推荐，A 级证据）。阿司匹林单药抗血小板治疗的最佳剂量为 75~150mg/d。阿司匹林（25mg）+ 缓释型双嘧达莫（200mg）2 次 / 天或西洛他唑（100mg）2 次 / 天，均可作为阿司匹林和氯吡格雷的替代治疗药物（Ⅱ级推荐，B 级证据）。抗血小板药应在患者危险因素、费用、耐受性和其他临床特性的基础上进行个体化选择（Ⅰ级推荐，C 级证据）。

3）发病在 24 小时内，具有脑卒中高复发风险（ABCD2 评分 ≥ 4 分）的急性非心源性 TIA 或轻型缺血性脑卒中患者（NIHSS 评分 ≤ 3 分）应尽早给予阿司匹林联合氯吡格雷治疗 21 天（Ⅰ级推荐，A 级证据），但应严密观察出血风险。此后可单用阿司匹林或氯吡格雷作为缺血性脑卒中长期二级预防的一线用药（Ⅰ级推荐，A 级证据）。

4）发病 30 天内伴有症状性颅内动脉严重狭窄（狭窄率为 70%~99%）的缺血性脑卒中或 TIA 患者，应尽早给予阿司匹林联合氯吡格雷治疗 90 天（Ⅱ级推荐，B 级证据）。此后阿司匹林或氯吡格雷单用均可作为长期二级预防的一线用药（Ⅰ级推荐，A 级证据）。

5）伴有主动脉弓动脉粥样硬化斑块证据的缺血性脑卒中或 TIA 患者，推荐抗血小板及他汀类药物治疗（Ⅱ级推荐，B 级证据）。口服抗凝药物与阿司匹林联合氯吡格雷治疗效果的比较尚无肯定结论（Ⅱ级推荐，B 级证据）。

6）非心源性栓塞性缺血性脑卒中或 TIA 患者不推荐常规长期应用阿司匹林联合氯吡格雷抗血小板治疗（Ⅰ级推荐，A 级证据）。

6. 降压治疗　缺血性脑卒中血压升高较为常见，高血压的治疗在二级预防中是非常重要的。目前指南建议是在非卒中窗口期（7 天内）进行降压治疗。《中国缺血性脑卒中和短暂性脑缺血发作二级预防指南 2014》推荐：

（1）既往未接受降压治疗的缺血性脑卒中或 TIA 患者，发病数天后如果收缩压 ≥ 140mmHg 或舒张压 ≥ 90mmHg，应启动降压治疗（Ⅰ级推荐，A 级证据）；对于血压 < 140/90mmHg 的

患者,其降压获益并不明确(Ⅱ级推荐,B级证据)。

(2)既往有高血压病史且长期接受降压药物治疗的缺血性脑卒中或TIA患者,如果没有绝对禁忌,发病后数天应重新启动降压治疗(Ⅰ级推荐,A级证据)。

(3)由于颅内大动脉粥样硬化性狭窄(狭窄率为70%~99%)导致的缺血性脑卒中或TIA患者,推荐收缩压降至140mmHg以下、舒张压降至90mmHg以下(Ⅱ级推荐,B级证据)。由于低血流动力学原因导致的脑卒中或TIA患者,应权衡降压速度与幅度对患者耐受性及血流动力学的影响(Ⅳ级推荐,D级证据)。

(4)降压药物种类和剂量的选择以及降压目标值应个体化,应全面考虑药物、脑卒中的特点和患者3个方面的因素(Ⅱ级推荐,B级证据)。

7. 他汀类药物治疗 不管基础血脂水平如何,应积极进行他汀类药物治疗,二级预防需要降低基础LDL水平50%以上。《中国缺血性脑卒中和短暂性脑缺血发作二级预防指南2014》推荐:

(1)对于非心源性缺血性脑卒中或TIA患者,无论是否伴有其他动脉粥样硬化的证据,推荐予高强度他汀类药物长期治疗以减少脑卒中和心血管事件的风险(Ⅰ级推荐,A级证据)。有证据表明,当LDL-C下降≥50%或LDL≤1.8mmol/L(70mg/dl)时,二级预防更为有效(Ⅱ级推荐,B级证据)。

(2)对于LDL-C≥2.6mmol/L(100mg/dl)的非心源性缺血性脑卒中或TIA患者,推荐强化他汀类药物治疗以降低脑卒中和心血管事件风险(Ⅰ级推荐,A级证据);对于LDL-C<2.6mmol/L(100mg/dl)的缺血性脑卒中/TIA患者,目前尚缺乏证据,推荐强化他汀类药物治疗(Ⅱ级推荐,C级证据)。

(3)由颅内大动脉粥样硬化性狭窄(狭窄率为70%~99%)导致的缺血性脑卒中或TIA患者,推荐高强度他汀类药物长期治疗以减少脑卒中和心血管事件风险,推荐目标值为LDL-C≤1.8mmol/L(70mg/dl)(Ⅰ级推荐,B级证据);颅外大动脉狭窄导致的缺血性脑卒中或TIA患者,推荐高强度他汀类药物长期治疗以减少脑卒中和心血管事件(Ⅰ级推荐,B级证据)。

(4)长期使用他汀类药物治疗总体上是安全的。有脑出血病史的非心源性缺血性脑卒中或TIA患者应权衡风险和获益合理使用(Ⅱ级推荐,B级证据)。

(5)他汀类药物治疗期间,如果监测指标持续异常并排除其他影响因素,或出现指标异常相应的临床表现,应及时减药或停药观察(参考:氨基转移酶超过3倍正常值上限,肌酶超过5倍正常值上限,应停药观察);老年人或合并严重脏器功能不全的患者,初始剂量不宜过大(Ⅱ级推荐,B级证据)。

8. 深静脉血栓预防 低分子量肝素预防用于住院治疗且卒中部位较小的患者。①鼓励患者尽早活动、抬高下肢;尽量避免下肢(尤其是瘫痪侧)静脉输液(Ⅰ级推荐)。②对于发生下肢深静脉血栓(DVT)及肺栓塞高风险且无禁忌者,可给予低分子量肝素或普通肝素,有抗凝禁忌者给予阿司匹林治疗(Ⅰ级推荐,A级证据)。③可联合加压治疗(压力袜或交替式压迫装置)和药物预防DVT,不推荐常规单独使用加压治疗;但对有抗栓禁忌的缺血性卒中患者,推荐单独应用加压治疗预防DVT和肺栓塞(Ⅰ级推荐,A级证据)。④对于无抗凝和溶栓禁忌的DVT或肺栓塞患者,首先建议肝素抗凝治疗,症状无缓解的近端DVT或肺栓塞患者可给予溶栓治疗(Ⅳ级推荐,D级证据)。

9. 其他药物治疗方案

(1)阿司匹林联合氯吡格雷:阿司匹林75mg联合氯吡格雷并不会比单用氯吡格雷在二

级预防中有优势。目前双联治疗只是在冠脉综合征或 PCI 术后减少 MI 的研究中有优势。对颅内动脉高度狭窄联用有优势,但是仅适用于发生 MI 或狭窄的患者。

（2）肝素:肝素在急性卒中患者中使用会增加硬膜下出血的风险。

（3）其他治疗措施:研究显示脑梗死急性期血浆纤维蛋白原和血液黏滞度增高,蛇毒酶制剂可显著降低血浆纤维蛋白原,并有轻度溶栓和抑制血栓形成的作用。

1）降纤酶(defibrase):2000 年国内发表的多中心、随机、双盲、安慰剂对照试验(n=2244 例)显示,国产降纤酶可改善神经功能,降低卒中复发率,发病 6 小时内效果更佳,但纤维蛋白原降至 130mg/dl 以下时增加出血倾向。2005 年发表的中国多中心降纤酶治疗急性脑梗死的随机双盲对照试验纳入 1053 例发病 12 小时内的患者。结果显示,治疗组的 3 个月结局优于对照组,3 个月病死率较对照组轻度增高;治疗组的颅外出血率显著高于对照组,颅内出血率无显著增加。

2）巴曲酶:国内已应用多年,积累了一定的临床经验。一项多中心、随机、双盲、安慰剂平行对照研究提示巴曲酶治疗急性脑梗死有效,不良反应轻,但应注意出血倾向。

3）安克洛酶(ancrod):安克洛酶是国外研究最多的降纤制剂。

4）其他降纤制剂:如蚓激酶、蕲蛇酶等临床也有应用,还有待于研究。对不适合溶栓并经过严格筛选的脑梗死患者,特别是高纤维蛋白血症者可选用降纤治疗（Ⅱ级推荐,B 级证据）。

10. 扩容治疗　对一般缺血性脑卒中患者,目前尚无充分的随机对照试验支持扩容升压可改善预后。①对一般缺血性脑卒中患者,不推荐扩容（Ⅱ级推荐,B 级证据）;②对于低血压或脑血流低灌注所致的急性脑梗死如分水岭梗死可考虑扩容治疗,但应注意可能加重脑水肿、心力衰竭等并发症,此类患者不推荐使用扩血管治疗（Ⅲ级推荐,C 级证据）。

11. 扩张血管　治疗目前缺乏血管扩张剂能改善缺血性脑卒中临床预后的大样本高质量随机对照试验证据,需要开展更多的临床试验。对一般缺血性脑卒中患者,不推荐扩血管治疗（Ⅱ级推荐,B 级证据）。

12. 其他改善脑部血液循环的药物

（1）丁基苯酞:丁基苯酞是近年国内开发的一类新药,主要作用机制为改善脑缺血区的微循环,促进缺血区血管新生,增加缺血区脑血流。几项评价急性脑梗死患者口服丁基苯酞的多中心随机、双盲、安慰剂对照试验显示,丁基苯酞治疗组的神经功能缺损和生活能力评分均较对照组显著改善,安全性好。一项双盲双模拟随机对照试验对丁基苯酞注射液和其胶囊序贯治疗组与奥扎格雷和阿司匹林先后治疗组进行比较,结果提示丁基苯酞组的功能结局优于对照组,无严重不良反应。

（2）人尿激肽原酶:人尿激肽原酶是近年国内开发的另一个一类新药,具有改善脑动脉循环的作用。一项评价急性脑梗死患者静脉使用人尿激肽原酶的多中心随机、双盲、安慰剂对照试验显示,人尿激肽原酶治疗组的功能结局较安慰剂组明显改善并安全。

13. 神经保护剂治疗　①神经保护剂的疗效与安全性尚需开展更多的高质量临床试验进一步证实（Ⅰ级推荐,B 级证据）;②缺血性脑卒中起病前已服用他汀的患者,可继续使用他汀治疗（Ⅱ级推荐,B 级证据）;③上述一些有随机对照试验的药物在临床实践中应根据具体情况个体化使用（Ⅱ级推荐,B 级证据）。

14. 中医中药治疗　中成药和针刺治疗急性脑梗死的疗效尚需更多高质量的随机对照试验进一步证实。建议根据具体情况结合患者意愿决定是否选用针刺（Ⅱ级推荐,B 级证据）或中成药治疗（Ⅲ级推荐，C级证据）。

15. 个体化药物治疗　目前基于基因监测进行氯吡格雷和华法林的药物治疗的优化。

（二）出血性卒中

目前没有出血性卒中的标准化药物治疗方案。血压以及颅内压的管理是急性出血性脑卒中的必要治疗方法。使用抗凝药物出血的患者，可使用拮抗药物，为外科手术干预争取时间。使用药物有维生素K，新鲜冰冻血浆以及凝血酶原复合物等制品。所有使用华法林出现脑出血患者使用维生素K，同时补充凝血因子。凝血酶原复合物较纤维蛋白原对华法林导致脑出血患者可以快速纠正INR和减低液体负荷具有明显优势。动脉瘤破裂导致蛛网膜下腔出血患者出现迟发性脑卒中，一般在出血后2周。动脉痉挛是主要的原因，常见于出血后4~21天。使用尼莫地平60mg 4小时1次，治疗21天可以降低神经功能缺损的发生。

具体的治疗方法如下：

控制脑水肿：① 20%甘露醇：每次125~250ml，每6~8小时1次，疗程7~10天，如有脑疝形成征象，可快速加压经静脉推注。冠心病、心肌梗死、心力衰竭和肾功能不全者慎用。②利尿剂：呋塞米，每次40mg，每天2~4次静脉注射，常与甘露醇合用，增强脱水效果。③甘油果糖：静脉滴注，成人一般每次200~500ml，每天1~2次，200ml需2.5~3小时滴完，疗程1~2周，剂量可视年龄和症状调整。宜在症状较轻或好转期使用，用量过大或过快易发生溶血。

控制血压：根据患者年龄，病前有无高血压，病后血压情况等确定最适血压水平，一般收缩压＞230mmHg，舒张压＞140mmHg可考虑使用硝普钠0.5~1μg/（kg·min）。收缩压180~230mmHg或舒张压105~140mmHg，宜口服服卡托普利、美托洛尔等。收缩压180mmHg以内或舒张压105mmHg以内，可观察，而不用降压药。急性期后颅内压增高不明显而血压持续升高者，应进行系统抗高血压治疗把血压控制在较理想水平。

并发症的防治：①感染：早期病情较轻者，可不用抗生素，合并意识障碍的老年患者易并发肺部感染，或留置尿管易合并尿路感染可给予预防性抗生素治疗。②应激性溃疡：给予H_2受体拮抗剂或质子泵抑制剂一旦出血应按上消化道出血的常规进行治疗。③癫痫性发作：全面发作为主，可静脉缓慢推注地西泮10~20mg，控制发作。不需长期治疗。④中枢性高热：物理降温或药物。

外科治疗：根据出血部位、病因、出血量及患者年龄、意识状态、全身状况决定，手术宜在早期进行。可采取开颅血肿清除术、微创手术、去骨瓣减压术等。2014年中国脑出血指南推荐：①对于脑叶出血超过30ml且距皮质表面1cm范围内的患者，可考虑标准开颅术清除幕上血肿或微创手术清除血肿。②发病72小时内、血肿体积20~40ml、GCS≥9分的幕上高血压脑出血患者，在有条件的医院，经严格选择后可应用微创手术联合或不联合溶栓药物液化引流清除血肿。③40ml以上重症脑出血患者由于血肿占位效应导致意识障碍恶化者，可考虑微创手术清除血肿。

参 考 文 献

[1] Roger VL, Go AS, Lloyd-Jones DM, et al. Executive summary: heart disease and stroke statistics——2012 update: a report from the American Heart Association. Circulation, 2012, 125(1): 188-197.

[2] Qureshi AI, Mendelow AD, Hanley DF. Intracerebral haemorrhage. Lancet, 2009, 373(9675): 1632-1644.

[3] Jauch EC, Saver JL, Adams HJ, et al. Guidelines for the early management of patients with acute ischemic stroke: a guideline for healthcare professionals from the American Heart Association/American Stroke Association. Stroke, 2013, 44(3): 870-947.

[4] 中华医学会神经病学分会. 中国急性缺血性脑卒中诊治指南 2014. 中华神经科杂志, 2015, 48(4): 246-257.

[5] 中华医学会神经病学分会脑血管病学组缺血性脑卒中二级预防指南撰写组. 中国缺血性脑卒中和短暂性脑缺血发作二级预防指南 2010. 中华神经科杂志, 2010, 43(2): 154-160.

[6] 中华医学会心血管病学分会. 抗血小板治疗中国专家共识. 中华心血管病杂志, 2013, 41(3): 4.

[7] 中华医学会神经病学分会. 中国脑血管病一级预防指南 2015. 中华神经科杂志, 2015, 48(8): 8.

[8] Wang W, Jiang B, Sun H, et al. Prevalence, Incidence, and Mortality of Stroke in China: Results from a Nationwide Population-Based Survey of 480687 Adults. Circulation 2017; 135: 759-771

[9] 中华医学会神经病学分会. 中华医学会神经病学分会脑血管病学组. 中国脑出血诊治指南 2014. 中华神经科杂志, 2015, 48(6): 435-444.

第五章　糖　尿　病

【学习目标】

1. 了解糖尿病的流行病学、分型、病因学。
2. 熟悉糖尿病的综合控制目标、非药物治疗、高血糖的治疗路径及糖尿病的监测指标。
3. 掌握常用降糖药的作用机制、用法用量、注意事项、常见不良反应；糖尿病的治疗效果评估方法。

【核心概念】

1. 糖尿病、1型糖尿病、2型糖尿病。
2. 糖化血红蛋白。
3. 2型糖尿病综合控制目标。
4. 代谢综合征。
5. 糖尿病治疗的近期目标、糖尿病治疗的远期目标。

第一节　概　　述

糖尿病是一种慢性进展性疾病。随着病程的进展，胰岛 β 细胞功能逐渐减退，血糖有逐渐升高的趋势，控制高血糖的治疗强度也逐渐加强，糖尿病并发症的发生风险、发展速度及其危害等也将显著增加。糖尿病患者发生微血管病变和大血管病变的风险显著高于非糖尿病患者。减少糖尿病患者发生微血管和大血管的风险不但依赖于控制高血糖，还依赖于控制其他心血管疾病危险因素（如血压、血脂等）和改变不良生活方式。目前，在糖尿病治疗领域，已完成了多项大规模的临床研究。基于这些循证医学证据的支持，许多国家已制定出了糖尿病防治指南。糖尿病的控制不是传统意义上的治疗，而是一种综合管理。为了达到良好地控制糖尿病，除合理使用降糖药物外，还需要按时对血糖和心血管危险因素进行监测。药师作为糖尿病管理团队中的成员，需要学会根据糖尿病患者的相关检查结果（血糖、血脂、血压等指标）来评价患者控制是否达标，并根据个体化的控制目标调整治疗方案。此外，由于糖尿病是终身性疾病，患者的行为和自我管理能力也是糖尿病控制是否成功的关键。所以，根据患者的情况选择合适的药物，监测患者治疗的有效性及安全性，指导患者正确用药，提高患者的依从性和自我管理能力是药师为改善糖尿病患者的治疗现状所作出的贡献。糖尿病是一种常见的慢性病。糖尿病定义为由于胰岛素分泌缺陷和（或）胰岛素抵抗导致以高血糖为特征,长期高血糖会引起眼、肾、神经及心血管等脏器和组织损伤的一类疾病。糖尿病迄今尚无根除的方法,但其可防可治,多种危险因素的联合控制达标可以明显改善患者的预后。糖尿病给社会带来越来越沉重的负担,治疗糖尿病已不仅是单纯的健康问题,需要社会多个方面具体的政策和行动。迄今为止,已有多个国家和国际组织发出倡议或采取实际行动,以应对这一全人类的健康灾难。只有认识糖尿病的危害并及早行动,才能取得抗击糖尿病的胜利。

一、流行病学

糖尿病的发生在全球呈现快速增加的趋势。在 2007 年,美国由糖尿病和糖尿病前期的防治所产生的经济负担接近 2180 亿美元,这代表着每年花费在每个美国公民身上的成本为700 美元。在美国,糖尿病是导致年龄在 20~74 岁的成年人失明和终末期肾病的主要原因,它还是每年约 65000 例下肢截肢患者的主要原因。最后,心血管事件的发生中 2/3 的死亡个体是 2 型糖尿病患者,同时也是长期 1 型糖尿病的主要死亡原因。2015 年 6 月 30 日,国家卫生和计划生育委员会在其官网发布《中国居民营养与慢性病状况报告(2015 年)》,显示糖尿病患病率为 9.7%。在 2017 年 12 月,国际糖尿病联盟(International Diabetes Federation,IDF)发布了全球第八版糖尿病地图。根据 IDF 数据显示,全球糖尿病成人患者已达 4.25亿,平均每 11 个人中就有 1 位患该病。其中,中国患病人数已达 1.14 亿人。与其他国家相比,中国糖尿病负担是最重的。虽然 IDF 公布的中国糖尿病患者数巨大,但可能仍低于我国糖尿病患病的实际情况。在诊断之时,很多 2 型糖尿病患者已有大血管或微血管病变。中国医学会糖尿病学分会在一项慢性并发症调查中发现,在三甲医院中住院的 2 型糖尿病患者并发症的患病率分别为高血压 34.2%、脑血管病 12.6%、心血管病 17.1%、下肢血管病5.2%。中国糖尿病严峻的流行现状、并发症患病率高,提示在糖尿病的防治工作中,医务人员还有更多的工作要做。

2 型糖尿病约占所有糖尿病患者的 90%。根据 IDF 全球第八版糖尿病地图中专家推算,全球未确诊的成年糖尿病患者人数达到 2.12 亿,每 2 名成年糖尿病患者中便有 1 位未确诊。

2 型糖尿病的患病率随着年龄及不同种族和民族的人口差异而增加。在美洲居民、西班牙裔美国人、亚裔美国人、非洲裔美国人和太平洋岛民中,2 型糖尿病的数目增加更为显著。虽然 2 型糖尿病的患病率随年龄增长,但是这类疾病在青少年期被诊断的患者数越来越多。

在美国,合并妊娠糖尿病的孕妇大约占 7%。绝大多数女性在怀孕生产之后血糖变成正常,然而 30%~50% 的女性在以后的生活中可能发展为前期糖尿病和 2 型糖尿病。

二、病因学

糖尿病的病因尚未完全阐明,与多种因素相关。

1 型糖尿病被认为是由基因易感个体的环境因素暴露而导致的。β 细胞自身免疫发生的进展人群比例不到基因易感人群的 10%,而发展到 1 型糖尿病的人群比例不到该易感基因人群的 1%。在不同的人群中,B 细胞自身免疫的患病率和 1 型糖尿病的发病率有直接关系。

儿童 1 型糖尿病主要的危险因素与遗传和环境因素相关,包括感染及免疫反应等。感染主要指呼吸道及肠道病毒感染。婴儿期食用牛奶可能与 1 型糖尿病的发生也有关联。成人 1 型糖尿病多与免疫反应异常相关。1 型糖尿病占糖尿病所有病例的 5%~10%，它通常是由于自身免疫破坏胰腺 β 细胞导致的。尽管 1 型糖尿病最多发生在儿童或成年早期，但是新患病例可以发生在任何年龄阶段。在瑞典、芬兰等国家，胰岛细胞抗体（ICA）的发生率最高（3%~4.5%）和 1 型糖尿病的相关发病率最高（每 100000 人中有 22~35 人）。1 型糖尿病的患病率也在增加，但增加的原因并不完全了解。先天性 1 型糖尿病是一种非自身免疫类型的糖尿病，这类患者经常出现在少数种族，尤其是非洲和亚洲，需要进行间断性的胰岛素治疗。

成人迟发自身免疫性糖尿病患者中有 14%~33% 检测到了 B 细胞自身免疫标志物。这类糖尿病被称为潜在的自身免疫性的成人型糖尿病（LADA），这类糖尿病患者使用口服降糖药无效，必须进行胰岛素治疗。

2 型糖尿病是我国糖尿病的主要类型。目前认为，2 型糖尿病主要是由遗传、环境、行为多种危险因素共同参与和（或）相互作用所引起的。大部分 2 型糖尿病是多成因的，潜在的病理生理学仍然是不确定的。我国 2 型糖尿病急剧增长的原因可能与下列因素有关：

1. 遗传因素　在 2 型糖尿病的病因组合中，糖尿病家族史排位靠前。有糖尿病家族史者糖尿病的患病率要显著高于无家族史者，糖尿病存在家族聚集性。研究表明，2 型糖尿病患者一级亲属糖尿病的患病率比无糖尿病家族史者高 3~10 倍。近年来，应用这些遗传学分析方法发现了一些与 2 型糖尿病易感性关联的染色体区域，并取得了很大的进步。这些初步确定的基因包括与糖代谢关联的易感基因，如胰岛素受体基因、胰岛素受体底物 -1 基因、胰岛素受体底物 -2 基因等；与脂代谢关联的易感基因，如胰岛素抵抗因子、过氧化物增殖物激活受体 γ 基因等；与其他路径关联的易感基因，如肿瘤坏死因子 α、线粒体基因等。

2. 年龄因素　糖尿病的发生具有增龄效应。我国人群的预期寿命明显增加，已经进入老龄化社会，未富先老，老年人群日益庞大，而胰岛素分泌功能缺陷和胰岛素作用缺陷可能与年龄增长明显相关。我国及国外的多项流行病学研究均显示，40 岁以后随着年龄的增长，糖尿病的发生风险急剧增加。

3. 超重和肥胖　超重和肥胖是 2 型糖尿病最重要的易患因素之一。许多研究发现，无论男女，不同的年龄组中，超重者 2 型糖尿病的患病率显著高于非超重者，前者是后者的 3~5 倍。2 型糖尿病的发病率随体重指数的增加而呈线性增加趋势，国内的研究结果显示，BMI 是 2 型糖尿病的独立危险因素。

4. 体力活动缺乏或久坐的生活方式　许多研究发现，体力活动不足增加糖尿病发病的危险，活动最少的人与最爱活动的人相比，2 型糖尿病的患病率相差 2~6 倍。除了遗传易感性以外，大部分青少年 2 型糖尿病的增加与超重 / 肥胖的增加和久坐不动的生活方式相关。

5. 宫内发育及早期营养状态　生命早期营养不良可以导致后来的代谢障碍和增加糖尿病前期及 2 型糖尿病的危险。低体重新生儿较高体重新生儿在成长期更容易发生糖尿病。

6. 吸烟与饮酒　大量吸烟是糖尿病发生的危险因素，随着吸烟年限与吸烟量的增加，糖尿病的发生率也增高。戒烟人群的糖尿病患病率明显高于吸烟和不吸烟人群。大量饮酒可能增加糖尿病的发生风险。

7. 其他　包括高热量膳食及膳食中各种不同食物成分的比例，社会地位和经济状况，是否合并有高血压、血脂异常、高尿酸血症、妊娠糖尿病、巨大胎儿生产史以及既往曾出现血糖异常等,均与糖尿病的发生密切相关。

妊娠糖尿病发生于特殊的生理时期,不包括既往罹患糖尿病而后妊娠的患者,特殊类型糖尿病多与特定的状态或遗传相关。上述所涉及的诸多糖尿病的危险因素都有可能成为糖尿病的发病原因,但往往是多种致病因素联合作用或共同作用的结果。新近研究显示,环境污染、有机物体内积蓄、大气污染、工作压力大、睡眠状况、是否伴发睡眠呼吸暂停综合征、牙周病、抑郁焦虑状态等均可能参与了糖尿病的发生。

其他特殊类型糖尿病的出现由于多种原因导致。青年的成年人发病型糖尿病(MODY)是由于1/6的基因缺陷。内分泌疾病例如肢端肥大症和库欣综合征也可能导致糖尿病。胰腺外分泌的任何疾病例如囊性纤维化、胰腺炎和遗传性血色病都可以破坏 β 细胞和影响胰岛素分泌。然而,这些少见的致病因素只占导致糖尿病总数的1%~2%。

三、病理生理

随着研究的深入,人们对糖尿病发病机制的认识也在不断深化。既往认为糖尿病的发生主要是由于胰岛 β 细胞的胰岛素分泌缺陷、肌肉组织葡萄糖摄取减少、肝糖输出增加所导致。目前发现更多的组织器官及因素参与了糖尿病的病理生理过程,包括脂代谢紊乱、游离脂肪酸代谢紊乱、脂解过程加速,降低胰岛素对靶器官的作用,增加肝糖原异生;肠促胰岛激素效应减弱;胰高血糖素不恰当地分泌增加;肾脏对葡萄糖的处理失调,肾近曲小管细胞钠依赖性葡萄糖转运体(SGLT2)mRNA 及蛋白水平升高,葡萄糖在肾脏的重吸收增加;中枢神经系统神经递质功能紊乱等。此外,还可能有其他未明的因素。因此,糖尿病发生的基本机制是影响血糖的多个环节缺陷或共同缺陷,导致以糖代谢异常为主要表现之一的多种代谢异常。

第二节 临 床 评 价

药师针对糖尿病患者临床治疗的现况进行个体化的临床评估,有助于帮助医生及患者发现目前治疗中存在的问题,制订相应的行动计划并在一定时间内实施及监测。临床评估是糖尿病及其并发症的预防、治疗、自我管理以及教育的重要组成部分。药师需要收集患者的现病史、既往史及家族史,发现患者目前治疗中存在的问题,结合相关实验室检查指标,对照2型糖尿病的综合控制目标,制订相应的行动计划,并说服患者采取行动。

一、收集病史及家族史

药师在进行临床评价之前,需要仔细询问患者的现病史、既往史及家族史,这个过程对于评估患者的药物治疗问题、重整药物记录及制订指导患者的行动计划具有重要的意义。在此过程中,药师与患者通常需要进行充分的交流,这样可以增强彼此的了解与信任。

药师在有限的时间内应主要询问与药物治疗相关的问题。成功的问诊有利于药师全面掌握地病史和用药史,合理规划下一步的药物治疗。针对糖尿病患者的问诊可参考或思考以下问题:①患者用药的品种、用法用量是否合理;②患者的用药(治疗方案)是否合理;③患者用药是否规律;④患者的服药时间是否正确;⑤患者使用药物的疗程是否妥当;⑥是否有禁忌证和不良反应;⑦患者是否有自行停药、换药的情况;⑧核对患者的药品、食品过敏史信息；⑨患者自己使用的药物和保健品是否适宜。通过以上问题，评估患者的用药依从性。注意问诊过程中，药师应以亲切友好的语气与患者进行交流，对患者在生活习惯或药物治疗中存在的误区要提出改正建议。因为在问诊中可以体现出药师对患者的病情及用药情况很了解，提问也有针对性，与患者交流的内容较丰富，有时还穿插着提出饮食或用药建议，所以患者很乐意与药师交谈。

家族史的问诊内容具体包括以下问题：①祖父母、父母或兄弟姐妹是否患有糖尿病、高血压、冠心病或血脂代谢异常，是否有过心肌梗死、猝死、脑卒中、透析以及具体的患病年龄。②患者出生时的体重是否＞4kg；心血管疾病病史；或是否患有黑棘皮病和多囊卵巢疾病。

问诊时需要注意以下问题：①在首次问诊前，药师应查阅患者病历中的入院记录，了解患者的年龄、原患疾病、现病史、既往用药史及不良反应史。②做好自我介绍，让患者了解药师的工作是为了保障患者的用药安全，使其感受到医院、药师对他们的关心与照顾。③注意提出的问题应简洁易懂。④控制问诊的进度，耐心听取患者的主诉，同时做适当引导。当患者谈话跑题时，应适当以提问的形式将谈话引回主题上。要让患者觉得药师在全神贯注地倾听，只有患者感到自己受到重视才愿意与药师进行交流。⑤应尽量避免医学术语，使用通俗的语言与患者交流。⑥注意药师的仪表与言谈举止。

二、糖尿病治疗中相关指标的评价

（一）与血糖相关的监测指标

诊断糖尿病时必须用静脉血浆测定血糖。治疗过程中评估糖尿病患者的血糖控制情况时，随访血糖控制情况可用便携式血糖计测定毛细血管血的血糖。空腹血糖、餐后2小时血糖或随机血糖是诊断糖尿病、判断糖尿病病情和控制情况的主要指标。

1. 空腹血糖（fasting plasmaglucose，FPG） 是指晚餐后不再进食，经过10~16小时空腹过夜，清晨6~8时，未进食、未服降糖药时所测得的血糖值。FPG 3.9~6.0mmol/L（70~108mg/dl）为正常；FPG 6.1~6.9mmol/L（110~125mg/dl）为空腹血糖受损（IFG）；FPG ≥ 7.0mmol/L（126mg/dl）应考虑糖尿病。

2. 餐后2小时血糖 是从进食第一口饭算起，餐后2小时测得的血糖值。正常人的餐后2小时血糖＜7.8mmol/L。但一般进食2小时后的血糖不作为糖尿病的诊断指标，而采取OGTT试验中2小时后的血糖作为糖尿病的诊断标准。

3. 随机血糖 是指无论进食与否，一天当中任何时间所测得的血糖值。如具有糖尿病症状加随机血糖≥ 11.1mmol/L（200mg/dl），应考虑糖尿病。当正常人的血糖≤ 2.8mmol/L或接受药物治疗的糖尿病患者的血糖≤ 3.9mmol/L时就属于低血糖范畴，可出现交感神经兴奋和中枢神经症状。

对一般门诊患者可测早晨空腹和早餐后2小时血糖。对于2型糖尿病病情稳定的患者，每3~7日重复检查，血糖控制正常者可每0.5~1个月复查1次。对于住院患者，一般测定空腹血糖、三餐前后（餐后2小时）血糖、临睡前血糖，对于空腹血糖控制不好的患者应加测凌晨3时血糖，以便于发现夜间低血糖或黎明现象。对糖尿病酮症酸中毒、高渗性非酮症昏迷、急症抢救者，应严密监测血糖变化，每1~2小时监测1次血糖，及时调整治疗方案。

人体血液中红细胞内的血红蛋白与血糖结合的产物是糖化血红蛋白（GHbA1）。血糖和血红蛋白结合生成糖化血红蛋白是不可逆性反应，并与血糖浓度成正比，且保持120天左右,所以可以观测到 120 天之前的血糖浓度。GHbA1 有 a、b、c 三种,以 GHbA1c(HbA1c)最为主要。糖化血红蛋白测试通常可以反映患者近 8~12 周的血糖控制情况。正常人的 HbA1c 波动在 4%~6%,一般建议糖尿病患者每 3 个月监测 1 次糖化血红蛋白,一般患者的 HbA1c 控制目标 < 7%。

需要注意,HbA1c 受检测方法、是否贫血和血红蛋白异常疾病、红细胞转换速度、年龄等诸多因素的影响。另外,HbA1c 不能反映瞬时血糖水平及血糖波动情况,也不能确定是否发生过低血糖。

HbA1c 的目标应该是个性化的。各种指南制定的糖尿病患者 HbA1c 控制目标不同,《中国 2 型糖尿病防治指南》(2017 年版)建议我国糖尿病患者的 HbA1c 控制目标应 ≤ 7%,HbA1c ≥ 7% 应启动临床治疗或调整治疗方案。在年轻患者、预期寿命较长和没有心血管疾病的患者中,HbA1c < 6.5%(< 0.065;< 48mmol/mol Hb)并没有明显的低血糖或不良事件的发生。不严格的 HbA1c 目标(< 8%)可能适合有严重的低血糖史、预期寿命有限、进展的微血管 / 大血管并发症或合并症的患者或是尽管在充足的治疗下仍然很难达标的患者。在住院患者中,危重症患者的血糖控制于 7.8~10mmol/L(140~180mg/dl)(证据等级为 A)或更严格的指导原则为在没有低血糖的情况下到 6.1~7.8mmol/L(110~140mg/dl)(证据等级为 C)。对于非急重症患者没有明确的证据,但一般餐前血糖 < 7.8mmol/L(< 140mg/dl)和随机血糖 < 10mmol/L(180mg/dl)(证据等级为 E)。表 5-1 是各个学会制定的糖尿病患者血糖控制目标;表 5-2 是 1 型糖尿病按年龄划分的血浆葡萄糖和 HbA1c 控制目标。

表 5-1　2 型糖尿病血糖控制目标

生化指标	CDS	ADA	ACE和AACE
糖化血红蛋白	< 7%	< 7%	≤ 6.5%
餐前血浆葡萄糖	4.4~7.0mmol/L	70~130mg/dl(3.9~7.2mmol/L)	< 110mg/dl(< 6.1mmol/L)
餐后血浆葡萄糖	< 10.0mmol/L	< 180mg/dl(< 10mmol/L)	< 140mg/dl(< 7.8mmol/L)

注:CDS:中华医学会糖尿病学分会;ADA:美国糖尿病协会;ACE:美国内分泌学会;AACE:美国临床内分泌医师协会

表 5-2　1 型糖尿病按年龄划分的血浆葡萄糖浓度和 HbA1c 控制目标

生化指标 年龄	ADA 餐前、就寝或夜间血浆葡萄糖浓度	ACE和AACE 糖化血红蛋白
幼儿和学龄前儿童(0~6 岁)	100~180mg/dl(5.6~10mmol/L)	7.5%~8.5%
	110~200mg/dl(6.1~11.1mmol/L)	
学龄儿童(7~12 岁)	90~180mg/dl(5~10mmol/L)	< 8%
	100~180mg/dl(5.6~10mmol/L)	
青少年(13~19 岁)	90~130mg/dl(5~7.2mmol/L)	< 7.5%
	90~150mg/dl(5~8.3mmol/L)	

注:ADA:美国糖尿病协会;ACE:美国内分泌学会;AACE:美国临床内分泌医师协会

（二）识别糖尿病高危人群

糖尿病高危人群包括以下情况：①有糖调节受损史；②年龄 ≥ 40 岁；③超重、肥胖（BMI ≥ 24），男性腰围 ≥ 90cm，女性腰围 ≥ 85cm；④2 型糖尿病患者的一级亲属；⑤高危种族；⑥有巨大儿（出生体重 ≥ 4kg）生产史、妊娠糖尿病病史；⑦高血压（血压 ≥ 140/90mmHg），或正在接受降压治疗；⑧血脂异常（HDL-C ≤ 0.91mmol/L 及 TG ≥ 2.22mmol/L），或正在接受调脂治疗；⑨心、脑血管疾病患者，静坐生活方式；⑩有一过性类固醇诱导性糖尿病病史者；⑪BMI ≥ 30kg/m^2 的多囊卵巢综合征（PCOS）患者；⑫严重精神病和（或）长期接受抗抑郁药物治疗的患者。如果筛查结果正常，3 年后重复检查。

（三）肥胖的评价

肥胖是 2 型糖尿病的常见伴发症。肥胖与 2 型糖尿病发病以及心血管病发生的风险增加显著相关。表 5-3 提供了各国学术组织评估腹型肥胖的评价标准。

表 5-3   各种学术组织机构推荐的腹部肥胖的腰围阈值

人种	组织机构（引用）	男性（所有值 ≥）	女性（所有值 ≥）
高加索人种	IDF	94cm	80cm
白种人	WHO	94cm（风险增加）	80cm（风险增加）
美国	AHA（美国心脏学会）/NHLBI（国家心肺血液研究所）（ATPIII）	102cm（更高的风险） 102cm	88cm（更高的风险） 88cm
加拿大	Health Canada（加拿大卫生部）	102cm	88cm
欧洲	European CV Societies（欧洲心血管学会）	102cm	88cm
亚洲（包括日本人）	IDF	90cm	80cm
亚洲	WHO	90cm	80cm
日本	Japanese Obesity Society（日本肥胖协会）	85cm	90cm
中国	Cooperative Task Force（合作工作组）	85cm	80cm
中东	Mediterranean IDF（地中海国际糖尿病联盟）	94cm	80cm
撒哈拉沙漠以及南非洲	IDF	94cm	80cm
中/南美	IDF	90cm	80cm

注：IDF：国际糖尿病联盟；WHO：世界卫生组织。建议 IDF 分割点被用于非欧洲人和 IDF 或 AHA/NHLBI 分割点用于欧洲本土人群直到有更多的可用数据；根据所提出来的标准，绝大多数 2 型糖尿病可能患有代谢综合征

（四）与代谢性疾病相关的指标

代谢综合征是一组以肥胖、高血糖（糖尿病或糖调节受损）、血脂异常[高甘油三酯血症和（或）低 HDL-C 血症]以及高血压等为特征的临床综合征。它们的发病机制有相同之处，均以胰岛素抵抗为最主要的病因，临床上称为代谢综合征。这些因素直接促进了动脉粥样硬化性心血管疾病的发生，也增加了发生 2 型糖尿病的风险。及时地识别代谢综合征有助

于为患者制订个体化的治疗方案,延缓心血管疾病的进程。表5-4介绍了NCEP-ATPⅢ2005的诊断标准。

表5-4 代谢综合征

危险因素	定义水平
腹型肥胖	腰围
男性	＞102cm(＞40in)
女性	＞88cm(＞35in)
甘油三酯	≥150mg/dl(≥1.70mmol/L)
高密度脂蛋白胆固醇	
男性	＜40mg/dl(＜1.03mmol/L)
女性	＜50mg/dl(＜1.29mmol/L)
血压	≥130/≥85mmHg
空腹血糖	≥110mg/dl(≥6.1mmol/L)
测量	**明确的分割点**
腰围升高[a]	人口和国家的特殊定义
甘油三酯升高(甘油三酯升高的药物治疗是一个替代指标)[b]	≥150mg/dl(≥1.70mmol/L)
高密度脂蛋白胆固醇降低(降低 HDL-C 的药物治疗是一个替代指标)[b]	≤40mg/dl(≤1.03mmol/L)男性 ≤50mg/dl(≤1.29mmol/L)女性
血压升高:收缩期≥130mmHg 和(或)舒张期≥80mmHg(有抗高血压药物治疗高血压历史的患者是一个替代指标)	
空腹血糖升高[c](升高血糖的药物治疗是一个替代指标)	≥100mg/dl(≥2.59mmol/L)

a. 除非出现更多的数据,否则建议将 IDF 的切点用于非欧洲人,或者将 IDF 或 AHA/NHLB 的切点用于欧洲裔居民。

b. 贝特类药物和烟酸类药物是能够升高甘油三酯及降低高密度脂蛋白最常用的药物。服用 ω-3 脂肪酸可以升高甘油三酯。

c. 大部分 2 型糖尿病的患者根据标准都可以被诊断患有代谢综合征。

第三节 糖尿病的治疗

优化糖尿病患者管理将减少或避免糖尿病并发症的发生,降低发病率和死亡率,同时提高生活质量。在过去的几十年中,研究调查、临床试验和药物研发提供了有价值的信息,直接改善了糖尿病患者的预后和扩展了治疗医疗设备。

一、基本原则和目标

限于目前的医学水平,糖尿病仍是一种终身性疾病,因此应给予糖尿病患者终身的密切医疗关注。糖尿病治疗的近期目标是通过控制高血糖和相关代谢紊乱来消除糖尿病症状和防止出现急性代谢并发症;糖尿病治疗的远期目标是通过良好的代谢控制达到预防慢性并发症、提高患者的生活质量和延长寿命的目的。为了达到这一目标,应建立较完善的糖尿病教育和管理体系。

二、糖尿病的综合防治措施

糖尿病是当前威胁全球人类健康的最重要的非传染性疾病之一。为了能够更好地规范针对糖尿病的诊疗行为,最大限度地确保糖尿病的防治能够在临床证据的基础上更安全、更有效和更经济地进行,世界上很多国家和国际上的学术团体相继制定了糖尿病防治指南,并采取措施促进指南在临床实践中得到落实。现以美国糖尿病协会以证据为基础的选择性建议为例(表5-5),介绍糖尿病的综合管理措施。

在2型糖尿病中,对心血管疾病风险因素的积极管理是降低心血管事件或死亡风险的必要条件。戒烟、使用抗血小板治疗作为二级预防策略和在选择性一级预防的情况下积极管理血脂异常,主要目标是降低低密度脂蛋白胆固醇(2.59mmol/L),其次是提高高密度脂蛋白胆固醇(≥1.03mmol/L)和治疗高血压(经常需要多种药物)使血压<140/80mmHg也是至关重要的。

表5-5 美国糖尿病协会以证据为基础的选择性建议[a]

建议方面	具体建议	证据水平[b]
糖尿病筛查	筛查任何年龄的超重或肥胖患者;筛查45岁以上无危险因素的人群	B
	推荐采用FPG、75g OGTT的2小时或HbA1c等方法进行糖尿病筛查	B
	筛查的间隔时间应该根据个体风险决定,或每3年筛查1次	E
监测	建议使用多剂量胰岛素和胰岛素泵治疗的患者至少在吃饭、吃零食前以及进行驾驶等活动前进行自我血糖监测	B
	患者在进行其他的治疗干预措施包括口服制剂,也可以执行家庭血糖监测,但持续指导患者如何基于监控结果调整治疗方案必须到位	E
	HbA1c不达标的患者每季度进行检测,达标的患者每年进行2次检测	E
	成年人应至少每年进行空腹血脂情况检测	B
	病程时间≥5年的1型糖尿病患者和确诊的2型糖尿病患者每年进行尿白蛋白排泄率检测	B
	在诊断的2型糖尿病患者和5年之后病程的1型糖尿病患者中完成末梢对称的多神经病变筛查,此后每年至少筛查1次	B
	在病程5年以上的1型糖尿病患者和刚诊断2型糖尿病的患者应该进行全面的眼部检查,以后每年检查或听从眼科医生的建议每2~3年检查1次	B
血糖控制目标	通常患者的HbA1c目标值为<7%	B
	HbA1c的目标应该是个性化的,在年轻患者、预期寿命较长和没有心血管疾病患者中,如果没有明显的低血糖或不良事件的发生,HbA1c应该<6.5%	B

续表

建议方面	具体建议	证据水平[b]
	不严格的 HbA1c 目标 < 8%（< 0.08；< 64mmol/mol Hb）可能适合有严重的低血糖历史、预期寿命有限、进展的微血管 / 大血管并发症或合并症的患者或是尽管在充足的治疗下仍然很难达标的患者	C
	住院：危重症：140~180mg/dl（7.8~10mmol/L）（A）或更严格的指导原则到 110~140mg/dl（6.1~7.8mmol/L），在没有低血糖的情况下（C）	
	非急重症：没有明确的证据，但一般餐前血糖 < 140mg/dl（< 7.8mmol/L）和随机血糖 < 180mg/dl（< 10mmol/L）（E）	
治疗		
2 型糖尿病的预防	存在 IGT（A）、IFG（E）或者 HbA1c 5.7%~6.4%（0.057~0.064；39~46mmol/mol Hb）（E）的患者应尝试减重（5%~10%）和增加体力活动	
	在肥胖、年龄 < 60 岁的患者、有妊娠糖尿病先兆 IGT（A）的女性、IFG（E）或 HbA1c 5.7%~6.4%（E）的患者中，二甲双胍可以考虑使用	
医学营养治疗	建议胰岛素抵抗或超重或肥胖者减轻体重。低热量饮食、低脂肪限制饮食或地中海饮食也可能有效	A
	在已知的心血管疾病患者可考虑使 ACEI 治疗（C）、阿司匹林和他汀类药物治疗（A）	
	饱和脂肪摄入应 < 总热量的 7%	B
	通过计算碳水化合物、交换或经验评估来监测碳水化合物的摄入量以达到血糖目标	B
	由于缺乏疗效，并不建议常规补充抗氧化剂例如维生素 E 和维生素 C	A
体力活动	至少在 3 天中进行 150 分钟 / 周的中等强度锻炼，不能超过 2 天不锻炼	A
	大肌肉群的阻力训练应 ≥ 2 次 / 周	A
血压	收缩压应 < 140mmHg	B
	舒张压应 < 80mmHg	B
	初始药物治疗应选用 ACEI 或 ARB	C
肾病	非妊娠患者伴有中等尿白蛋白排泄（30~299mg/d）（C）或更高水平（≥ 300mg/d）（A）的治疗推荐选择 ACEI 或 ARB	
血脂异常	如果没有明确的心血管疾病，主要目标是低密度脂蛋白 < 100mg/dl（< 2.59mmol/L）	B
	如果患者有心血管疾病或者年龄 > 40 岁合并有其他的心血管疾病的危险因素，无论基线血脂水平如何，他汀类药物治疗应该添加到日常用药中	A
	有明显的心血管疾病的患者使用他汀类药物治疗应达到低密度脂蛋白 < 70mg/dl（< 1.81mmol/L）	B

建议方面	具体建议	证据水平[b]
	甘油三酯降低＜150mg/dl（＜1.70mmol/L）和在男性中高密度脂蛋白升高＞40mg/dl（＞1.03mmol/L）、在女性中高密度脂蛋白升高＞50mg/dl（1.29mmol/L）是合适的	C
	使用阿司匹林（75~162mg/d）进行保护心脏的二线治疗	A
抗血小板	如果10年的心血管疾病风险＞10%，应在1或2型糖尿病中使用阿司匹林（75~162mg）进行一级预防，患者的年龄＞50岁（男性）或＞60岁（女性）伴随至少1个额外的风险因素	C
住院	危重症：通过静脉胰岛素治疗方案（E）；非急重症：进行基础胰岛素皮下注射、营养、调整覆盖（C）	

注：[a] 基于美国糖尿病协会实践建议，其他建议的基础推荐是可行的

[b] 证据水平：A，明确证据，来自于组织妥善的、可归纳的、充分有力的随机对照试验；B，支持性证据，来自于组织妥善的队列研究或病例对照研究；C，证据支持来自于缺乏对照或无对照研究或冲突性证据伴随证据支持干预；E，专家共识或临床经验

三、糖尿病的药物治疗

2型糖尿病是一种进展性疾病，尽管糖尿病初期药物治疗效果可能较好，但是随着病程进展，胰岛 β 细胞功能衰竭，血糖有逐渐升高的趋势，控制高血糖的治疗强度也应随之加强，常常需要2种或2种以上不同作用机制药物的联合治疗。生活方式干预是2型糖尿病的基础治疗措施，应该贯穿于糖尿病治疗的始终。如果单纯生活方式干预不能使血糖控制达标，应开始药物治疗，见图5-1。

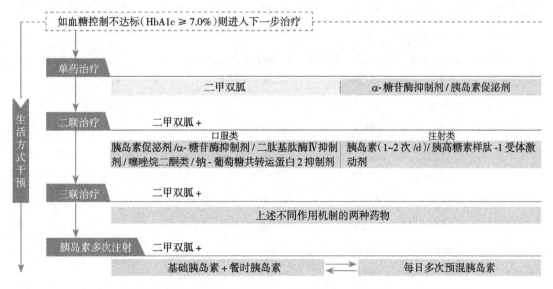

图5-1 《中国2型糖尿病防治指南》2017年版中的2型糖尿病高血糖治疗路径

　　2 型糖尿病药物治疗的首选药物应是二甲双胍。如果没有严重的肝肾功能不全、心力衰竭等禁忌证，二甲双胍应该一直保留在糖尿病的治疗方案中。不适合二甲双胍的患者可以选择促胰岛素分泌剂或 α- 糖苷酶抑制剂。如单独使用二甲双胍治疗血糖控制仍不达标，则可加用促胰岛素分泌剂或 α- 糖苷酶抑制剂。不适合使用促胰岛素分泌剂或 α- 糖苷酶抑制剂者可选用噻唑烷二酮类药物或二肽基肽酶 -4（DPP-4）抑制剂。不适合二甲双胍者可采用其他口服药物间的联合治疗。

　　2 种口服药物联合治疗控制血糖不达标者可加用胰岛素治疗（每日 1 次基础胰岛素或每日 1~2 次预混胰岛素）或采用 3 种口服药物间的联合治疗。胰高血糖素样肽 -1（GLP-1）受体激动剂也可以被用于三线治疗。如基础胰岛素或预混胰岛素与口服药物联合治疗控制血糖不达标，则应将治疗方案调整为多次胰岛素治疗（基础胰岛素加餐时胰岛素或每日 3 次预混胰岛素类似物）。多次胰岛素治疗时应停用胰岛素促分泌剂。具体的各种药物的适应证、用法用量及注意事项请参考药品说明书及表 5-6。

表 5-6　常用降糖药物使用方法一览表（不包括胰岛素）

化学名	英文名	每片（支）剂量（mg）	剂量范围（mg/d）	作用时间（小时）	半衰期（小时）
格列本脲	glibenclamide	2.5	2.5~15.0	16~24	10~16
格列吡嗪	glipizide	5	2.5~30.0	8~12	2~4
格列吡嗪控释片	glipizide-XL	5	5~20	6~12（最大血药浓度）	2~5（末次服药后）
格列齐特	gliclazide	80	80~320	10~20	6~12
格列齐特缓释片	gliclazide-MR	30	30~120		12~20
格列喹酮	gliquidone	30	30~180	8	1.5
格列美脲	glimepiride	1, 2	1~8	24	5
消渴丸（含格列本脲）	Xiaoke Pill	0.25mg 格列本脲 / 粒	5~30 粒（含 1.25~7.5mg 格列本脲）		
二甲双胍	metformin	250, 500, 850	500~2000	5~6	1.5~1.8
二甲双胍缓释片	metformin-XR	500	500~2000	8	6.2
阿卡波糖	acarbose	50, 100	100~300		
伏格列波糖	voglibose	0.2	0.2~0.9		
米格列醇	miglitol	50	100~300		
瑞格列奈	repaglinide	0.5, 1, 2	1~16	4~6	1
那格列奈	nateglinide	120	120~360	1.3	
米格列奈钙片	mitiglinide calcium	10	30~60	0.23~0.28（峰浓度时间）	1.2

化学名	英文名	每片(支)剂量(mg)	剂量范围(mg/d)	作用时间(小时)	半衰期(小时)
罗格列酮	rosiglitazone	4	4~8		3~4
吡格列酮	pioglitazone	15	15~45	2(达峰时间)	3~7
西格列汀	sitagliptin	100	100	24	12.4
西格列汀 + 二甲双胍	sitagliptin/ metformin	50/500 50/1000			
沙格列汀	saxagliptin	5	5	24	2.5
维格列汀	vildagliptin	50	100	24	2
利格列汀	linagliptin	5	5	1.5(达峰时间)	12
阿格列汀	alogliptin	25	25	1~2(达峰时间)	21
艾塞那肽	exenatide	0.3/1.2ml 0.6/2.4ml	0.01~0.02	10	2.4
利拉鲁肽	liraglutide	18/3ml	0.6~1.8	24	13

英国前瞻性糖尿病研究(United Kingdom Prospective Diabetes Study, UKPDS)表明,加强血糖控制可以降低微血管并发症的发生和延缓其进展,而血压的控制可以减少大血管并发症。因此,各种使血糖接近正常标准、降低血压以及降脂的治疗方案都有希望延缓这些并发症的发生或减缓其进展,改善患者的整体生活质量。应针对2型糖尿病患者采用科学、合理、基于循证医学的综合治疗措施,包括降糖、降压、调脂、抗凝、控制体重和改善生活方式等治疗措施,所以糖尿病患者的药物治疗常常包括降糖、降压、调脂、抗凝等药物。然而由于患者常伴有糖尿病大血管病变、糖尿病微血管病变等并发症,且降糖药物的个体差异大,不良反应常见,给患者对药物的选择带来了困难。糖尿病患者在治疗中会遇到诸多的问题,需要得到专业人员的帮助。

胰岛素

胰岛素是由胰脏内的胰岛 β 细胞受内源性或外源性物质如葡萄糖、乳糖、胰高血糖素等的刺激而分泌的一种蛋白质激素。胰岛素治疗是控制高血糖的重要手段。1型糖尿病患者需依赖胰岛素维持生命,也必须使用胰岛素控制高血糖并减低糖尿病并发症的发生风险。2型糖尿病患者在口服降糖药效果不佳时或存在口服药使用禁忌证时,仍需要使用胰岛素,以控制高血糖并减低糖尿病并发症的发生风险。表5-7总结了我国临床常用胰岛素的药代动力学特点及使用注意事项。与口服降糖药相比,胰岛素治疗涉及更多环节,如药物选择、注射装置、自我血糖监测、根据血糖监测结果调整治疗方案或运动等,所以药师应对使用胰岛素治疗的患者给予更多的关注,并加强对患者的教育和指导。鼓励患者采用适合的血糖监测频率,并学习利用监测结果来调节胰岛素的剂量。药师需要了解院外糖尿病患者常用的"胰岛素常规治疗路径"及住院患者"胰岛素短期强化治疗路径",具体内容参见《中国

2型糖尿病防治指南》（2017年版）。

　　降糖药物的不良反应是患者经常咨询的问题，详细内容请参考相关药品的说明书。在与患者交流的过程中，需要适度地告知患者治疗中的风险。例如有的患者开始按照盐酸二甲双胍片0.5g，每天3次的方法服药时，可能会出现恶心、胃部不适、食欲减退的情况，这时药师应及时向患者进行解释，告知患者上述情况是盐酸二甲双胍片常见的不良反应。如果将盐酸二甲双胍片的每日用量减少，上述不良反应就会减少了。药师如果要告诉患者盐酸二甲双胍片通过多种途径起到降糖作用，降糖治疗效果很好，鼓励患者坚持服药，患者通常会听取药师的建议。患者对药师的信任是建立在多次与药师交流的基础上的。在使用降糖药物特别是胰岛素治疗之前，应告知患者发生低血糖的风险，让其了解低血糖的临床症状以及如何防范和处理低血糖发作，使患者做好心理准备。

表5-7　临床常用胰岛素的药代动力学特点及使用注意事项

通用名	商品名	给药时间	起效	高峰	持续	有效期	储存说明
精蛋白生物合成人胰岛素注射液	诺和灵N		1.5小时	4~12小时	最多24小时	30个月	笔芯：开始使用中的本品可以在室温（最高30℃）最长保存6周瓶装：使用中的本品可以在室温（最高25℃）最长保存4周
生物合成人胰岛素注射液	诺和灵R		0.5小时	1.5~3.5小时	7~8小时	30个月	
精蛋白生物合成人胰岛素注射液（预混30R）	诺和灵30R	注射后30分钟内必须进食有碳水化合物的正餐或加餐	0.5小时	2~8小时	最多24小时	30个月	
精蛋白生物合成人胰岛素注射液（预混50R）	诺和灵50R		0.5小时	2~8小时	最多24小时	30个月	
门冬胰岛素注射液	诺和锐	餐前0~10分钟或紧临餐前注射。必要时，可在餐后立即给药	10~20分钟	1~3小时	3~5小时	30个月	笔芯：使用中的本品可以在室温（最高30℃）最长保存4周
门冬胰岛素30注射液	诺和锐30	餐前0~10分钟或紧临餐前注射。必要时，可在餐后立即给药	10~20分钟	1~4小时	24小时	24个月	

续表

通用名	商品名	给药时间	起效	高峰	持续	有效期	储存说明
地特胰岛素注射液	诺和平		3~4小时	3~14小时	24小时	24个月	笔芯：使用中的本品可以在室温（不超过30℃）保存6周
精蛋白锌重组人胰岛素注射液	优泌林N		1小时	8~10小时（纸质版时间为4~10小时）	18~24小时（纸质版时间为16~18小时）	24个月	
重组人胰岛素注射液	优泌林R	注射后30分钟内必须进食有碳水化合物的正餐或加餐	0.5小时	2~4小时	6~8小时	24个月	笔芯和瓶装：一经开始使用后，在不高于25℃的条件下可保存28天
精蛋白锌重组人胰岛素混合注射液	优泌林70/30		0.5小时	2~12小时	18~24小时（纸质版时间为16~18小时）	36个月	
赖脯胰岛素注射液	优泌乐	餐前15分钟内注射	0.25小时	30~70分钟	2~5小时	36个月	一经开始使用后，在不高于30℃的条件下可保存28天
精蛋白锌重组赖脯胰岛素混合注射液（25R）	优泌乐25	餐前即时注射。必要时，也可在餐后立即注射	0.25小时	30~70分钟	18~24小时	36个月	一经开始使用后，在不高于30℃的条件下可保存28天
精蛋白锌重组赖脯胰岛素混合注射液（50R）	优泌乐50	餐前即时注射。必要时，也可在餐后立即注射	0.25小时	30~70分钟	18~24小时	36个月	一经开始使用后，在不高于30℃的条件下可保存28天
甘精胰岛素注射液（笔芯/预填充）	来得时		2~3小时	无峰	长达30小时	36个月	开封的注射液装置其储藏温度不能高于25℃。正在使用的注射装置请勿储藏在冰箱内。有效期为4周

续表

通用名	商品名	给药时间	起效	高峰	持续	有效期	储存说明
重组甘精胰岛素注射液	长秀霖					24个月	笔芯和瓶装：若最近使用的本品无法冷藏，则应尽量放于不超过25℃的室温下，尽可能在30天内用完，避免光照和受热，药品每次用完后应放回纸盒中
常规重组人胰岛素注射液	甘舒霖R	三餐前15分钟使用	0.5小时	1~3小时	4~8小时	24个月	笔芯：如果最近要使用的胰岛素无法冷藏，则应尽量放于阴凉处，避免光照和受热。使用中的可室温保存1个月
低精蛋白重组人胰岛素注射液	甘舒霖N		缓慢起效	6~9小时	24小时	24个月	
30/70混合重组人胰岛素注射液	甘舒霖30R	早、晚餐前1小时左右	0.5小时	2~8小时	24小时	30个月	
50/50混合重组人胰岛素注射液	甘舒霖50R	早、晚餐前1小时左右	0.5小时	2~8小时	24小时	24个月	存放在胰岛素注射笔中的笔芯不要贮藏在冰箱内，患者可在避免阳光直射或剧冷剧热的条件下随身携带1个月

注：尚未使用的胰岛素注射液应贮存于2~8℃的冰箱内，避光保存

四、特殊人群的降糖治疗

（一）老年糖尿病

无论国内还是国外，老年糖尿病均是指年龄＞60岁的糖尿病患者，包括60岁之前和60岁以后诊断为糖尿病的患者。其特点如下：

1. 患病率高　根据2010年我国糖尿病患病率调查，60岁以上的老年人中有20.4%为糖尿病患者，24.5%为糖尿病前期。

2. 漏诊率高　随着年龄的增长，老年人的肾糖阈增高、口渴反射敏感性减低、认知和反应能力差等因素，导致老年糖尿病有典型的"三多一少"（即多饮、多食、多尿、体重减少）症状少见，特别是2型糖尿病患者中80%以上发现血糖升高时无典型症状，多数老年糖尿病患者在体检中或因其各种其他疾病就诊时才被检出糖尿病，而且新诊断的老年糖尿病患者中50%以上空腹血糖正常，故仅测定空腹血糖诊断糖尿病的漏诊率非常高。

3. 容易发生低血糖 老年糖尿病容易出现低血糖的原因有：①老年人的多种脏器功能逐渐衰退，降糖药物在体内分解代谢和排泄下降，容易导致药物在体内蓄积而发生低血糖；②老年人伴有不同程度的认知功能障碍，有的老年人不能准确按医嘱服用降糖药物；③老年人的升糖激素（胰高血糖素、生长激素、肾上腺激素等）分泌不足，血糖对胰岛素的反馈调节能力差，交感神经兴奋性差；④老年人的进食量少，降糖药物与进食容易配合失当；⑤老年人感知低血糖的能力差。

4. 血糖波动大 老年糖尿病患者由于糖尿病病程长，胰岛功能受损严重，随着年龄增长，机体对碳水化合物的代谢减慢，同时神经系统由于老年及糖尿病的共同影响，反应速度减慢，对血糖的调控能力下降等，均可导致老年糖尿病患者的血糖波动大。

5. 经常合并严重的微血管病变、心血管疾病，对低血糖的耐受性差。

6. 依从性差 一方面老年患者常合并多种慢性疾病，应用很多药物治疗且方案复杂；另一方面老年人常有记忆力减退，有些老年人同时患有心理疾病等，均导致其不能准确地执行医生的治疗方案。对老年糖尿病患者的血糖控制目标应该遵循个体化原则，即对血糖控制的风险与益处等方面进行科学性评估，还应制定分层管理的目标值。有的指南对于老年糖尿病患者的血糖控制目标分为3个层次：①如果患者的脏器功能和认知能力良好，预期生存期＞15年，应严格控制糖化血红蛋白（HbA1c）＜7%；②如果合并其他疾病，预期生存期为5~15年，可以适当放宽至HbA1c＜8%；③如果患者既往有严重低血糖史或合并其他严重疾病，预期生存期＜5年，血糖控制目标可以放宽到HbA1c＜9%，要注意防治高血糖急性并发症。另外，高龄（＞80岁）老年患者的神经反应比较迟钝或存在神经病变，容易发生无症状性低血糖和低血糖昏迷，一旦发生低血糖可诱发心肌梗死或脑卒中，如果在夜间发生低血糖会错过抢救时机，导致严重的脑损伤甚至死亡。因此，对于预期生存期少于5年的高龄患者，血糖控制目标值应更加放宽，以不发生糖尿病急性并发症为主要控制目标。

药物治疗是老年糖尿病血糖管理的最重要的方面，也是最困难的部分，其原则是简单易行、切实有效、经济实惠。要将低血糖的危险性降到最低程度，同时又容易操作而不易出错。建议药师在向患者介绍各种药物之前，请认真参考药物说明书。

根据《中国2型糖尿病防治指南》（2017年版），二甲双胍是口服降糖药的首选，主要降低空腹血糖，长期应用可以减少糖尿病大血管事件和全因死亡，对老年糖尿病患者的主要优点是应用单用本品不会发生低血糖和减轻体重的作用，缺点是腹胀等胃肠道不适，导致老年患者更容易出现营养不良，尤其是维生素B_{12}缺乏。老年人通常不用最大剂量。不推荐80岁以上的患者使用本品，除非其肌酐清除率检查表明其肾功能未降低。

α-糖苷酶抑制剂主要降低餐后血糖，适合我国的饮食结构以碳水化合物为主的特点，也适合老年患者餐后高血糖的特点。优点是基本不被吸收，因此不从肝、肾排泄，不会明显增加肝、肾代谢负担，单独使用较少导致低血糖，是安全的降糖药物。不良反应是腹胀等胃肠道不适，小剂量起始、缓慢增加剂量可减轻胃肠道不良反应。缺点是有些患者的胃肠道反应比较严重，价格高，降糖作用较弱。

老年糖尿病患者随着病程延长，血糖逐渐升高，一般都需要加用磺脲类促胰岛素分泌剂或非磺脲类促胰岛素分泌剂（格列奈类）。由于这类药物可导致低血糖，因此要慎用这类降糖作用较强的药物，尤其是新诊断的、刚达到糖尿病诊断标准或已经有严重慢性并发症的老年患者，以防发生低血糖。应选择半衰期短、排泄快的短、中效磺脲或格列奈类药物,如格列吡嗪、格列喹酮、格列齐特、瑞格列奈等,从小剂量开始,逐步增加剂量,若达到一般推荐剂量仍未取得更好的降糖效果,不应再增加这类药物的使用剂量。每日 1 次的磺脲类药物如格列齐特缓释片、格列美脲、格列吡嗪控释片虽然可以提高服药的依从性,给老年患者带来方便,但是如果使用不当,容易导致低血糖,要慎重使用。

胰岛素为强效降糖药,低血糖风险明显大于口服降糖药,使用时应对患者加强低血糖教育、选择合适的胰岛素品种和剂量、强化血糖监测、从小剂量简单的治疗方案开始缓慢增加剂量及使用次数、及时复诊等。由于老年患者的认知功能、视力和手的灵活性下降,在开始应用胰岛素时尽量选择胰岛素笔注射给药和每日注射 1 次的简单方案。因此,基础胰岛素可作为开始胰岛素治疗的首选,尤其适合以空腹血糖升高为主,且 HbA1c 与目标值相差不大(≤ 2%)的患者,老年人也比较容易接受一天仅注射 1 次的基础胰岛素联合口服降糖药的治疗方案。预混胰岛素适用于空腹及餐后血糖均较高的胰岛功能进一步减退的患者,由于预混胰岛素是短效(速效)与中效(长效)胰岛素固定比例的混合制剂,所以比基础胰岛素发生低血糖的风险增加,需要患者配合相对固定的生活方式和更多的血糖监测。

(二)妊娠糖尿病

妊娠糖尿病(gestational diabetes mellitus,GDM)指在妊娠期间首次发生的糖耐量减低或糖尿病。妊娠糖尿病患者中可能包含了一部分妊娠前已有糖耐量减低或糖尿病,在孕期首次被诊断的患者。妊娠糖尿病不包括妊娠前已经诊断为糖尿病的状态。

《中国 2 型糖尿病防治指南》(2017 年版)中,GDM 患者的血糖控制目标为空腹、餐前或睡前血糖 3.3~5.3mmol/L,餐后 1 小时 ≤ 7.8mmol/L;或餐后 2 小时血糖 ≤ 6.7mmol/L;HbA1c 尽可能控制在 6.0% 以下。

对于 GDM 及糖尿病合并妊娠的患者,饮食控制仍是最基础的治疗措施。当饮食和运动干预控制血糖仍然不能达标时,胰岛素是治疗的首选。

对于糖尿病合并妊娠的患者,绝大多数在准备怀孕时就由口服药物转变为使用胰岛素治疗控制血糖,在妊娠后由于胰岛素抵抗加重,通常胰岛素的用量也明显增多,应根据血糖监测和患者的饮食计划及时调整胰岛素的剂量,在避免低血糖的基础上达到血糖控制目标。上文已述妊娠期血糖控制目标,可以看出指南建议的妊娠期血糖控制目标较普通糖尿病患者更为严格。但妊娠期间的血糖控制目标均是基于正常孕妇妊娠期间的血糖水平而制定的,应及时增加胰岛素的剂量。

由于人胰岛素不具抗原性,较动物胰岛素有明显的优势,是妊娠高血糖的首选。人胰岛素类似物通过改变胰岛素在体内的药动学,具有更短或更长的效应时间,已广泛用于糖尿病的临床治疗中。考虑到对于妊娠的安全性数据是否充足,目前,门冬胰岛素(商品名:诺和锐)和地特胰岛素(商品名:诺和平)是国家药品监督管理局批准用于临床的胰岛素类似物。门冬胰岛素由于起效时间和作用时间都较普通人胰岛素快,能更好地控制餐后血糖,且下一餐前低血糖的风险较低,用药更灵活。

考虑到妊娠期用药的安全性,原则上应避免使用口服降糖药,通过饮食治疗血糖不能控制时,使用胰岛素治疗。对于拒绝使用胰岛素治疗或者胰岛素抵抗明显的 GDM 患者和 2 型糖尿病合并妊娠的患者,虽然已有目前的研究证据表明二甲双胍是可供考虑的选择,特别是对于妊娠中、晚期患者应用相对安全。鉴于目前我国国家药品监督管理局尚未批准任何口服降糖药物用于治疗妊娠糖尿病及其他妊娠期间高血糖的治疗,作为药师最好不要向孕妇推荐口服降糖药。

第四节　糖尿病及并发症治疗中的药物相互作用

随着临床药师参与临床药物治疗深度与广度的进一步拓展,临床药师在治疗团队中的作用逐渐得到提升。作为提高临床合理用药工作的重要环节,鉴别药物治疗方案中潜在的药物相互作用,规避或减轻不良药物相互作用,或者主动联合用药以减轻不良反应,改善疗效,是每个临床药师必须掌握和熟练应用的一项技能。

早在 20 世纪 40 年代,某些磺胺类抗菌药物能导致低血糖就引起了药学专家的注意。受到这些案例的启发,药学工作者开发了一系列磺脲类降糖药物。氯磺丙脲和甲苯磺丁脲首先于 20 世纪 50 年代上市。

磺脲类药物一般需要经过肝脏代谢,例如甲苯磺丁脲几乎完全通过 CYP2C9 代谢为羟化物,它成为体内研究 CYP2C9 活性的敏感探针;格列本脲及格列吡嗪主要通过 CYP2C9 代谢。多数磺脲类药物具有很高的蛋白结合率,因此与其他高蛋白结合的药物如他汀类、ARB 类降压药物、地高辛、香豆素类等存在血浆结合方面的竞争,增加游离药物的浓度,疗效增加的同时也存在不良反应的风险。

瑞格列奈的代谢受 CYP2C8 和 CYP3A4 的影响。在健康志愿者中开展的临床研究表明,CYP2C8 是瑞格列奈代谢过程中起主要作用的酶,而 CYP3A4 强抑制剂的作用有限。但如果 CYP2C8 的作用受到抑制,CYP3A4 的影响将会相对增强。

二甲双胍在体内不经过肝脏代谢,主要由肾脏排泄,因此不存在药物代谢酶方面的相互作用。

噻唑烷二酮类药物罗格列酮、吡格列酮主要通过 CYP2C8 代谢,该酶的抑制或诱导都可能影响其 AUC,影响其疗效或增加其不良反应,包括水钠潴留等。

阿卡波糖的生物利用度仅为 1%~2%。其主要在肠道抑制碳水化合物转化为葡萄糖,减少单糖的吸收,能引起肠道菌群对多糖发酵而产生气体或引起腹泻等,这种情况可能影响某些药物的胃肠道吸收。

在众多的 DPP-4 抑制剂中,各种药物相互作用的情况不尽相同。①西格列汀不会对 CYP 同工酶 CYP3A4、2C8 或 2C9 产生抑制作用。根据体外研究数据,西格列汀也不会抑制 CYP2D6、1A2、2C19 或 2B6 或诱导 CYP3A4。②沙格列汀主要经肝脏细胞色素 P450 同工酶 CYP3A4/5 代谢。许多研究已证实在与糖尿病患者经常使用的二甲双胍、吡格列酮、格列本脲、辛伐他汀或地高辛同时给药时,沙格列汀的药动学特征并未改变。③利格列汀是 CYP 同工酶 CYP3A4 的弱至中等抑制剂,但是对其他 CYP 同工酶并无抑制,也不是 CYP 同工酶的诱导剂,包括 CYP1A2、2A6、2B6、2C8、2C9、2C19、2D6、2E1、4A11。利格列汀与强 CYP3A4 或 P-糖蛋白诱导剂(如利福平)合并使用时可能会降低利格列汀的疗效。④阿格列汀在 30μmol/L 条件下,对酶 CYP450 和离子通道没有任何影响。健康志愿者服用阿格列汀,再与二甲双胍、吡格列酮、格列本脲、西咪替丁、炔诺酮、炔雌醇、环孢素、华法林或地高辛等药物合用时,其药动学参数无变化。

口服抗糖尿病药物之间的相互作用最常见的后果是低血糖反应,表现为出汗、颤抖、突然出现的疲乏,严重的可出现昏迷。

表 5-8 介绍了文献中可能影响血糖控制的药物。

表 5-8　可能影响血糖控制的药物

药物	对血糖的影响	机制/结论
血管紧张素转化酶抑制剂	稍微减少	提高胰岛素的敏感性
乙醇	减少	减少肝脏葡萄糖的产生
干扰素 α	增加	降低胰岛素的敏感性/诱导反调节激素
非典型抗精神病药	增加	降低胰岛素的敏感性,体重增加
钙离子通道阻滞药	增加	减少胰岛素分泌
二氮嗪	增加	减少胰岛素分泌,减少外周葡萄糖利用
利尿药(噻嗪类)	增加	可能会增加胰岛素抵抗和(或)减少胰岛素分泌
糖皮质激素	增加	破坏胰岛素的作用
氟喹诺酮类药物	增加/减少	不清楚,潜在的药物与磺酰脲的相互作用或改变胰岛素分泌
烟酸	增加	损害胰岛素的作用,增加胰岛素抵抗
口服避孕药	增加	不清楚
喷他脒	减少,然后增加	对 B 细胞有毒;起初释放已储存的胰岛素,然后再消耗胰岛素
苯妥英钠	增加	减少胰岛素分泌
蛋白酶抑制剂(PI)	增加	恶化胰岛素抵抗/减少第一阶段的胰岛素释放或增加脂毒性
β 受体拮抗药	可能增加	减少胰岛素分泌
雷诺嗪	减少	改善氧化葡萄糖的分解
水杨酸	减少	抑制 IκB 激酶 -β(IKK-β)(仅高剂量,例如 4~6g/d)
拟交感神经药	稍微增加	增加糖原分解和糖异生

注:此列表尚不能包括既往报告导致葡萄糖变化的所有药物

附表　糖尿病文献中的常见英文缩略语释义

英文缩写	英文全称	中文全称
AACE	American Association of Clinical Endocrinologists	美国临床内分泌医师协会
ABI	ankle-brachial index	踝肱指数
ACCORD	Action to Control Cardiovascular Risk in Diabetes	控制糖尿病心血管风险行动研究
ACEI	angiotensin-converting enzyme inhibitor	血管紧张素转化酶抑制剂
ADA	American Diabetes Association	美国糖尿病协会
ADOPT	a Diabetes Outcome Progression Trial	糖尿病进展研究
ADVANCE	Action in Diabetes and Vascular Disease: Preterax and Diamicron MR Controlled Evaluation	糖尿病与血管疾病行动研究

英文缩写	英文全称	中文全称
ARB	angiotensin Ⅱ receptor blocker	血管紧张素Ⅱ受体拮抗剂
BMI	body mass index	体重指数
CARDS	Collaborative Atorvastatin Diabetes Study	阿托伐他汀糖尿病协作研究
CSII	continuous subcutaneous insulin infusion	持续皮下胰岛素输注
DCCT	Diabetes Control and Complications Trial	糖尿病控制与并发症研究
DKA	diabetic ketoacidosis	糖尿病酮症酸中毒
DPP	Diabetes Prevention Program	预防糖尿病计划研究
DPP-4 inhibitors	two dipeptidyl peptidase inhibitors	二肽基肽酶-4抑制剂
GAD-Ab	glutamic acid decarboxylase antibody	谷氨酸脱羧酶抗体
GDM	gestational diabetes mellitus	妊娠糖尿病
GLP-1	glucagon-like peptide-1	胰高血糖素样肽-1
GLP-1 receptor agonist	glucagon-like peptide-1receptor agonist	胰高血糖素样肽-1受体激动药
HbA1c	glycosylated hemoglobin A1c	糖化血红蛋白
HOT	Hyper Optimal Treatment trial	高血压最佳治疗试验
ICA	islet cell antibody	胰岛细胞抗体
IDF	International Diabetes Federation	国际糖尿病联盟
IFG	impaired fasting glucose	空腹血糖受损
IGR	impairedglucose regulation	糖调节受损
IGT	impaired glucose tolerance	糖耐量减低
INS	insulin	胰岛素
LADA	latent autoimmune diabetes in adults	成人迟发自身免疫性糖尿病
MODY	maturity-onset diabetes mellitus in youth	成人起病的青少年糖尿病
NICE Comb	Nifedipine and Candesartan Combination	硝苯地平联合坎地沙坦治疗研究
OGTT	oral glucose tolerance test	口服葡萄糖耐量试验
PZI	protamine zinc insulin	长效胰岛素
RECORD	Rosiglitazone Evaluated for Cardiac Outcomes and Regulation of Glycaemia in Diabetes	罗格列酮对糖尿病患者冠状动脉事件以及血糖调节的研究
RI	short effect insulin	短效胰岛素
RPG	random plasma glucose	随机血糖
SMBG	self monitoring of blood glucose	自我血糖监测
SUs	sulfonylureas	磺脲类
TZDs	thiazolidinediones	噻唑烷二酮类
UKPDS	the United Kingdom Prospective Diabetes Study	英国前瞻性糖尿病研究
VADT	Veterans Affairs Diabetes Trial	美国退伍军人糖尿病研究
WHO	World Health Organization	世界卫生组织

参 考 文 献

[1] International Diabetes Federation. IDF clinical recommendation for managing Type 2 diabetes in primay care Diabetes Atlas Eighth edition 2017.[2017-11-14]. http://www.diabetesatlas.org/#.

[2] American diabetes association. Standards of medical care in diabetes-2017.Diabetes care, 2017, 40(Supp1): S51-131.

[3] 中华医学会糖尿病学分会. 中国2型糖尿病防治指南(2017年版). 中华糖尿病杂志, 2018, 10(1): 4-67.

[4] Dipiro JT, Talbert RL, Yee GC, et al. Pharmacotherapy a Pathophysiologic Approach. 9th ed.New York: McGraw-Hill Education, 2014: 2726-2728.

[5] 母义明, 纪立农, 宁光, 等. 二甲双胍临床应用专家共识(2016年版). 中国糖尿病杂志, 2016, 24(10): 871-884.

[6] 中华医学会内分泌学分会. 成人2型糖尿病胰岛素临床应用的中国专家共识. 中华内分泌代谢杂志, 2013, 29(1): 1-6.

[7] 中华医学会内分泌学分会. 中国成人2型糖尿病胰岛素促泌剂应用的专家共识. 中华内分泌代谢杂志, 2012, 28(4): 261-265.

第六章 哮 喘

【学习目标】

1. 掌握哮喘常用吸入装置的使用用法,能够对患者开展用药指导。
2. 掌握哮喘急性加重期的病情评估和药物治疗方案。
3. 掌握激素类药物在哮喘治疗中的地位和特点。
4. 掌握并制订哮喘的临床药物治疗监护计划,并进行临床药物监护工作。
5. 掌握并能够开展哮喘患者全面用药指导。
6. 掌握并能够根据哮喘患者的需求,对其药物治疗、生活方式、精神状态和健康管理提出建议。
7. 熟悉哮喘的药物治疗方案,能够进行分析与评价。
8. 熟悉哮喘常用药品的药物治疗学,能够发现与解决常见的临床用药问题。
9. 熟悉哮喘特殊人群的药物治疗学。
10. 了解哮喘常见的病因、发病机制、临床表现、诊断要点、治疗原则和治疗方法。
11. 了解哮喘治疗评估问卷(ATAQ)、哮喘控制问卷(ACQ)和哮喘控制测试(ACT)等有效问卷。

【核心概念】

哮喘是一种肺部气道慢性炎症性疾病,目前没有治愈或一级预防方法;其免疫组织病理学特征包括中性粒细胞、嗜酸性粒细胞、2型辅助性T淋巴细胞(Th_2)、肥大细胞和上皮细胞浸润。哮喘是遗传易感性和环境相互作用的结果,其患病率与日俱增;它是儿童最常见的慢性疾病之一。哮喘的特征是由于气道壁炎症和支气管平滑肌收缩造成的间歇性或持续性的气道阻塞,阻塞程度高度变异;在某些患者中发生气道结构持续变化。糖皮质激素可最有效地治疗哮喘的炎症过程,其中吸入糖皮质激素是长期哮喘管理中最有效和安全的方法。吸入β_2肾上腺素受体拮抗剂可最有效地阻止或治疗支气管平滑肌收缩。

第一节 概 述

一、流行病学

哮喘是常见的慢性呼吸道疾病之一。目前,我国约有3000万例支气管哮喘(以下简称哮喘）患者，全球的哮喘患者至少有 3 亿人。我国的 2016 年版《支气管哮喘防治指南》中提到，根据一项 2010 年在中国 7 个地理区域的 8 个省市进行的"全国支气管哮喘患病情况及相关危险因素流行病学调查"（中华医学会临床医学科研专项资金和首都医学发展科研基金，CARE 研究），结果显示我国 14 岁以上人群的哮喘患病率为 1.24%。从治疗情况来看，哮喘人群中完全控制者占 40.51%，部分控制者占 42.58%，未控制者占 16.91%；哮喘患者规律使用吸入激素的比例仅 14.75%。患者对哮喘的炎症本质和哮喘治疗目标的正确认识率分别为 22.42% 和 14.85%。支气管哮喘还是儿童时期最常见的慢性气道疾病，20 余年来我国儿童哮喘的患病率呈明显上升的趋势，2000 年为 1.97%，2010 年为 3.02%，哮喘严重影响儿童的身心健康。

二、病因学

流行病学研究强烈支持遗传易感性与环境相互作用于哮喘发展的概念，但对哮喘的病因解释仍是复杂和不完整的。遗传因素占敏感性的 60%~80%。哮喘是一种复杂的遗传缺陷，其表型很可能是多基因遗传或不同基因联合的结果。虽然特应性的遗传易感性是发生哮喘的重要风险因素，但并不是所有特应性个体都会发生哮喘，也不是所有哮喘患者均表现出特应性。诱发哮喘的环境风险因素包括社会经济地位、家庭规模、婴儿期和胎儿期二手烟暴露、变应原暴露、都市化、呼吸道合胞病毒（respiratory syncytial virus，RSV）感染和常见的儿童传染性病原体暴露减少。

研究发现影响支气管哮喘的危险因素众多，其中包括宿主因素如遗传、肥胖，也包括吸烟、母乳喂养、合并症、宠物饲养等环境因素。我国哮喘患者发作或加重时的常见诱发因素依次为刺激性气体、感冒、气候变化、接触冷空气、劳累、油烟、情绪紧张或激动、接触或吸入灰尘、吸烟、跑步、屋尘。哮喘患者的吸烟率高于普通人群，最常见的合并症为过敏性鼻炎、反流性食管炎、慢性阻塞性肺病等。

对于儿童，< 3 岁者哮喘复发的高危因素有病毒感染、出生后肺功能异常、男性和父母吸烟。然而这些因素仅仅可能是由于儿童低龄阶段气道发育未完全所致，这些因素与老年人哮喘反复发作的关联性小。特应性是儿童持续哮喘的最主要的风险因素。呼吸道病毒感染仍是儿童严重哮喘的最重要的独立诱因，其他可能的因素包括空气污染、鼻窦炎、食物防腐剂和药物。食物是否可以触发过敏反应尚存争议，但食品添加剂，特别是用作防腐剂的亚硫酸盐可确实引起危及生命的哮喘恶化，尤其是啤酒、葡萄酒、干果和饭店的自助沙拉含有高浓度的亚硫酸盐。最近证实，维生素 D 不足的儿童发生不易控制的哮喘（住院治疗、支气管高反应性和嗜酸性粒细胞计数增加）的风险更大。维生素 D 有助于调节 T 细胞，并能提高其应答皮质类固醇所需的抗炎细胞因子的分泌。确定哮喘处理中补充维生素 D 的潜在治疗作用的临床试验正在进行中。

三、病理生理

哮喘的基本病理改变为气道炎症和重构，包括不同程度的气道阻塞（与支气管痉挛、水肿和黏液分泌过多有关）、气道高反应（bronchial hyperresponsiveness，BHR）和气道炎症，主要有肥大细胞、肺巨噬细胞、嗜酸性粒细胞、淋巴细胞与中性粒细胞浸润；气道黏膜下组织水肿，微血管通透性增加，支气管内分泌物潴留，支气管平滑肌痉挛，纤毛上皮剥离，基底膜露出，杯状细胞增殖及支气管分泌物增加等病理改变。

哮喘急性发作的病理改变主要表现为气道炎症的急性加重（包括气道上皮细胞受损、支气管黏膜充血水肿、气道分泌增多、支气管平滑肌收缩等）。目前有变应性炎症、神经源性炎症、病毒感染性炎症等多种理论。哮喘急性发作的病理生理变化主要表现为气道炎症导致的气道反应性增加、气道狭窄和气流受限加剧、神经受体功能紊乱等，导致通气功能障碍或加重，引发气喘等临床症状或导致症状加重，可伴有缺氧等一系列相应的病理生理改变。哮喘急性发作的病理和病理生理机制见图6-1。若哮喘反复发作，则进入气道不可逆性狭窄阶段，即气道重构，主要表现为气道壁的增厚，可累及全部支气管树，主要发生在膜性和小的软管性气道，即中央气道。气道重构主要为3个方面：①细胞外基质：它是最为重要的组织学改变，特别是基底膜增厚与透明样改变；②平滑肌：在大气道主要表现为增生，在小气道表现主要为肥厚；③血管容量：哮喘时气道的上皮下及外膜血管增生，血管容量增加。气道炎症在重构中起重要作用。

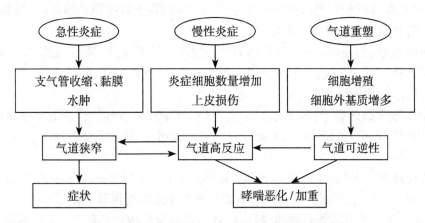

图6-1　支气管哮喘急性发作的病理及病理生理改变

第二节　临床评价

一、收集家族史和既往史

在儿童期间就有呼吸系统症状，既往患有过敏性鼻炎或者湿疹，或者既往家族中有哮喘或过敏史，这些均可增加哮喘的可能性。然而，这些特征并不是哮喘所特有的，并且不在哮喘分型中。有过敏性鼻炎的患者或者过敏性皮肤炎患者应该被特别关注呼吸系统症状。全面评估和了解患者哮喘的触发因素、家庭社会环境、哮喘控制情况、药物使用情况等信息，必要时应评估患者有无潜在哮喘发作的高危因素。

1. 家族史　了解患者的直系亲属有无哮喘、过敏等病史。

2. 症状及既往史　了解患者哮喘发病的时间、表现（喘息、胸闷、咳嗽、发作时的体位等）、睡眠活动影响程度、发作次数等；了解有无出现哮喘合并症，如变应性鼻炎、鼻窦炎、胃食管反流、肥胖、阻塞性睡眠呼吸暂停低通气综合征、抑郁和焦虑等。

3. 生活方式　仔细了解患者的植物、动物接触史，冶游史，既往各种过敏史，日常饮食偏好、运动等情况，工作或生活环境，对乙酰氨基酚、阿司匹林等药物接触史。

4. 心理社会因素 详细了解可能影响哮喘病程及疗效的个人心理、社会和环境因素，包括家庭情况、工作环境及文化程度。

5. 有无未来哮喘急性发作的危险因素 哮喘评估未控制、接触变应原、有上述合并症、用药不规范、依从性差以及过去 1 年曾有哮喘急性发作急诊或住院等都是未来哮喘急性发作的危险因素。

二、体检

（一）体格检查

1. 呼吸系统体征

（1）哮喘音：哮喘急性发作最常见的异常是可闻及呼吸末哮鸣音，但是也可能缺失或者仅在用力呼气时听到。喘息在严重哮喘发作期也可能缺失，是由于气流严重减少（被叫做寂寞肺），但是其他呼吸衰竭的体征经常会呈现。气喘在上呼吸道功能紊乱、慢阻肺、呼吸道感染、气管软化或吸入异物中也可闻及。

（2）呼吸次数：重度哮喘时，呼吸动力学会发生一系列变化，呼气流速受限，潮气量减少，患者要维持足够的通气，只能通过增加呼吸频率，因而形成浅快的呼吸形式。若呼吸次数＞30 次 / 分，提示病情严重。

（3）辅助呼吸肌的参与：正常情况下吸气是主动的，而呼气是被动的。哮喘严重发作时，呼气流速受限，呼气也转成主动，辅助呼吸肌活动增强，胸锁乳突肌过度收缩。

2. 循环系统体征

（1）心动过速：心率＞120 次 / 分是哮喘严重发作的指标之一，严重的低氧血症也可损害心肌，反使心率减慢，因此严重哮喘患者如出现心率缓慢则预后不良。

（2）血压：哮喘严重发作时血压常升高，这与缺氧及应激状态有关。但当静脉回心血量明显减少，心肌收缩力减低时血压反会下降，因而血压降低是病情严重的指标。

（3）奇脉：奇脉可作为哮喘严重发作的一项指标，但需注意在哮喘患者衰竭时，不能产生显著的胸内压波动也会导致压差的减少，因而不出现奇脉并不总是轻症发作。

（二）实验室检查

1. 痰液检查 部分患者痰涂片显微镜下可见较多的嗜酸性粒细胞。

2. 肺功能检查

（1）通气功能检测：哮喘发作时呈阻塞性通气功能障碍的表现，用力肺活量（forced vital capacity，FVC）正常或下降，第一秒用力呼气量（forced expiratory volume in first second，FEV_1）、第一秒用力呼气量占用力肺活量百分率（$FEV_1/FVC\%$）以及呼气流量峰值（peak expiratory flow，PEF）均下降，残气量及残气量与肺总量比值增加。其中以 $FEV_1/FVC\% < 70\%$ 或 FEV_1 低于正常预计值的 80% 为判断气流受限的最重要的指标。FEV 和 PEF 能反映气道阻塞的严重程度，是客观判断哮喘病情的最常用的评估指标。峰流速仪携带方便、操作简单，患者可以在家自我监测 PEF，根据监测结果及时调整药物。

（2）支气管激发试验（BPT）：用以测定气道反应性。常用的吸入激发剂为乙酰甲胆碱和组胺，其他激发剂包括变应原、单磷酸腺苷、甘露糖醇、高渗盐水等，也可用物理激发因素如运动、冷空气等作为激发剂。观察指标包括 FEV_1、PEF 等。

（3）支气管舒张试验（BDT）：用以测定气道的可逆性改变。常用的吸入支气管舒张剂有沙丁胺醇、特布他林。当吸入支气管舒张剂 20 分钟后重复测定肺功能，FEV_1 较用药前增加

≥12%，且其绝对值增加≥200ml，判断结果为阳性，提示存在可逆性的气道阻塞。

（4）PEF及其变异率测定：哮喘发作时PEF下降。由于哮喘有通气功能时间节律变化的特点，监测PEF日间、周间变异率有助于哮喘的诊断和病情评估。若PEF日间变异率≥20%，提示存在可逆性的气道改变。

3.胸部X线/CT检查 哮喘发作时胸部X线可见两肺透亮度增加，呈过度通气状态，缓解期多无明显异常。胸部CT在部分患者可见支气管壁增厚、黏液阻塞。

4.特异性变应原检测 外周血变应原特异性免疫球蛋白E（immunoglobulin E，IgE）增高，结合病史有助于病因诊断；血清总IgE测定对哮喘诊断的价值不大，但其增高的程度可作为重症哮喘使用抗IgE抗体治疗及调整剂量的依据。

5.动脉血气分析 严重哮喘发作时可出现缺氧。由于过度通气可使$PaCO_2$下降、pH上升，表现为呼吸性碱中毒。若病情进一步恶化，可同时出现缺氧和CO_2滞留，表现为呼吸性酸中毒。当$PaCO_2$较前增高，即使在正常范围内也要警惕严重的气道阻塞的发生。

三、危险分层

根据哮喘的临床表现，可以分为3期，即急性发作期（acute exacerbation）、慢性持续期（chronic persistent）和临床缓解期（clinical remission）。急性发作期是指突然发生喘息、咳嗽、气促、胸闷等症状，或原有症状急剧加重；慢性持续期是指近3个月内不同频度和（或）不同程度地出现过喘息、咳嗽、气促、胸闷等症状；临床缓解期是指患者无喘息、气急、胸闷、咳嗽等症状，并维持1年以上。

在初始治疗时即对哮喘的严重程度进行判断，在临床治疗中更有应用价值。急性发作期和慢性持续期又有不同分级，具体如下。

（一）急性发作期分级

哮喘急性发作时严重程度不一，可在数小时或数天内出现，偶尔可在数分钟内即危及生命，故应对病情作出正确评估，以便于及时给予有效的紧急治疗。根据不同的临床特点和严重程度，哮喘急性期分为轻度、中度、重度和危重4个分级，各级的临床特点见表6-1。

表6-1 哮喘发作时的病情严重程度分级

临床特点	轻度	中度	重度	危重
气短	步行，上楼时	稍事活动	休息时	—
体位	可平卧	喜坐位	端坐呼吸	
讲话方式	连续成句	单句	单词	不能讲话
精神状态	可有焦虑，尚安静	时有焦虑或烦躁	常有焦虑、烦躁	嗜睡或意识模糊
出汗	无	有	大汗淋漓	—
呼吸频率	轻度增加	增加	常＞30次/分	
辅助呼吸机活动及三凹征	常无	可有	常有	胸腹矛盾呼吸
哮鸣音	散在，呼吸末期	响亮、弥散	响亮、弥散	减弱，乃至无

续表

临床特点	轻度	中度	重度	危重
脉率（次/分）	＜100	100~120	＞120	脉率变慢或不规则
奇脉	无，＜10mmHg	可有，10~25mmHg	常有，10~25mmHg（成人）	无，提示呼吸肌疲劳
最初支气管舒张剂治疗后PEF占预计值或个人最佳值%	＞80%	60%~80%	＜60%或100L/min或作用时间＜2小时	—
PaO_2（吸空气，mmHg）	正常	≥60	＜60	＜60
$PaCO_2$（mmHg）	＜45	≤45	＞45	＞45
SaO_2（吸空气，%）	＞95	91~95	≤90	≤90
pH	—	—	—	降低

（二）慢性持续期分级

可根据白天、夜间哮喘症状出现的频率和肺功能检查结果，将慢性持续期哮喘病情严重程度分为间歇、轻度持续、中度持续和重度持续4级，各级的临床特点见表6-2。

表6-2　慢性持续期的病情严重程度分级

病情严重程度分级	临床特点
间歇状态（第1级）	症状＜每周1次 短暂出现 夜间哮喘症状≤每月2次 FEV_1占预计值%≥80%或PEF≥80%个人最佳值，PEF变异率＜20%
轻度持续（第2级）	症状≥每周1次，但＜每日1次 可能影响活动和睡眠 夜间哮喘症状＞每月2次，但＜每周1次 FEV_1占预计值%≥80%或PEF≥80%个人最佳值，PEF变异率为20%~30%
中度持续（第3级）	每日有症状 影响活动和睡眠 夜间哮喘症状≥每周1次 FEV_1占预计值%为60%~79%或PEF为60%~79%个人最佳值，PEF变异率＞30%
重度持续（第4级）	每日有症状 频繁出现 经常出现夜间哮喘症状 体力活动受限 FEV_1占预计值%＜60%或PEF＜60%个人最佳值，PEF变异率＞30%

第三节　哮喘的治疗

一、治疗原则

1. 急性发作期遵循分级处理原则　即轻度和部分中度急性发作患者可遵循"哮喘行动计划"实施自我处理，初始治疗2天后如效果不佳或持续恶化者应到医院就诊，即便获得缓解也建议到医院评估控制水平，查找发作诱因，调整治疗方案；中、重度发作和危及生命的危重度发作患者应尽快到医院治疗，在等待或转送过程中应吸入沙丁胺醇（或联合异丙托溴铵）、2~4倍常量吸入性糖皮质激素（inhaled corticosteroid, ICS）或全身性激素治疗。

2. 哮喘慢性持续期的治疗原则　是以患者的病情严重程度和控制水平为基础，选择相应的治疗方案。应为每例初诊患者制订书面的哮喘防治计划，定期随访、监测，并根据患者的哮喘控制水平及时调整治疗方案，以达到并维持哮喘控制的目的。

二、治疗目标

1. 慢性持续期的治疗目标　在于达到哮喘症状的良好控制，维持正常的活动水平，同时尽可能减少急性发作、肺功能不可逆性损害和药物相关不良反应的风险。

2. 急性发作期的治疗目标　医学上的总体治疗目标为尽快缓期症状，解除支气管痉挛和改善缺氧，恢复肺功能，预防进一步恶化或再次发作，防治并发症，并预防后期不良事件。

三、效果评价

哮喘控制的定义为减少损害和风险阈，应采用逐步的治疗方法来实现和维持这种控制。根据患者哮喘的严重程度，向理想的控制妥协是可以做到的，并尝试平衡疾病控制和来自于药物的可能不利影响的最佳可能结果。定期随访是必要的（间隔1~6个月，取决于控制情况），如果在至少3个月内达到良好的控制状态，可以考虑降低治疗效果。

哮喘分类的组成部分包括症状、夜间觉醒、干扰正常生活、肺功能、生活质量、恶化、用药依从性、治疗有关的不良反应和对护理的满意度。推荐分为控制良好、控制一般和控制非常不好3类。可以定期给予诸如哮喘治疗评估问卷（ATAQ）（表6-3）、哮喘控制问卷（ACQ）（表6-4）和哮喘控制测试（ACT）（表6-5）等问卷。

开始抗炎治疗或增加剂量后，大多数患者会在1~2周内开始症状减轻，并在4~8周内达到最大症状改善，但是一般在3~4个月左右才能进行获益评估。FEV_1和PEF的改善应遵循类似的时间框架；然而，降低气道高反应，如清晨PEF、PEF变异性的测量及运动耐受性，需要更长时间并在1~3个月内改善。此外，应该告知患者在发生病毒性呼吸道感染后，可能会减少运动耐力长达4周。患者的初次就诊应关注患者的关注点、期望和治疗目标。基础教育应重点关注哮喘是一种慢性肺疾病，相关药物类型和其使用方法。教会患者吸入器的使用技巧。第一次随访应在2~6周，以评估控制情况。这时应该重复第一次就诊时的教育信息，并审查患者目前的药物，依从性和任何有关的治疗困难。

表6-3 哮喘治疗评估问卷(asthma therapy assessment questionnaire,ATAQ)

---

1. 在过去4周中,您有无

   A 由于哮喘发作而出现未能上班、上学或其他每天必须做的事情未做?

   是(1)　　否(0)　　不确定(1)

   B 由于哮喘而夜间醒来

   是(1)　　否(0)　　不确定(1)

   C 确定您的哮喘得到了很好的控制

   是(1)　　否(0)　　不确定(1)

2. 您有无为了控制哮喘症状而使用快速起效的吸入剂? 有　　　无(0)　　不确定(0)

   如果为有,在过去4周中,吸入剂一天内喷的最多的次数是

   0(0)　　1~4喷(0)　　5~8喷(1)　　9~12喷(1)　　超过12喷(1)

   得分:

总得分:

   如果总得分等于1或超过1分,请就诊,与医师讨论是否需要调整用药。

表6-4 哮喘控制问卷(asthma control questionnaire,ACQ)

由加拿大的Juniper开发,建议用于5岁以上的患者。

(1)平均说来,在过去1周中,您有多少次因哮喘而在夜间醒来?

从来没有	0分
几乎没有	1分
少数几次	2分
有几次	3分
许多次	4分
绝大多数时间	5分
因哮喘而无法入睡	6分

(2)平均说来,在过去1周中,当您早上醒来时,您的哮喘症状平均有多严重?

没有症状	0分
很轻微的症状	1分
轻微的症状	2分
中等程度症状	3分
较严重的症状	4分
严重的症状	5分
很严重的症状	6分

(3)总体来说,在过去1周中,您的日常活动因哮喘受到何种程度的限制?

无任何限制	0分
很轻微的受限制	1分
轻微受限制	2分
中等度受限制	3分
很受限制	4分
极度受限制	5分

完全受限　　　　6分

（4）总体来说，在过去1周中，您因为哮喘而呼吸困难吗？

没有呼吸困难　　　　0分

很少呼吸困难　　　　1分

有些呼吸困难　　　　2分

中等程度呼吸困难　　3分

较严重的呼吸困难　　4分

很严重呼吸困难　　　5分

非常严重的呼吸困难　6分

（5）总体来说，在过去1周中，您有多少时候出现喘息？

没有　　　　0分

几乎没有　　1分

有些时候　　2分

经常　　　　3分

许多时候　　4分

绝大多数时间　5分

所有时间　　6分

（6）平均来说，在过去1周中，您每天使用多少次（喷）短效支气管舒张剂（如沙丁胺醇）？

没有　　　　0分

1~2喷　　　1分

3~4喷　　　2分

5~8喷　　　3分

9~12喷　　　4分

13~16喷　　5分

16喷以上　　6分

（7）支气管舒张剂使用前的FEV_1：

＞95%预计值0分

95%~90%　　1分

89%~80%　　2分

79%~70%　　3分

69%~60%　　4分

59%~50%　　5分

＜50%预计值6分

结果判读：

7个问题取平均分：

＜0.75分表示哮喘已完全得到控制；

0.75~1.5分表示哮喘良好控制；

＞1.5分表示哮喘没有得到控制。

表6-5 哮喘控制测试(ACT)

问题1:在过去4周内,在工作、学习或家中,有多少时候现场妨碍您进行日常活动?
所有时间1分　　大多数时间2分　　有些时候3分　　很少时候4分　　没有5分
得分
问题2:在过去4周内,您有多少次呼吸困难?
每天不止1次1分　　每天1次2分　　每周3~6次3分　　每周1~2次4分　　完全没有5分
得分
问题3:在过去4周内,因为哮喘症状(喘息、咳嗽、呼吸困难、胸闷或疼痛),您有多少次在夜间醒来或早上比平时早醒?
每周4晚或更多1分　　每周2~3晚2分　　每周1次3分　　1~2次4分　　没有5分
得分
问题4:在过去4周内,您有多少次使用急救药物治疗(如沙丁胺醇)?
每天3次以上1分　　每天1~2次2分　　每周2~3次3分　　每周1次或更少4分　　没有5分
得分
问题5:您如何评价过去4周内,您的哮喘控制情况?
没有控制1分　　控制很差2分　　有所控制3分　　控制很好4分　　完全控制5分
得分

把每一题分数相加得出总分。

总分含义:

25分:完全控制;20~24分:部分控制;<24分:未得到控制

四、非药物治疗

2018版GINA指南总结了哮喘的非药物治疗方案如下:

1. 积极鼓励吸烟的哮喘患者戒烟或避免暴露于二手烟环境中,为患者提供戒烟咨询和戒烟方案。

2. 鼓励哮喘患者进行常规运动,提供运动诱导型支气管痉挛的预防和管理建议,年轻的哮喘患者应避免游泳。

3. 避免职业暴露,了解哮喘患者的执业史,识别和减少暴露于职业相关的敏感因素。

4. 避免使用加重哮喘的药物,如NSAIDs和阿司匹林,但是这不是绝对禁忌,如果患者有服用这类药品出现哮喘加重应立刻停药。另外对于同时合并有心脏疾病的哮喘患者,β受体拮抗药不是绝对禁忌,但需权衡利弊。

5. 健康饮食,鼓励哮喘患者多吃新鲜水果和蔬菜。

6. 避免室内变应原,但此条通常不作为抗哮喘策略推荐。

7. 对于肥胖的哮喘患者应提供减重计划,包括一周2次有氧运动和强化训练计划。

8. 变应原免疫治疗,对合并有过敏性鼻炎和尘螨过敏的患者来说,应由权衡利弊考虑进行舌下免疫治疗(SLIT),保持$FEV_1 > 70\%$。

9. 呼吸训练可以作为药物治疗的补充。

10. 避免室内空气污染,尽量将污染源排到室外去。

11. 使用疫苗,具有罹患肺部疾病高危因素的患者如儿童和老年哮喘患者可以使用肺炎疫苗,但是目前关于这一点的推荐证据并不很足,可建议患有中/重度哮喘的患者每年注射流感疫苗。

12. 支气管热成形术，目前关于此技术的研究很少，仅在少数国家有此技术，对于某些哮喘患者经过药物治疗仍然难以控制，同时没有鼻窦性疾病、胸部感染或 $FEV_1 < 60\%$ 的禁忌证可以考虑尝试。

13. 避免接触户外变应原，对于敏感患者，当污染严重或霉菌数量增多时应紧闭门窗，避免户外活动，使用空气净化器。

14. 处理情绪激动等问题，鼓励患者正确认识自身的哮喘治疗目标和处置策略，当哮喘恶化时应认真处理情绪，适当进行放松和呼吸运动有助于缓解紧张情绪，如果患者出现抑郁或焦虑的表现应及时进行精神方面的评估和转诊。

15. 由于户外空气污染物或天气问题（冷空气、低湿度或空气高度污染等）需避免户外活动，通常在哮喘控制良好的情况下，患者不需要因天气问题调整外出计划，但是如果能够在此种不适环境或病毒感染暴发期间避免户外活动或具有一定强度的运动对哮喘的控制还是比较有益处的。

16. 避免再次暴露于已知引起过敏的食物或化学物。

五、药物治疗

（一）常用哮喘治疗药物的分类

治疗哮喘的药物可以分为控制药物和缓解药物。

控制药物指需要每天使用并长时间维持的药物，这些药物主要通过抗炎作用使哮喘维持临床控制，其中包括吸入性糖皮质激素（inhaled corticosteroids，ICS）、全身性激素如口服糖皮质激素（oral corticosteroids，OCS）、白三烯调节剂（leukotriene receptor antagonist，LTRA）、长效 β_2 受体激动剂（long-acting beta 2-agonists，LABA）、缓释茶碱、色甘酸钠、抗 IgE 单克隆抗体及其他有助于减少全身性激素剂量的药物等。

缓解药物又称急救药物，这些药物在有症状时按需使用，通过迅速解除支气管痉挛从而缓解哮喘症状。这类药物也被用于运动诱发支气管痉挛的短期预防用药。减少这类药物使用是哮喘控制的重要目标，也是哮喘治疗管理和评估的标准之一。包括速效吸入性和短效口服 β_2 受体激动剂、全身性激素、吸入性抗胆碱能药物、短效茶碱等。常用抗哮喘类药物的分类、代表药及特点见表6-6。

表6-6 常用抗哮喘类药物的分类、代表药及特点

控制药物：常规治疗药		
分类（缩写）	代表药	作用特点
吸入性糖皮质激素（ICS）	丙酸倍氯米松、布地奈德、环索奈德、氟尼缩松、丙酸氟替卡松、糠酸莫米松	ICS 的主要优势在于对肺部炎症有较高的局部效力，而对全身系统的作用较小；亲脂性较高，ICS 类药物的系统清除比较快，均接近肝血流量
口服糖皮质激素（OCS）	泼尼松、泼尼松龙、甲泼尼龙	对于大剂量 ICS 联合 LABA 仍不能控制的持续性哮喘，可以叠加小剂量口服激素维持治疗。长期使用 OCS 可能有显著的全身性副作用，如白内障、青光眼、骨质疏松、肾上腺轴抑制、治疗前应充分评估骨质疏松等风险

续表

控制药物：常规治疗药		
分类（缩写）	代表药	作用特点
长效 β₂ 受体激动剂（LABA）	特布他林、沙美特罗、福莫特罗	本类药品常与糖皮质激素联合治疗单独使用吸入性激素无效的中、重度哮喘，尤其以夜间发作为主的情况
白三烯调节剂（LTRA）	扎鲁司特、孟鲁司特	能够改善肺功能（FEV$_1$ 和 PEF）检查，减少夜间唤醒次数和 β₂ 受体激动剂的使用，并且能够改善哮喘症状。一个主要的优势是它们口服是有效的，且一天内可以给予 1 或 2 次
甲基黄嘌呤类	茶碱缓释剂	缓释茶碱不如 ICS 有效，且不如口服持续释放的 β₂ 受体激动剂、色甘酸钠或 LTRA 更有效。将茶碱加入 ICS 中类似于 ICS 剂量加倍，且总体上比吸入长效 β₂ 受体激动剂作为辅助治疗的效果差。对于接受 ICS/LABA 组合的控制不良的哮喘患者，加入茶碱并不能改善结局
色甘酸钠	色甘酸钠	为肥大细胞稳定剂，并且抑制早期和晚期哮喘对变应原的反应，以及抑制运动性支气管痉挛。对于预防运动性支气管痉挛，它不如 β₂ 受体激动剂有效，但它可以联合用于对 β₂ 受体激动剂完全无效的患者
抗 IgE 单克隆抗体	奥马珠单抗	为免疫球蛋白拮抗剂，奥马珠单抗是被批准用于 OCS 或 ICS 控制不好的过敏性哮喘的一种抗 IgE 抗体的重组体
缓解药物		
分类（缩写）	代表药	作用特点
短效 β₂ 受体激动剂（SABA）	沙丁胺醇	哮喘急性发作和加重时的一线治疗药，按需使用
吸入性抗胆碱能药物	异丙托溴铵、噻托溴铵	具有一定的支气管舒张作用，但较 β₂ 受体激动剂弱，起效也较慢
甲基黄嘌呤类	短效茶碱	有症状时按需使用
口服糖皮质激素（OCS）	泼尼松、泼尼松龙、甲泼尼龙	作为缓解剂，推荐使用泼尼松龙 0.5~1.0mg/kg 或其他等效口服全身激素 5~7 天，症状减轻后应迅速减量或停药。短期使用可能会出现的副作用：睡眠紊乱、反流、食欲增加、高血糖以及情绪改变等

1. 糖皮质激素　糖皮质激素是最有效的控制哮喘气道炎症的药物。慢性持续期哮喘主要通过吸入和口服途径给药，吸入为首选途径。

（1）吸入给药：吸入性糖皮质激素（ICS）的局部抗炎作用强，药物直接作用于呼吸道，所需的剂量较小，全身不良反应较少。对 ICS 的反应性存在一定的个体和人种差异。ICS 可有效控制气道炎症、降低气道高反应性、减轻哮喘症状、改善肺功能、提高生活质量、减少哮喘发作的频率和减轻发作时的严重程度、降低病死率。其他治疗药物和治疗方案如 ICS/LABA 复合制剂、ICS/福莫特罗复合制剂用于维持或缓解治疗,均可明显提高治疗效果。ICS 在口咽局部的不良反应包括声嘶、咽部不适和念珠菌感染。吸药后应及时用清水含漱口咽部,选用干粉吸入剂或加用储雾器可减少上述不良反应。ICS 全身不良反应的大小与药物剂量、药物的生物利用度、在肠道的吸收、肝脏首过代谢率及全身吸收药物的半衰期等因素有关。哮喘患者长期吸入临床推荐剂量范围内的 ICS 是安全的,长期高剂量吸入激素后也可出现全身不良反应,如骨质疏松、肾上腺皮质轴抑制等。吸入药物的疗效取决于肺内沉积率,而肺内沉积率受药物剂型、给药装置、吸入技术等多种因素的影响。一般而言,干粉吸入装置的肺内沉积率高于气雾剂、超细颗粒气雾剂高于普通气雾剂。吸入性糖皮质激素的日常低、中、高剂量见表 6-7;常用 ICS 的药物性质和作用特点见表 6-8。

表 6-7 吸入性糖皮质激素的日常低、中、高剂量(单位:μg)

药品名称	成年和青少年			6~11岁的儿童		
	低	中	高	低	中	高
二丙酸倍氯米松(CFC)	200~500	> 500~1000	> 1000	100~200	> 200~400	> 400
二丙酸倍氯米松(HFA)	100~200	> 200~400	> 400	50~100	> 100~200	> 200
布地奈德(DPI)	200~400	> 400~800	> 800	100~200	> 200~400	> 400
布地奈德(nebules)				250~500	> 500~1000	> 1000
环索奈德(HFA)	80~160	> 160~320	> 320	80	> 80~160	> 160
糠酸氟替卡松(DPI)	100	n. a.	200	n. a.	n. a.	n. a.
丙酸氟替卡松(DPI)	100~250	> 250~500	> 500	100~200	200~400	> 400
丙酸氟替卡松(HFA)	100~250	> 250~500	> 500	100~200	200~500	> 500
糠酸莫米松	110~220	> 220~440	> 440	110	≥ 220~440	≥ 440
曲安奈德	400~1000	> 1000~2000	> 2000	400~800	> 800~1200	> 1200

注:CFC:氯氟烃喷射剂;DPI:干粉吸入器;HFA:氢氟烃喷射剂。n. a.:无此应用。nebule:雾化吸入

表 6-8 常用 ICS 的药物性质和作用特点

药品名称	溶解性	V_d*	消除$t_{1/2}$	t_{max}	排泄途径	作用特点
布地奈德	亲脂性和亲水性适中,更易于受体结合	180~300L	2.3~4.5 小时	20~42 分钟	经尿、粪排出	抗炎作用较强
丙酸氟替卡松	亲水性低,亲脂性高,是布地奈德的 300 倍	260~860L	3.1~14.4 小时	30 分钟	大部分(75%)以原形随粪便排泄,1%~5% 以代谢物的形式随尿液排泄	在 ICS 中抗炎作用最强

注:* 为体内分布容积

（2）口服给药：对于大剂量 ICS 联合 LABA 仍不能控制的持续性哮喘和激素依赖型哮喘，可以小剂量口服激素维持治疗。一般使用半衰期较短的激素（如泼尼松、泼尼松龙或甲泼尼龙等），推荐采用每天或隔天清晨顿服给药的方式，以减少外源性激素对下丘脑 - 垂体 - 肾上腺轴的抑制作用。泼尼松的每日维持剂量 ≤ 10mg，关于口服激素维持治疗的疗程目前尚缺乏临床研究的证据。长期口服激素可以引起骨质疏松症、高血压、糖尿病、下丘脑 - 垂体 - 肾上腺轴抑制、肥胖症、白内障、青光眼、皮肤菲薄及肌无力等。对于伴有结核病、糖尿病、真菌感染、骨质疏松、青光眼、严重抑郁或消化性溃疡的哮喘患者，应慎重给予全身性激素并密切随访。常用皮质类固醇的药物性质比较见表 6-9。

表 6-9 常用皮质类固醇的药物性质比较

OCS	抗炎效价	盐皮质激素效价	生理活性持续时间（小时）	半衰期（小时）
氢化可的松	1	1	8~12	1.5~2
强的松	4	0.8	12~36	2.5~3.5
甲泼尼龙	5	0.5	12~36	3.3

ICS	受体结合强度*	口服生物利用度（%）	系统清除率（L/h）	半衰期（小时）（iv/吸入）
倍氯米松二丙酸盐	0.4	20	150	0.5/2.7
布地奈德	9.4	11	84	2.8/2
环索奈德	0.12	< 1	152	0.36/3.4
氟尼缩松	1.8	20	58	1.6/1.6
氟尼缩松丙酸盐	18	≤ 1	66	7.8/14.4
糠酸莫米松	23b	< 1	53	5.8/UK

注：* 表示受体结合强度和地塞米松 =1 有关；UK 表示未知

2. β_2 受体激动剂 β_2 受体激动剂是目前哮喘治疗中比较重要的一类药物。β 受体主要有 β_1 和 β_2 两种，其中 β_2 受体分布在支气管平滑肌上，该受体激活后主要引起支气管扩张，但是很少会产生类似于 β_1 受体激活后发生的心律失常等心血管相关不良反应，非选择性的 β 受体激动剂如异丙肾上腺素已经不再用于治疗哮喘急性发作。依据作用时间，可分为短效（维持时间为 4~6 小时）和长效（维持时间为 10~12 小时）β_2 受体激动剂，后者又可分为快速起效（如福莫特罗）和缓慢起效（如沙美特罗）的长效 β_2 受体激动剂。

（1）短效 β_2 受体激动剂（short-acting beta 2 agonists，SABA）：常用药物如沙丁胺醇（salbutamol）和特布他林（terbutaline）等。①吸入给药：可供吸入的 SABA 包括气雾剂、溶液等。这类药物能够迅速缓解支气管痉挛，通常在数分钟内起效，疗效可维持数小时，是缓解轻至中度哮喘急性症状的首选药物，也可用于预防运动性哮喘。这类药物应按需使用，不宜长期、单一、过量应用。不良反应包括骨骼肌震颤、低血钾、心律失常等。②口服给药：如沙丁胺醇、特布他林、丙卡特罗（procaterol）等，通常在服药后 15~30 分钟起效，疗效维持 4~6 小时。使用虽较方便，但心悸、骨骼肌震颤等不良反应比吸入给药时明显。缓释和控释剂型的平喘作用维持时间可达 8~12 小时，特布他林的前体药班布特罗的作用可维持 24 小时，可减少用药次数，适用于夜间哮喘患者的预防和治疗。③注射给药：虽然平喘作用较为迅速，但因全身不良反应的发生率较高，因此不推荐使用。

（2）长效 β_2 受体激动剂（LABA）：LABA 舒张支气管平滑肌的作用可维持 12 小时以上。目前在我国临床使用的吸入性 LABA 有沙美特罗、福莫特罗等，可通过气雾剂、干粉剂或碟剂装置给药。福莫特罗与沙美特罗相比，具有较高的内在活性，福莫特罗具有较强的亲水性和中等程度的亲脂性，促使福莫特罗与平滑肌上的 β_2 受体快速结合进而产生较快的支气管扩张作用，因此福莫特罗也可作为缓解药物按需使用；而沙美特罗具有较强的亲脂性，与 β_2 受体结合较慢，因此起效时间慢。两者都具有较好的亲脂性，易在气道组织中蓄积，并持久地释放药物与 β_2 受体结合，这是它们长效的原因。长期单独使用 LABA 有增加哮喘死亡的风险，不推荐长期单独使用 LABA。常用 β_2 受体激动剂的药物性质和特点见表 6-10。

3. ICS/LABA 复合制剂 ICS 和 LABA 具有协同的抗炎和平喘作用，可获得相当于或优于加倍剂量 ICS 的疗效，并可增加患者的依从性、减少大剂量 ICS 的不良反应，尤其适合于中至重度持续哮喘患者的长期治疗（证据等级为 A）。低剂量 ICS/ 福莫特罗干粉剂也可作为按需使用药物。目前在我国临床上应用的复合制剂有不同规格的布地奈德 / 福莫特罗干粉剂、氟替卡松 / 沙美特罗干粉剂和倍氯米松 / 福莫特罗气雾剂。常用 ICS/LABA 复合制剂的药物性质和作用特点见表 6-11。

4. 白三烯调节剂（leukotriene receptorant agonists, LTRA） 包括半胱氨酰白三烯调节剂和 5- 脂氧合酶抑制剂，是 ICS 之外唯一可单独应用的长期控制药物，可作为轻度哮喘的替代治疗药物和中、重度哮喘的联合用药。目前在国内主要使用半胱氨酰白三烯受体拮抗剂。如，孟鲁司特钠等。LTRA 可减轻哮喘症状、改善肺功能、减少哮喘的恶化，但其抗炎作用不如 ICS。LTRA 服用方便，尤其适用于伴有过敏性鼻炎、阿司匹林哮喘、运动性哮喘患者的治疗。

5. 茶碱 具有舒张支气管平滑肌及强心、利尿、兴奋呼吸中枢和呼吸肌等作用，低浓度的茶碱具有一定的抗炎作用。研究发现，茶碱的代谢有种族差异性，中国人与美国人相比，血浆药物分布浓度高，总清除率低。因此，中国人给予较小剂量的茶碱即可起到治疗作用。国内研究结果证实，小剂量茶碱联合激素治疗哮喘的作用与较高剂量激素疗法具有同等疗效，对下丘脑 - 垂体 - 肾上腺轴的抑制作用则较高剂量激素疗法弱。对吸入 ICS 或 ICS/LABA 仍未控制的哮喘患者，可加用缓释茶碱作为哮喘的维持治疗。由于茶碱价格低廉，在我国及其他发展中国家广泛使用。茶碱的不良反应有恶心、呕吐、心律失常、血压下降及多尿等，个体差异大，应进行血药浓度监测。多索茶碱的作用与氨茶碱相同，不良反应较轻。双羟丙茶碱的作用较弱，不良反应较少。

6. 抗胆碱药物 吸入性抗胆碱药物如短效抗胆碱能药物（SAMA）异丙托溴铵和长效抗胆碱能药物（LAMA）噻托溴铵具有一定的支气管舒张作用，但作用较 β_2 受体激动剂弱，起效也较慢。前者可通过气雾剂和雾化溶液给药，后者有干粉剂和软雾剂。本品与 β_2 受体激动剂联合应用具有互补作用。妊娠早期妇女及患有青光眼、前列腺肥大的患者应慎用此类药物。

表 6-10　常用 β_2 受体激动剂的药物性质和特点

药物名称	给药途径	用法用量	起效时间	t_{max}	持续时间	消除 $t_{1/2}$	生物利用度	排泄途径	作用特点
SABA									
沙丁胺醇	口服	每次 1~2 片，一日 3 次	2~3 小时（15~30 分钟）?	2~3 小时	4~6 小时	3.7~5 小时	30%	经尿、粪排出	用于大剂量 ICS 联合 LABA 仍不能控制的持续性哮喘，本品可以叠加小剂量口服激素维持治疗
	吸入	(1)气雾吸入：一次 1 揿，可根据需要增至 2 揿 (2)粉雾吸入：一次 0.2-0.4mg，一日 4 次 (3)雾化吸入：同氧疗法，一次 2.5~5mg，一日 4 次，低剂量开始；连续疗法，以注射用生理盐水将本药稀释成 50~100μg/ml 的溶液，给药速率通常为 1~2mg/h	2 5 分钟（HFA*）；0.5~2 小时（雾化吸入）	60~90 分钟	3~8 小时	3~8 小时（3.8 小时）?		72% 随尿排出，其中 28% 为原形，44% 为代谢产物	本品的主要优势在于有较高的局部效力，直接达到病灶，作用迅速，不良反应小
	注射	一次 0.4mg				4 小时		约 70% 从尿排出，代谢物和原形各半	
特布他林	口服	(1)片剂、胶囊、颗粒：一次 1.25mg，一日 2~3 次；1~2 周后可加至一次 2.5mg，一日 3 次 (2)口服溶液：一次 1.5~3mg，一日 3 次	30 分钟	1~3 小时	4~7 小时	9.88 小时 ± 2.21 小时	(15±6)%	大部分以原形经尿排出，小部分经肝脏代谢，分经胆汁或尿后经胆汁排出	适用于夜间哮喘患者的预防和治疗。对 β_2 受体的选择性及对肥大细胞膜的稳定作用均强于沙丁胺醇

续表

药物名称	给药途径	用法用量	起效时间	t_{max}	持续时间	消除$t_{1/2}$	生物利用度	排泄途径	作用特点
	吸入	（1）气雾吸入：一次1~2喷，一日3次；严重者可增至一次6喷，24小时内的最大剂量为24喷 （2）粉雾吸入：一次0.25~0.5mg，每4~6小时1次；严重者可增至一次1.5mg，一日最大量不超过6mg，需要多次吸入时，每吸间隔2~3分钟 （3）雾化吸入：一次5mg（2ml）加入雾化器中，可一日3次	5~30分钟	1~2小时	3~6小时			尿液排泄	提倡短期间断应用，以吸入为主
丙卡特罗	口服	一次50μg，一日1次，睡前顿服；或一次50μg，一日2次，早、晚（睡前）服用	5分钟	1.5小时	6~8小时	第一相3小时，第二相8.4小时		经尿、粪排出	选择性β₂受体激动剂，对支气管的β₂受体具有较高的选择性，支气管扩张作用强而持久。尚具有强抗过敏作用，不仅可抑制速发型气道阻力增加，而且可抑制迟发型气道反应性增高。尚可促进呼吸道纤毛运动

续表

药物名称	给药途径	用法用量	起效时间	t_{max}	持续时间	消除$t_{1/2}$	生物利用度	排泄途径	作用特点
LABA									
沙美特罗	吸入	(1)气雾吸入:一次50μg,一日2次;严重病例一次100μg,一日2次;甚至可用至一次200μg,一日2次。(2)粉雾吸入:一次50μg,一日2次	10~20分钟	5~15分钟	8~12小时	36小时		尿和粪排泄	用于慢性支气管哮喘的预防和维持治疗,特别适用于治夜间哮喘发作;还可用于慢性阻塞性肺疾病伴气道痉挛时的治疗
福莫特罗	吸入	应剂量个体化,尽量使用最低有效剂量。常规剂量为一次4.5~9μg,一日1~2次,早晨和(或)晚间给药	1~3分钟	15分钟	8~12小时	8小时		经尿液和胆汁排泄	起效快,维持时间长,可以作为缓解药物按需使用,常与ICS联合
茚达特罗	吸入	推荐剂量为一次75μg,一日1次,应在每日同一时间使用	15分钟		12~15天	40~52小时	43%~45%	粪便:90%;尿液:<2%	用于长期维持治疗慢性阻塞性肺疾病患者的气道阻塞

注:*HFA:氢氟烷抛射剂

表 6-11　常用 ICS/LABA 复合制剂的药物性质和作用特点

药品名称	吸入剂类型	吸入装置	V_d^*	消除$t_{1/2}$	起效时间	维持时间	作用特点	常见ADR	禁忌
布地奈德福莫特罗粉吸入剂	干粉吸入剂	都保	180~300L	2.3~4.5小时	1~3分钟	12小时	起效快,可用于缓解急性发作,按需使用,建议患者随身携带	震颤、心悸、口咽部念珠菌感染、咽部轻度刺激、咳嗽和声嘶	对布地奈德、福莫特罗或吸入乳糖(含少量牛乳蛋白质)有过敏反应者禁用
沙美特罗替卡松粉吸入剂	干粉吸入剂	准纳器	260~860L	3.1~14.4小时	30分钟	至少12小时	不适用于缓解急性发作,建议患者随时携带能够快速缓解哮喘急性发作的药物,激素量大,对重度患者控制较好	头痛、声嘶/发音困难、口咽部念珠菌病、肺炎(COPD*患者)、头痛、肌肉痉挛、关节痛	对本品中的任何成分或赋形剂有过敏史者禁用;赋形剂氢氧化乳糖含有乳蛋白,对牛奶过敏者禁用

注: *COPD: chronic obstructive pulmonary disease(慢性梗阻性肺疾病)

7. 变应原特异性免疫疗法(allergen specific immunotherapy) 通过皮下注射常见的吸入性变应原(如尘螨、豚草等)提取液,可减轻哮喘症状和降低气道高反应性,适用于变应原明确,且在严格的环境控制和药物治疗后仍控制不良的哮喘患者。其远期疗效和安全性尚待进一步研究与评价,变应原制备的标准化也有待于加强。变异原特性免疫疗法存在过敏反应的风险,应在医师指导下进行。舌下给药(SLIT)较皮下注射简便,过敏反应的发生率较低,但长期疗效尚待进一步验证。

8. 其他治疗哮喘的药物 第二代抗组胺药物(H 受体拮抗剂)如氯雷他定、阿司咪唑、特非那定等,其他口服抗变态反应药物如曲尼司特(tranilast)、瑞吡司特(repirinast)等在哮喘治疗中的作用较弱,主要用于伴有变应性鼻炎的哮喘患者。

(二)哮喘的药物治疗

一旦哮喘诊断确立,应尽早开始规律的控制治疗,这对于取得最佳疗效至关重要。开始控制治疗前需要再次确认哮喘诊断、记录哮喘患者的症状和危险因素(包括肺功能)、考虑影响治疗选择的因素、确保患者正确使用吸入装置、安排适当的随访时间等。对于成人哮喘患者的初始治疗,应根据患者的具体情况选择合适的级别,若处于两相邻级别之间则建议选择高的级别,以保证初始治疗的成功率。推荐的初始治疗方案见表 6-12。哮喘的分级治疗方案总结于表 6-13 中。整个哮喘治疗过程中需要对患者连续进行评估、调整并观察治疗反应。控制药物的升降级应按照阶梯式方案选择。哮喘控制维持 3 个月以上可以考虑降级治疗,以找到维持哮喘控制的最低有效治疗级别。

表 6-12 成人哮喘的初级治疗推荐方案

当前症状	推荐的控制治疗
出现哮喘症状或需要使用 SABA 少于每月 2 次；过去 1 个月无哮喘引起的夜醒；无急性发作的危险因素，过去 1 年未发生急性发作	不需要控制治疗（证据等级为 D）
间歇的哮喘症状，但患者存在 1 种及 1 种以上急性发作的危险因素，如肺功能差、过去 1 年有急性发作需要使用口服激素或因哮喘急性发作入住 ICU	低剂量 ICS（证据等级为 D）
有哮喘症状或需要使用 SABA 每月 2 次到每周 2 次，或每月因哮喘有夜醒 1 次或 1 次以上	低剂量 ICS（证据等级为 B）
有哮喘症状或需要使用 SABA 每周 2 次以上	低剂量 ICS（证据等级为 A）或其他选择如 LTRA 或茶碱
大多数天数有哮喘症状，有夜醒每周 1 次或 1 次以上，存在任何危险因素	中剂量 ICS（证据等级为 A）或低剂量 ICS/LABA（证据等级为 A）
严重的未控制的哮喘，或有急性发作	短程口服激素，同时开始维持治疗，可选择大剂量 ICS（证据等级为 A）或中剂量 ICS/LABA（证据等级为 D）

表 6-13 哮喘患者的分阶梯治疗方案

治疗方案	第1级	第2级	第3级	第4级	第5级
推荐选择控制药物	不需使用药物	低剂量 ICS	低剂量 ICS/LABA	中/高剂量 ICS/LABA	加其他治疗，如口服激素
其他选择控制药物	低剂量 ICS	LTRA 低剂量茶碱	中/高剂量 ICS 低剂量 ICS/LTRA（或加茶碱）	中/高剂量 ICS/LABA 加 LAMA 高剂量 ICS/LTRA（或加茶碱）	加 LAMA、IgE 单克隆抗体
缓解药物	按需使用 SABA	按需使用 SABA	按需使用 SABA 或低剂量布地奈德/福莫特罗或倍氯米松/福莫特罗	按需使用 SABA 或低剂量布地奈德/福莫特罗或倍氯米松/福莫特罗	按需使用 SABA 或低剂量布地奈德/福莫特罗或倍氯米松/福莫特罗

1. 初始药物治疗 为了达到最佳疗效，应在哮喘确诊后尽早开始规律的日常控制治疗，尽早吸入小剂量的 ICS 可以最大限度地改善肺功能。如果患者在发现哮喘症状的 2~4 年以后才开始治疗，那么对 ICS 的剂量需求会更高，同时出现肺功能降低的问题。研究发现，与已经开始 ICS 治疗的患者相比，没有开始使用 ICS 治疗的患者肺功能会出现长时间的恶化。在职业性哮喘中，尽早远离敏感物质，早治疗能提高恢复的可能性。一旦开始治疗，需要持续地对治疗方案进行评估、调整和监测，对药物治疗方案进行及时上调或下调以达到令人满意的控制效果，减少未来疾病加重风险、气流受限或药物不良反应的发生。患

者最好在开始治疗后每 1~3 个月评估 1 次疗效,其后除怀孕外每 3~12 个月评估 1 次,怀孕时应每 4~6 周评估 1 次。急性发作后,1 周内应安排评估随访。评估频次取决于患者初始控制治疗等级、对于之前治疗的反应,以及他们伴随行动计划进行自我管理的能力和意愿。表 6-14 归纳了成人和青少年哮喘初始治疗的推荐方案。

表 6-14 成人和青少年初始控制药物的推荐方案

症状	首选的初始控制药物
哮喘症状或 SABA 的使用需求 < 2 次 / 月;上个月末出现哮喘导致的夜醒;无哮喘加重的危险因素,包括去年未出现加重	无
偶有哮喘症状,但有 ≥ 1 个加重的危险因素,例如肺功能低,或者去年出现了加重需口服糖皮质激素,或 ICU 治疗	低剂量 ICS
哮喘症状或者 SABA 的使用需求在 2 次 / 月到 2 次 / 周之间,或者患者出现哮喘导致夜醒 ≥ 1 次 / 月	低剂量 ICS
哮喘症状或者 SABA 的使用需求 > 2 次 / 周	低剂量 ICS;其他疗效稍差的方案为 LTRA 或茶碱
大多时间都存在哮喘症状;或者哮喘导致的夜醒 ≥ 1 次 / 周,尤其是当存在加重的危险因素时	中等 / 高剂量 ICS,或者低剂量 ICS/LABA
初始哮喘表现为严重未控制的哮喘,或者有急性加重	短疗效口服糖皮质激素以及起始控制药物治疗,方案包括高剂量 ICS、中等剂量 ICA/LABA
在起始控制药物治疗前	
如果可能,记录哮喘诊断的证据	
记录患者的症状控制水平和危险因素,包括肺功能	
考虑影响智力选择的因素	
保证患者可以正确使用吸入器	
安排随访	
在起始控制药物治疗后	
2~3 个月后评估患者的反应,或者基于临床紧急性更早一些评估	
如果控制良好,且持续 3 个月,降级治疗	

哮喘持续控制 2~3 个月后可以考虑降阶梯治疗。如果患者治疗期间还出现哮喘症状持续发生或者在 2~3 个月内症状加重,那么在考虑升阶梯治疗前需排除以下几种可能性:①吸入装置使用错误;②依从性差;③在家庭或工作环境中持续暴露于过敏性物质如烟草,污染的空气,药物如 β 受体拮抗药、非甾体抗炎药(NSAIDs);④罹患可能影响呼吸系统或降低生活质量的并发症;⑤诊断错误。短期升级治疗方案(1~2 周)由临床医师或有书面哮喘行动计划的患者决定。针对采用低剂量倍氯米松 / 福莫特罗或布地奈德 / 福莫特罗作为维持和缓解治疗的患者应患者按日调整治疗方案。表 6-15 列出的是循序渐进的哮喘治疗方式。

表 6-15　循序渐进的哮喘治疗方式

	阶梯1	阶梯2	阶梯3	阶梯4	阶梯5
首先控制方案		低剂量 ICS	低剂量 ICS/LABA**	中 / 高剂量 ICS/LABA	考虑使用附加治疗如噻托溴铵[+]、奥马珠单抗等
其他控制方案	考虑低剂量 ICS	LTRA、低剂量茶碱*	中 / 高剂量 ICS[a]、低剂量 ICS+LTRA（或茶碱*）	加入噻托溴铵[+]、高剂量 ICS+LTRA（或茶碱*）	加入低剂量 OCS
缓解方案	按需使用 SABA		按需使用 SABA 或低剂量 ICS/ 福莫特罗[#]		

注：* 不适用于 12 岁以下的儿童；** 对于 6~11 岁的儿童，首选的治疗阶梯 3 是中等剂量的 ICS；# 对于采用低剂量布地奈德 / 福莫特罗或低剂量倍氯米松 / 福莫特罗维持以及缓解治疗的患者，低剂量 ICS/ 福莫特罗是其缓解药物；+ 对于既往有急性发作史的患者，通过雾化吸入器给予噻托溴铵是一种附加治疗，但它不适用于 18 岁以下的儿童。a 中国哮喘患者接受 GINA 推荐的高限 ICS 剂量的半量，也能获得与高限剂量相似的效果。

　　当实现哮喘良好控制，并维持该状态 3 个月后，可以考虑降低治疗等级，最终目标是寻找到能同时控制哮喘症状和急性发作，并且使副作用最小化的最低剂量。降阶梯治疗的目标是：①寻找最低级别的有效治疗方案，如能够持续控制症状和恶化、治疗费用最低、副作用最小；②鼓励患者坚持执行常规治疗方案，某些患者会因顾虑治疗的安全性或费用而不规律用药，告知如果每日坚持治疗可以降低药物剂量。降阶梯原则是：①哮喘症状控制良好并且肺功能稳定已经有 3 个月或更长时间，但是如果患者具有哮喘加重的高危因素或顽固性气流阻塞的原因，那么如果在没有密切监护的情况下不能降阶梯；②选择恰当的降阶梯时机（如无呼吸道感染、不是在旅行中、未妊娠）；③积极鼓励治疗中的患者记录其哮喘状态（症状控制情况、肺功能和危险因素），提供明确的指导、书面哮喘行动计划，确保患者治疗充分，如果有必要可以恢复到其原来的使用剂量，监测患者的症状和（或）PEF，制订随访计划；④大多数患者 3 个月内 ICS 吸入剂量逐渐下调 25%~50% 是可以接受的。具体降阶梯方案见表 6-16。

表 6-16　哮喘降阶梯治疗的一般推荐方案

目前所处阶段	当前给药方案	可选择的降阶梯治疗	证据级别
阶段 5	高剂量 ICS/LABA+OCS	（1）继续高剂量 ICS/LABA，减少 OCS 的剂量	D
		（2）根据痰液引导的方法减少 OCS	B
		（3）OCS 每日交替治疗法	D
		（4）用高剂量 ICS 替代 OCS	D
		（5）其他专业建议	D
阶段 4	（1）中 / 高剂量 ICS/LABA 维持治疗	（1）ICS/LABA 与 50% 剂量的 ICS 合用	B
	（2）中等剂量 ICS/ 福莫特罗维持治疗，并且还使用高剂量 ICS+ 另一种缓解药	（2）停用 LABA 可能会导致疾病恶化	A
		（3）减少 ICS/ 福莫特罗的维持剂量至最低有效剂量，小剂量 ICS/ 福莫特罗缓解药可以继续	D
		（4）ICS 的剂量降低 50%，另一种缓解药继续使用	B

目前所处阶段	当前给药方案	可选择的降阶梯治疗	证据级别
阶段3	（1）小剂量 ICS/LAB 维持治疗	（1）减少 ICS/LABA 至 1 次 / 天	D
	（2）小剂量 ICS/ 福莫特罗作为维持和缓解治疗方案	（2）停用 LABA 可能会导致疾病恶化	A
		（3）减少 ICS/LABA 至 1 次 / 天；如果需要，继续小剂量 ICS/ 福莫特罗缓解药治疗	C
	（3）中或高剂量 ICS	（4）ICS 的剂量降低 50%	A
阶段2	小剂量 ICS	（1）一天 1 次给药（布地奈德、环索奈德、莫米松）	A
		（2）降低 ICS 的剂量，同时加入 LTRA	B
		（3）降低 ICS 的剂量，同时加入 SABA，但这个建议证据不足	-
		（4）如果已经持续 6~12 个月无症状发生同时并无高危因素，可以考虑停用控制药。给患者提供书面哮喘执行计划并密切监测	D
		（5）不推荐成人完全停止使用 ICS，会增加哮喘加重的风险	A

2. 哮喘急性发作期的处理　哮喘急性发作是指患者喘息、气急、胸闷、咳嗽等症状在短时间内迅速加重，肺功能恶化，导致患者需要附加治疗措施。常见诱因有接触变应原、各种理化刺激物或上呼吸道感染等，部分哮喘发作也可以在无明显诱因的情况下发生。哮喘发作多见于治疗依从性差、控制不佳的患者，但也可见于控制良好的患者。哮喘急性发作的高危因素见表 6-17。

表 6-17　哮喘急性发作的高危因素

具有以下任何一个高危因素都会增加哮喘急性发作的概率：
（1）较高频率使用 SABA（超过 1×200 个剂量单位 / 瓶 / 月的使用将会增加死亡率）
（2）ICS 使用不足，包括未使用 ICS、依从性差或装置使用错误
（3）FEV_1 低，主要 < 60% 预计值
（4）支气管扩张后较高的可逆性
（5）重大心理、社会经济问题
（6）接触史：吸烟、变应原
（7）合并症：肥胖、慢性鼻窦炎、明确的食物过敏
（8）痰或血液中的嗜酸性粒细胞增多
（9）妊娠
其他主要的独立危险因素：
（1）曾因哮喘气管插管 /ICU 治疗
（2）过去 12 个月 ≥ 1 次发作

除了能够识别哮喘急性发作的高危因素外,还需甄别具有哮喘相关死亡风险的潜在患者,这样的患者人群需要医务工作者们记录下来并在其哮喘急性发作期间进行密切的随访。增加哮喘相关死亡风险的因素见表6-18。

表6-18　增加哮喘相关死亡风险的因素

(1)曾有需要插管和机械通气的几乎致命的哮喘史	(6)具有精神疾病或精神类问题的病史
(2)近12个月内有因哮喘的住院或急诊	(7)哮喘药物治疗依从性差,或对书面哮喘行动
(3)最近使用或刚停用(哮喘事件严重的标志)	计划的执行力较差
(4)近期未使用ICS	(8)哮喘患者出现食物过敏
(5)过量使用SABAs,尤其是超过1罐/月	

(1)轻、中度哮喘发作的处理:轻度和部分中度急性发作的哮喘患者可以在家庭中进行自我处理。SABA是缓解哮喘症状的最有效的药物,患者可以根据病情轻重每次使用2~4喷,直到症状缓解。但同时应该增加控制药物(如ICS)的剂量,增加的ICS剂量至少是基础剂量的2倍,最高剂量可达2000μg/d。如果控制药物是使用布地奈德/福莫特罗联合制剂,则可以直接增加吸入布地奈德/福莫特罗1~2吸,每天不超过8吸。若初始治疗和增加控制治疗2~3天后患者反应仍不完全;或者症状迅速加重,PEF或FEV占预计值%<60%;或者患者既往有突发重症哮喘急性发作史,应口服激素治疗,建议给予泼尼松龙0.5~1.0mg/kg或等效剂量的其他口服激素治疗5~7天。对于初始治疗1~2天自我评估治疗反应不佳,如哮喘症状使日常活动受限或PEF下降>20%达2天以上者,应及时到医院就诊,在医师指导下调整治疗。经过自我处理后,即使症状缓解的患者也建议到医院就诊,评估哮喘控制状况和查寻发作原因,调整控制药物的使用,预防以后的哮喘发作。根据2018年GINA发布的哮喘指南,对轻、中度哮喘急性发作的药物治疗如表6-19所示。

表6-19　轻、中度哮喘急性发作患者的药物治疗自我管理

所有患者:加用缓解药物,尽早加用如下列出的控制药物,并进行疗效评估;如果PEF或FEV_1<最好情况的60%或在48小时后没有改善,则可以继续使用缓解药物治疗、继续使用控制药物治疗、增加泼尼松龙40~50mg/d、联系医师

药物治疗选择	1~2周内哮喘恶化	证据级别
加用缓解药物:	● 增加SABA的给药频次	A
1. SABA	● 如果使用pMDI,建议加上储雾器(spacer)	A
2. 小剂量ICS/福莫特罗*	● 增加缓解药物的给药频次(福莫特罗的最大剂量能给至72μg/d)	A
加用控制药物:		
1. 维持和缓解治疗:ICS/福莫特罗*	● ICS/福莫特罗*继续维持给药,必要时增加给药剂量(福莫特罗的最大剂量能给至72μg/d)	A
2. 继续缓解药物ICS+SABA的治疗	● ICS至少加倍,考虑增加至ICS的最高剂量(相当于BDP每日最大2000μg的剂量)	B

药物治疗选择	1~2周内哮喘恶化	证据级别
3. 继续缓解药物 ICS/ 福莫特罗 +SABA 的治疗	• ICS/ 福莫特罗 4 倍剂量维持（福莫特罗的最大剂量能给至 72μg/d）	B
4. 继续缓解药物 ICS/ 其他 LABA+SABA 的治疗	• 逐步增加 ICS/ 其他 LABA 至最大剂量，或考虑单独加入 ICS 吸入剂（相当于 BDP 每日最大 2000μg 的剂量）	D
加用 OCS，并联系医师：OCS（泼尼松或泼尼松龙）	• 急性严重发作哮喘可加用 OCS（如 PEF 或 FEV$_1$ <个人最佳值或预测值的 60%），或治疗 48 小时后哮喘无改善	A
	• 成人：泼尼松龙 1mg/(kg·d)（每日最大剂量为 50mg），5~7 天；儿童：1~2mg/(kg·d)（每日最大剂量为 40mg），3~5 天	D
	• OCS 给药 2 周以内不需要梯度减量	B

注：*ICS/ 福莫特罗维持和缓解治疗方案：小剂量布地奈德或丙酸倍氯米松联合福莫特罗。这个方案在某些国家禁用于 12 岁以下的儿童

（2）中、重度急性发作的处理：中、重度急性发作患者应该按照以上介绍的哮喘发作的自我处理方法进行自我处理，同时尽快到医院就诊。首选吸入 SABA 治疗，给药方式可用压力定量气雾剂经储雾器给药或使用 SABA 雾化溶液经喷射雾化装置给药，两种给药方法改善症状和肺功能的作用相似。初始治疗阶段，推荐间断（每 20 分钟）或连续雾化给药，随后根据需要间断给药（每 4 小时 1 次）。吸入性 SABA（如沙丁胺醇或特布他林）较口服和静脉给药起效更快，不良反应更少。短效抗胆碱能药物仅推荐用于急性重度哮喘或经 SABA 治疗效果不佳的患者。重度患者还可以联合静脉滴注茶碱类药物治疗，一般氨茶碱的每日剂量不超过 0.8g，不推荐静脉推注氨茶碱。中、重度哮喘急性发作应尽早使用全身性激素，特别是对 SABA 初始治疗反应不佳或疗效不能维持，以及在使用口服激素的基础上仍然出现急性发作的患者。口服激素吸收好，起效时间与静脉给药相近，所以推荐中、重度急性加重首选口服给药，推荐用法为泼尼松龙 0.5~1.0mg/kg 或等效的其他激素。严重的急性发作患者或不宜口服激素的患者可以静脉给药，推荐用法为甲泼尼龙 80~160mg 或氢化可的松 400~1000mg/d 分次给药。地塞米松因半衰期较长，对肾上腺皮质功能的抑制作用较强，所以一般不推荐使用。静脉和口服给药的序贯疗法可减少激素用量和不良反应，如静脉使用激素 2~3 天后口服激素 3~5 天。雾化吸入激素的使用见轻、中度哮喘急性发作的处理。对有低氧血症（氧饱和度 < 90%）和呼吸困难的患者可给予控制性氧疗，使患者的氧饱和度维持在 93%~95%。大多数哮喘急性发作并非由细菌感染引起，应严格控制抗菌药物使用指征，除非有明确的细菌感染证据。治疗后 2~7 天内应安排患者再次就诊或随访，对疗效、依从性和装置使用的正确性等进行评估和记录，并给出相应的指导。根据 2018 年 GINA 发布的哮喘指南，对中、重度哮喘急性发作的药物治疗如表 6-20 所示。

表6-20 中、重度哮喘急性发作患者的药物治疗选择

对中、重度急性发作哮喘患者：应来院就诊，由医师经过查体、问诊和分析各项实验室指标综合评估哮喘发作的严重程度以确定药物治疗方案，必要时也可选择氧疗

药物治疗选择	说明
缓解药物SABA	• 轻、中度急性发作可选用pMDI+储雾罐
	• 1小时内每20分钟至少4~10喷
	• 1小时后可根据病情调整SABA的用量，如每3~4小时4~10喷至每1~2小时6~10喷或更多
OCS：泼尼松龙	• 病情恶化应立刻给予OCS或增加缓解药物和控制药物的剂量
	• 成人：1mg/kg，每日最大量不超过50mg；儿童：1~2mg/kg，每日最大量不超过40mg
	• 通常使用5~7天
	• 告知患者常见的副作用，如睡眠紊乱、食欲增加、反流和情绪变化
控制药物	• 对正在使用控制药物的患者，可在医师指导下继续加量使用2~4周
	• 患者近期若未使用控制药物治疗，可以建议开始常规含有ICS的药物治疗
抗菌药（不推荐）	如果没有明确的肺部感染证据（发热、浓痰或肺炎的影像学证据），目前尚无证据支持抗菌药物在哮喘急性发作中的作用

（3）急性重度和危重哮喘的处理：急性重度和危重哮喘患者经过上述药物治疗，若临床症状和肺功能无改善甚至继续恶化，应及时给予机械通气治疗，其指征主要包括意识改变、呼吸肌疲劳、$PaCO_2 \geq 45mmHg$ 等。对部分较轻的患者可试用经鼻（面）罩无创机械通气，若无创通气无改善则及早行气管插管机械通气。药物处理同前所述。

经初始足量的支气管舒张剂和激素治疗后，如果病情继续恶化需要进行再评估，考虑是否需要转入ICU治疗。初始治疗症状显著改善，PEF或FEV占预计值%恢复到个人最佳值60%以上者可回家继续治疗，PEF或FEV占预计值40%~60%者应在监护下回到家庭或社区医院继续治疗。严重的哮喘急性发作意味着过去的控制治疗方案不能有效地预防哮喘加重，或者是患者没有采用规范的控制治疗。患者缓解后出院时，应当检查患者的治疗依从性是否良好、是否能正确使用吸入药物装置，找出急性发作的诱因并去除或避免接触变应原，同时升级过去的治疗方案。对没有采用规范控制治疗的患者，应当给患者制订详细的长期治疗计划，进行适当的指导和示范，并给予密切监护、长期随访。

六、特殊人群哮喘的治疗

对于年龄＜5岁的儿童没有进行充分的研究，因此这个年龄组的许多建议是从年长的儿童和成人中推断出来的。FDA批准孟鲁司特钠用于6岁以下的儿童是依据安全性和药代动力学研究基础上的剂量，而不是在有效性的基础上。色甘酸钠雾化液用于2岁以下的儿童是建立在有效性结果的基础上的。FDA批准沙美特罗替卡松干粉吸入剂（50μg/100μg）用于4~11岁的儿童在很大程度上是建立在12岁以上患者的有效性数据和4~11岁哮喘患者的单一性及有效性研究的基础上。对于5~11岁的儿童来讲，ICS/LABA联合使用与中等剂

量的 ICS 相比,尽管能够使损伤部位得到改善,但尚未明确显示能够减少急性发作。最近研究显示,对于 6~17 岁的儿童来讲,无论与双倍剂量的 ICS 还是与孟鲁司特钠和 ICS 联用相比,LABA 和小剂量的 ICS 联用能够提高哮喘的整体控制程度。

老年人死于哮喘的风险最高。由于老年人患骨质疏松和白内障的风险增高,接受高剂量 ICS 的患者需要常规进行身高测量、骨密度测定和眼科检查,必要时进行骨质疏松的预防治疗。

约 7% 的孕妇受到哮喘的影响。产妇哮喘有增加围产儿死亡率、先兆子痫、早产和低出生体重儿的风险。风险的增加与哮喘的加重密切相关,而更好地控制哮喘与风险的降低密切相关。对哮喘药物安全性证据的系统评估结果显示,对于有哮喘的孕妇来讲,有效的药物治疗比使病情恶化更安全。适当地监测和控制哮喘能够使哮喘女性正常妊娠,而对母亲和胎儿几乎没有或没有风险。建议定期随访,并进行肺功能客观评估及症状的有效评价。小剂量 ICS 是妊娠期和哺乳期轻度持续性哮喘的首选,如果哮喘不能很好地控制,可以加入一种 LABA。ICS 常首选布地奈德,主要是因为它有大量的安全性数据,而且数据非常可靠。沙丁胺醇被认为是抢救治疗的首选药物。对于可能会加重哮喘的疾病也应积极治疗,如过敏性鼻炎和鼻窦炎。

哮喘是一种复杂的疾病,具有多种临床表现。哮喘的确切机制尚未明确,可能是一组异质性疾病的常见表现。哮喘反应的特点是支气管痉挛、黏液分泌过多和产生炎症,其中炎症在诱导和维持气道高反应性中起着核心作用,并受到广泛的重视。哮喘治疗的目的是尽可能地使患者的生活正常化,防止慢性的不可逆转的肺部改变。药物是控制哮喘疾病的主体。药物治疗的目标是用最小剂量的药物来尽可能地完全控制疾病。对患者应加强随访并严格监测药物可能的不良反应。虽然死于哮喘是一种罕见的事件,但这最常见的死亡原因是由于患者或临床医师的评估严重不足,第二个常见的原因是治疗不足。任何疗法的基石是教育,并认识到大多数哮喘死亡是完全可以避免的。

参 考 文 献

[1] 中华医学会呼吸病学分会哮喘学组.支气管哮喘防治指南(2016 年版).中华结核和呼吸杂志,2016,39(9):675-697.

[2] DIPIRO J T, TALBERT R L, YEE G C, et al. Pharmacotherapy. 9th ed. New York: McGraw-Hill, 2014.

[3] 冯晓凯,林江涛.我国支气管哮喘患病情况及相关危险因素的流行病学调查.北京:中国医学科学院北京协和医学院博士研究生学位论文,2013.

[4] 中华医学会儿科学分会呼吸学组.儿童支气管哮喘诊断与防治指南(2016 年版).中华卒中杂志,2016,54(3):167-181.

[5] THOMSEN S F, VAN DER SLUIS S, STENSBALLE L G, et al. Exploring the association between severe respiratory syncytial virus infection and asthma: a registry-based twin study. Am J Respir Crit Care Med, 2009, 179(12): 1091.

[6] HÅLAND G, CARLSEN K C, SANDVIK L, et al. Reduced lung function at birth and the risk of asthma at 10 years of age. N Engl J Med, 2006, 355(16): 1682.

[7] WEISS S T, SPEIZER F E. Epidemiology and natural history//WEISS E B, STEIN M. Bronchial Asthma Mechanisms and Therapeutics. 3rd ed. 1993: 15.

[8] WEISS K B, GERGEN P J, WAGENER D K. Breathing better or wheezing worse? The changing epidemiology of asthma morbidity and mortality. Annu Rev Public Health, 1993, 14: 491.

[9] WEINMAYR G, WEILAND S K, BJÖRKSTÉN B, et al. Atopic sensitization and the international variation of asthma symptom prevalence in children. Am J Respir Crit Care Med, 2007, 176(6): 565.

[10] CAMARGO C A Jr, RIFAS-SHIMAN S L, LITONJUA A A, et al. Maternal intake of vitamin D during pregnancy and risk of recurrent wheeze in children at 3 y of age. Am J Clin Nutr, 2007, 85(3): 788.

[11] DEVEREUX G, LITONJUA A A, TURNER S W, et al. Maternal vitamin D intake during pregnancy and early childhood wheezing. Am J Clin Nutr, 2007, 85(3): 853.

[12] ERKKOLA M, KAILA M, NWARU B I, et al. Maternal vitamin D intake during pregnancy is inversely associated with asthma and allergic rhinitis in 5-year-old children. Clin Exp Allergy, 2009, 39(6): 875.

[13] 陈灏珠, 林果为, 王吉耀. 实用内科学. 13 版. 北京: 人民卫生出版社, 2013.

[14] 中华医学会呼吸病学分会哮喘学组, 中国哮喘联盟. 支气管哮喘急性发作评估及处理中国专家共识. 中华内科杂志, 2018, 57(1): 4-14.

[15] Global Strategy for Asthma Management and Prevention (2018 update). Global initiative for asthma(GINA), 2018.

[16] LÖTVALL J. Pharmacological similarities and differences between beta 2-agonists. Respir Med, 2001, 95 (Suppl B): S7-11.

[17] https://www-uptodate-com.elibrary.einstein.yu.edu/contents/image? imageKey=PULM%2F68683&topicKey=PULM%2F558&search=β 受体激动剂 &rank=1~150& source=see_link.

[18] 陈新谦, 金有豫, 汤光. 新编药物学. 17 版. 北京: 人民卫生出版社, 2011.

第三篇 标准案例

学 习 说 明

一、课程时间

4学时。

二、课程目标

完成案例学习后,药师应达到以下要求:

1. 掌握药物治疗管理的核心组成部分。

2. 掌握药物治疗管理模式中的五大要素。

3. 引用可以描述开展药物治疗管理的数据。

4. 讨论能够影响药物治疗管理的质控内容。

5. 根据慢性疾病患者的需求,能够对其药物治疗、生活方式、精神状态和健康管理提出建议。

6. 列出7项药物相关问题并提出解决方案。

7. 描述在提供药物治疗管理时,使用临床实践指南的影响因素及解决策略。

8. 熟悉老年患者中普遍发生的药效学及药动学的变化。

9. 熟悉老年患者发生药物相关问题的危害性,并能给出减少危害发生的策略。

10. 熟悉辨别低健康知识患者的方法。

11. 掌握与患者开放交流的能力,包括进行开放 - 闭合式提问和聆听技巧。

12. 掌握药物治疗管理药师的文化素养的核心内容和完善途径。

13. 熟悉跨领域模式改变理论中的行为变化识别与对策。

14. 掌握动机访谈中的沟通过程。

15. 掌握帮助功能障碍患者的沟通技巧。

16. 掌握如何在访谈前收集患者的相关信息。

17. 掌握开始访谈的技巧。

18. 掌握药物相关问题(MRPs)的系统分类方法。

19. 掌握评估老年患者经肾代谢药物的剂量调整。

20. 掌握药物治疗问题优先排列策略。

21. 掌握个人药物记录及药物有关行动计划的制订。

22. 掌握评估患者与药物有关需求的步骤。

23. 掌握制订访谈详细记录。

24. 掌握 SOAP 药历的书写。

25. 掌握患者追踪治疗计划的制订。

26. 掌握17种慢性病的临床治疗学、药理学、治疗指南。

27. 掌握评测工具的使用。

28. 掌握常用药学资源(网站、工具书、手机应用、社交平台)的使用。

29. 可以独立完成药物治疗管理。

第七章　高血压案例

第一节　案例学习指南

一、教学提要

进行该案例学习前,药师通过自学应掌握的内容如下:

(一)治疗学

1. 掌握高血压的降压治疗最新指南。
2. 掌握基于患者合并的其他疾病选择最佳的降压方案。
3. 掌握合并高脂血症患者的降脂目标。
4. 了解痛风的疼痛控制及升高尿酸的药物。
5. 了解降脂药物与降压药物的相互作用。
6. 为接受降压治疗的高血压患者设定适当的药学监护计划。
7. 为患者提供降压药物治疗的用药教育和生活方式调整方法。

(二)方法学

1. MTM 标准的 5 个步骤,临床思维方式(4/7/32),MRPs 识别与权重,各种医疗文书MRP、MAP、SOAP 表的填写原则。

2. 掌握如何评估患者的健康素养、开放性问题和闭合性问题的提问方式;如何向医师提出您的治疗建议并使其接受您的治疗建议。

3. 药学资源的使用,如网站、APP(Lexicomp、UpToDate)、口袋书、微信平台。

4. 沟通与交流,如动机性面谈、开放式问题的设计与使用。

5. 评测工具,如健康素养、老年人群(Beers、STOPP)、依从性等。

(三)患者健康教育的内容

疾病、药物、生活方式(膳食、运动)。

二、本章内容

高血压合并高尿酸血症案例1例。

三、教学方法

点评、小组讨论、课堂互动与角色演练等多种形式相结合的教学方式。

第二节　案例学习

高血压案例

主诉：

足部疼痛 2 日。

现病史：

患者，男，46 岁，IT 工程师，每日静坐工作时间 10~12 小时，每周运动 1 次。半个月前因工作紧张，压力大，血压 155/95mmHg。1 周前医生加用氢氯噻嗪 25mg qn。夜间尿频，睡眠差，自觉白日工作时乏力。2 天前饮酒后，夜间突然出现右足跖趾关节疼痛，伴局部红肿，行走困难，服用布洛芬后症状减轻，为进一步治疗 2017 年 5 月 11 日就诊于北京某医院药学门诊。5 年前因劳累后出现头昏、头痛，当时不伴胸痛、呼吸困难、心悸等，血压 165/110mmHg，住院 1 周治疗。出院后服用左旋氨氯地平治疗后症状消失，血压平素控制在 120/80mmHg，但未规范监测血压。3 个月前查出高胆固醇血症，服用辛伐他汀 20mg qd，近半个月出现双侧肩背部酸痛。患者半个月前因工作紧张，压力大，服用上述药物症状仍不能控制，自测血压 155/95mmHg。2 天前大量饮酒夜间突然出现右足跖趾关节疼痛，伴局部红肿。

既往史：

高血压 5 年，服用左旋氨氯地平 2.5mg qd，近 1 周服用氢氯噻嗪 25mg qd。高尿酸血症 8 年，每年痛风发作 4~6 次，间断服用苯溴马隆。高胆固醇血症 3 个月，服用辛伐他汀 20mg qd。偶尔服用红曲米粉 8g/d。过敏性鼻炎 10 年，间断使用氯麻滴鼻剂。

家族史：

父亲有高尿酸血症，死于脑卒中；母亲有高血压、高血脂、冠心病；哥哥有高血压和高胆固醇血症。

个人史：

结婚 25 年，有一儿一女，均体健。吸烟，每天 20 支。偶尔饮酒，每周 2~3 次，每次 3~4 两。

过敏史：

磺胺类药物过敏。

体格检查：

体温 36.7℃，心率 83 次/分，呼吸 20 次/分，血压 155/98mmHg。

体型偏胖，身高 173cmm，体质量 88kg，体质指数 29.4kg/m^2。

右足第一跖趾关节肿胀，压痛明显，右足背红肿，关节表面不平。

实验室检查：

血尿酸 UA：815μmol/L；血常规 WBC：10.2×10^9/L，余未见异常；血糖：5.7mmol/L；血脂 TG：3.2mmol/L、TC：7.5mmol/L、LDL-C：4.6mmol/L；血肌酐 Cr：132.6μmol/L（1.4mg/dl）；肌酸激酶 CK：436mmol/L；血钠：123mmol/L。

诊断：

高血压；高尿酸；高脂血症。

说明：以下为本案例的学习及思考过程，将原本的五个工作步骤细分为十个，第十一步为扩展学习部分，不算在工作步骤里。其中第一步"信息收集"、第二步"与患者沟通"对应工作过程的"信息收集"部分；第三步"分析 MRPs"、第四步"药物治疗问题权重排序策略"对应"分析评估"部分；第五步"制定方案"、第六步"与患者面谈"、第七步"调整 PMR、制定患者行动计划（MAP）"对应"计划制定"部分；第八步"转诊、与医生沟通"对应"计划执行"部分；第九步"记录、归档"、第十步"随访与干预"对应"跟踪随访"部分。

一、信息收集

请根据以上案例以及附表 7-1 和附表 7-2 的内容，以角色扮演的形式还原药师收集患者信息以及获得授权/许可的场景。

二、与患者沟通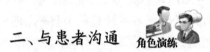

为了解患者，建立治疗关系，可通过面谈、电话或网络的形式向患者介绍 MTM 服务，并答疑解惑，澄清问题。以角色扮演的形式还原该场景。

三、分析 MRPs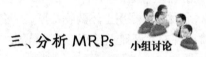

试分析该患者目前存在哪些药物治疗问题？依据是什么？进行小组讨论，得出结论（图 7-1）。

◆ 提示：4 类/7 项/32 个原因

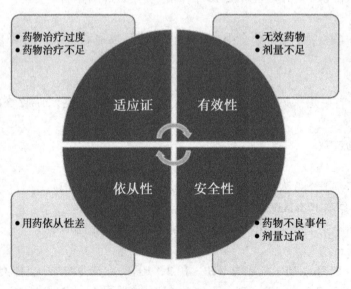

图 7-1 MRPs 分析

参考表 7-1 形式进行思考：

表 7-1 药物治疗相关问题 MRP

疾病/医疗问题	药物	适应证	有效性	安全性	依从性

四、药物治疗问题权重排序策略 小组讨论

请对发现的药物治疗问题的权重进行排序,并分别列出解决方案。进行<u>小组讨论</u>,得出结论。

权重排序的注意事项:

- 一气呵成 *vs* 循序渐进
- 轻重缓急
- 临床因素
- 患者预期
- 潜在 MRP *vs* 实际 MRP

参考表 7-2 形式进行思考:

表 7-2 药物治疗相关问题 MRP

疾病/医疗问题	药物	实际/潜在MRP	权重(高/中/低)	解决方案

五、制订方案

请制订患者的下一步药物治疗及监护计划。进行<u>小组讨论</u>,得出结论。

- 提示:
  - 范畴:
    药物整合
    建议免疫接种,建议医生调整治疗方案
    患者教育
    转诊
  - 个性化
  - 精准
  - 以患者为中心

1. 该患者的综合控制目标是什么？为什么？
   急性并发症
   慢性并发症
2. 风险因素控制目标
   血压
   血尿酸
   血脂
   肌酸激酶
   其他
3. 药物治疗
   调脂药
   降压药
   他汀类药物
   降尿酸药物
   其他
4. 非药物治疗
   医学营养治疗
   运动治疗
   提高依从性：定时药盒、闹铃、教育家属……
5. 自我监测
   监测血压、血脂、血尿酸……

表 7-3　药物相关行动计划 MAP

患者姓名	××
医生（电话）	××
药房 / 药师（电话）	××
制定日期	××

为了帮助您获得最佳药物治疗效果，现将重要的执行计划列为下表；
该列表可以帮助您和您的药师或医生管理您服用的药物，您可以在每一项旁边的空格中记录您的完成情况。

计划步骤→我需要做什么……		记录：我做了什么？什么时候做的？……	
	行动步骤	是否完成	完成时间
☐		是　否	
☐		是　否	
☐		是　否	

六、与患者面谈 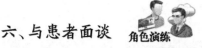 角色演练

请根据本案例内容,以<u>角色扮演</u>的形式模拟 MTM 药师与患者面谈的过程。

(请学员在课前填写表格《患者用药记录表》,并将填写好的表格带到课堂上)

◆ 提示:在与患者沟通的过程中,注意使用动机访谈、跨学科模式等,并设计适宜的问题。

1. 提前准备

熟悉你的患者:基本情况、疾病、药物

个人用药清单(PMR)
- 咨询前完成,在咨询后进行更新
- 供患者个人及其他医务人员使用

设计问题,补充完善

2. 了解患者的需求和预期

放在首位

患者迫切需要解决的问题的权重

决定因素:文化水平/背景、健康素养、听说能力等

3. 语言方式和患者的理解能力相匹配

4. "共情"(empathy)

5. 通过谈话与患者建立/维护治疗关系

6. 注意该过程是谈话,而非一问一答

7. 使用开放式问题

您平时是怎么吃药的?

您觉得这个药的效果怎么样?

您吃这个药的时候遇到过什么样的问题或副作用?

您每周漏吃几次这个药?

对于这个药您有什么疑问吗?

有哪些办法可以提示您服药?

8. 使用"动机访谈"的技巧

提高依从性

七、调整 PMR、制订患者行动计划(MAP)

请根据本案例内容,在访谈后调整 PMR 表格,并为该患者制订行动计划(MAP)。进行<u>小组讨论</u>,得出结论。

(请学员提前填写表 7-3《药物相关行动计划》,并将填写好的表格带到课堂上)

◆ 提示:制订计划的注意事项:

1. 患者主导
- 放在首位
- 患者迫切需要解决的问题的权重
- 决定因素:文化水平/背景、健康素养、听说能力等

2. 个性化

3. 精准

4. 患者理解,实施,记录

5. 从易到难,循序渐进

八、转诊、与医生沟通

患者打算预约神经内科及心血管门诊,请为患者填写转诊单及需要与医生沟通的相关信息,并以角色扮演的形式进行模拟药师与医生的沟通场景。

(请学员在课前填写表格《医生沟通表》,并将填写好的表格带到课堂上)

九、记录、归档

请以SOAP的方式记录患者此次MTM服务的具体内容。进行小组讨论,得出结论。

(请学员在课前填写表格《患者药物治疗管理SOAP记录》,并将填写好的表格带到课堂上)

- 内部:SOAP描述、评估、分析,不逾矩
  - 简洁,准确
  - 委婉,具体
  - P——描述患者后期的所有监护计划,不仅是此次的患者行动计划

十、随访与干预

后期该患者的具体随访内容都包括哪些?进行小组讨论,得出结论。

- 血尿酸
- 血压
- 血脂
- 肌酸激酶
- 痛风症状是否改善
- 肩部肌肉酸痛是否改善
- 饮食
- 运动
- 依从性
- 转诊、就医情况

十一、扩展:对MTMs的掌握程度

结合各自医院的实际情况讨论该患者接受MTM服务的可行性?流程中存在什么问题?可能的解决方法有哪些?进行小组讨论,得出结论。

附　表

附表 7-1　患者健康信息表

填表日期：2017.5.11

患者信息	
一般信息	姓名 孙*　　性别 ☑男　□女　　联系电话 135******** 出生日期 1971.3.7　婚姻状况 ☑已婚　□未婚　□离异　□丧偶 家庭住址北京市 **区
您平时的就诊医生	北京 ** 医院心内科刘 * 医生
最近一次体检时间	2016 年 12 月 5 日
家族史和既往史	
家族史（包括父母、兄弟、姐妹、祖父母）	☑高血压　□糖尿病　□高脂血症　□高尿酸血症/痛风　☑心脏病　☑脑卒中 □肾病　□肝炎　□胃炎/胃溃疡　□癌症 □哮喘　□慢阻肺　□抑郁症　□其他高尿酸血症
既往病史	☑高血压　□糖尿病　□高脂血症　□高尿酸血症/痛风　□脑梗死　□冠心病 □心律失常　□肾病　□胃炎/胃溃疡　□肝炎　□癌症　□哮喘　□慢阻肺 □甲亢/甲减　□抑郁症 □焦虑　□失眠　□骨质疏松　□胃炎/胃溃疡 □其他过敏性鼻炎、高尿酸血症
既往手术史	心脏：□支架　□搭桥　□起搏器 支架：□颈动脉　□肾动脉 关节置换：□髋关节　□膝关节 移植术：□肾移植　□肝移植　□骨髓移植 □其他
过敏史 （药物和食物）	磺胺药物过敏, 皮疹
药物不耐受 （既往用药副作用）	□恶心　□呕吐　□便秘　□腹泻　□腹痛　□失眠　□头晕 □肌痛　□肝功能异常　□其他
现有症状描述	
如果您有下列症状，请在相应处划√，如果没有，选择"无"	
体质	□体重减轻　□盗汗　☑体重增加　☑疲劳　□其他　□无
五官	□视力问题　□重影　□青光眼　□白内障　□其他　□无 □听力障碍　□耳鸣　□耳痛　□眩晕　□其他　□无 □鼻塞　□流涕　□鼻血　□鼻炎　□其他　□无 □咽炎　□喉咙痛　□声嘶　□牙龈出血　□其他过敏性鼻炎　□无
内分泌	□肾上腺增生　□糖尿病　□甲状腺问题　□其他　☑无
呼吸系统	□呼吸急促　□咳嗽　□咳痰　□哮喘　□其他　□无
心血管	☑高血压　□心律失常　□心悸　□腿肿　□平躺时呼吸困难 □其他　□无

续表

消化系统	□恶心/呕吐　□便秘　□腹泻　□烧心　□胃食管反流 □胃肠溃疡　□肝炎　□其他　☑无
泌尿生殖系统	☑尿频　□尿痛　□血尿　□尿失禁　□其他　□无
肌肉骨骼系统	□关节痛　□肌无力　□关节炎　□肌肉抽筋　□其他肩背部肌肉痛　□无
神经系统	□偏头痛　□头痛　□癫痫　□麻木　□震颤　□晕厥 □其他　☑无
血液淋巴系统	□出血　□血栓　□淋巴结肿胀　□其他　☑无
免疫系统	□过敏　□皮疹　□风湿/类风湿　□其他　☑无
心理	□抑郁　□烦躁　□焦虑　□嗜睡　□睡眠障碍　□其他　☑无
社会史	
您同谁一起生活？☑丈夫/妻子　□孩子　□父母　□独居　□其他	
是否有工作？□否　☑是,工作单位**网络公司　　职位项目经理	
是否吸烟或其他形式的烟草？□否　□是(如果是,一天____包)	
曾经吸烟吗？□否　☑是(如果是,一天1包,持续了10年,什么时候戒的？____年)	
是否饮酒？□否　☑是(如果是,饮酒的一般量2~3次/月,150ml/次)	
是否喝酒精饮料？☑否　□是(如果是,一般____次/月,____ml/次,持续了____年,____年戒酒)	
每周锻炼1~2次,每次30分钟,锻炼形式：□跑步　☑走路　□爬山　□跳舞　□其他	
免疫接种史	
是否接种以下疫苗？	
流感　□否　☑是2015年肺炎球菌□否　□是____年	
其他	
关于健康和疾病情况您最关心的问题是？ 能不能彻底治好疾病,不再服药？	
关于药物治疗您最关心的问题是？ 目前药物是否有效,是否需要调整药物？	
希望我们帮您解决哪些问题？ 痛风脚趾太疼,有没有止痛效果好的药物？	

附表 7-2　患者预约信息采集表

填表日期：2017.5.11

患者信息
姓名：孙*　　性别：☑男　□女　　　联系电话：135******** 身份证号码：****************** 家庭住址：北京市东城区
医保类型：☑医保(北京)　　□医保(外地)　　□自费　　□新农合　　□其他

病史(请列出目前或曾经有过的任何疾病):

高血压 5 年,高尿酸血症 8 年

目前治疗药物(包括所有的处方药、非处方药、中药、保健品等)

药名 / 规格	使用方法	治疗目的	治疗疗程
左旋氨氯地平	2.5mg, qd	高血压	5 年
苯溴马隆	50mg, qd(间断服用)	高尿酸血症	8 年
辛伐他汀	20mg, qd	高胆固醇血症	3 个月
氯麻滴鼻剂	2~3 滴, prn	过敏性鼻炎	10 年
氢氯噻嗪	2.5mg, qd	高血压	1 周
过敏药物名称	过敏时的表现		
增效联磺	服药半小时后手背和上臂出现红色斑丘疹		
医生信息			
医生姓名:刘医生	医院:北京 ** 医院	科别 / 专业:心内科	电话:***********

就诊医疗机构

名称:	电话:
北京 ** 医院	***********

您是否有视力问题? □否　　☑是近视

您是否有听力问题? □否　　□是

您自己能独立填写此表格吗? ☑能　　□不能

您是否需要有人协助完成药师咨询? □是　　☑否(如果需要,请在最后一页的相应位置签字)

您能完全理解用药指导(书面或口头)吗? ☑能　　□不能

您觉得疾病对生活质量产生了怎样的影响? 疼痛影响睡眠和日常生活

请回答"是"或"否",并尽量给予说明:

是否有时忘记服药? ☑是　　□否

在过去 2 周内,是否有一天或几天忘记服药? ☑是　　□否

治疗期间,当感觉症状加重或出现其他症状时,是否未告知医生而自行减少药量或停止

　服药? □是　　☑否

外出旅行或长时间离家时,您是否有时忘记随身携带药物? ☑是　　□否

昨天您服药了吗? □是　　☑否

当觉得自己的病情已经得到控制时,您是否停止过服药? ☑是　　□否

是否觉得执行治疗计划有困难? □是　　☑否

要记住按时按量服药很难吗? □从不　　☑偶尔　　□有时　　□经常　　□所有时间

续表

营养状况

身高173cm   体重88kg

您认为的最佳体重应该是73kg(您的最高体重是88kg,最低体重是77kg)

一年前体重是83kg,过去1年的体重变化为 ±5kg

平时不吃正餐的频率是:□ 3~4次/周   □ 1次/周   ☑极少

通常的进餐时间是:早餐7:30am/pm,午餐12am/pm,晚餐7~8pm,有加餐

1. 每周吃快餐或加餐的频率是:□ 4次或更多   ☑ 1~3次   □极少

2. 每日吃多少蔬菜或水果? ☑ 2份或更少   □ 3~4份   □ 5份或更多

3. 每日摄入可乐、果汁等含糖饮料(无糖饮料除外):□ 3份或更多   ☑ 1~2份   □极少

4. 请写出昨天进食的所有食物和饮料

6am~6pm:2个馒头、2两排骨、1两鱼肉、1瓶可乐、1份芹菜、1份冰激凌

6pm~6am:1份甜点、1碗米饭、2瓶啤酒、3两涮羊肉、2两蔬菜

对于不应与食物同时服用的药物,您是如何与进食隔开的?

您是否食用葡萄柚? □是   ☑否

请描述您的日常活动:

1. 一般几点起床? 6am

2. 一般几点睡觉? 12pm

3. 入睡困难吗? ☑是   □否

夜间睡眠如何? 近1周尿频,起夜增加,近1周睡眠差

4. 是否服用安眠药物助眠? □否   ☑是,药名:艾司唑仑

以下时间段的主要活动内容是:

a. 上午:电脑前3~4小时   b. 下午:电脑前3~4小时   c. 晚上:偶尔散步1000~2000步

跌倒过吗? □是   ☑否   现在仍在开车吗? ☑是   □否

日常生活有人照料吗? ☑是   □否   如果有人照料,照料人是:妻子

愿意与照护人讨论您的药物治疗和医疗护理吗? ☑是   □否

如果许可由您的照护人协助完成药物治疗评估,请签字:孙文

照护人的姓名和电话(如果有)姓名:李*,电话:***********

签名:孙文

第八章 卒中案例

第一节 案例学习指南

一、教学提要

进行该案例学习前，药师通过自学应掌握的内容如下：

（一）治疗学

1. 掌握该案例中涉及的所有慢性疾病。例如该患者的共患疾病包括脑卒中、高血压、高脂血症、房颤、前列腺增生、老年综合征和潜在抑郁等。学员需要自学教材中的脑卒中资料，同时要自学《药物治疗学》"Pharmacotherapy a Pathophysiologic Approach" by Dipiro 第 9 版中的其他相关章节，并组织小组讨论。

2. 掌握该案例相关的所有药物信息，如脑卒中二级预防用药、降压药、降脂药、房颤用药及前列腺增生用药等，熟悉其分类、作用机制、药动学和药效学特点、不良反应及与同类药物的区别等。

3. 临床指南的批判性使用。

（二）方法学

1. MTM 服务的 5 个标准步骤、临床思维方式（4 类 /7 项 /32 个问题）、MRPs 的识别与权重。

2. 药学资源的使用，如网站、APP（Lexicomp、UpToDate）、口袋书、微信平台等。

3. 沟通与交流，如动机性面谈、行为转变理论的应用、开放式问题的设计与使用。

4. 评测工具，如健康素养、老年人群（Beers、STOPP、START）、依从性等。

（三）患者健康教育的内容

疾病、药物、生活方式（膳食、运动）。

二、本章内容

脑卒中案例 1 例。

三、教学方法

点评、小组讨论、课堂互动与角色演练等多种形式相结合的教学方式。

第二节 案例学习

卒中案例

主诉:

不能移动右胳膊和右腿2小时。

现病史:

患者,男,76岁。主因"右上肢和右下肢无力、发音含糊不清"入急诊。患者诉清晨5点到厨房吃东西,之后返回床上,未睡着,直至6点。这时他发现不能移动右胳膊和右腿,当他尝试离开床边时摔倒在地。他的女儿发现他躺在地上,立即将他送至急诊救治。患者2周前,曾有想说话但说不出来的经历,这种状况持续了2分钟,但并未再发。

既往史:

高胆固醇血症20余年;高血压10余年;房颤5年;前列腺增生5年。

家族史:

无特殊。

个人史:

2年前丧偶;吸烟,每天1包,54年;有饮酒史。

系统回顾:

轻微头痛:主诉复视和吐字不清。

药物史:

华法林2mg,睡前服;辛伐他汀20mg,睡前服;氨氯地平5mg,晨服;胺碘酮200mg,晨服;阿司匹林100mg,晨服;非那雄胺片5mg,晨服。

过敏史:

不详。

体格检查:

一般状况:发育及营养状况良好。

生命体征:T 36.8℃,BP 189/108mmHg,P 111次/分,R 22次/分,体重81kg,身高173cm。

皮肤:温暖,干燥。

五官:瞳孔等大等圆,对光反射存在;无眼球震颤,检眼镜检查显示小动脉狭窄(+);无渗血、出血或视盘水肿。

颈部/淋巴结:无颈动脉杂音、无淋巴结病、甲状腺正常。

胸部:呼吸音清晰。

心脏:心音正常,无心脏杂音。

腹部:无压痛及反跳痛,肠鸣音正常。

肌肉骨骼/四肢:外周脉搏正常,无杵状指及水肿。

神经系统:神志和定向力正常,对时间无定向力,巴宾斯基征阴性。

肌力:右上肢3/5,左上肢5/5;右下肢3/5,左下肢5/5。

感觉系统:痛觉和触觉正常。

实验室检查：

血生化：Na 143mmol/L，K 4.2mmol/L，Cl 101mmol/L，Chol 8.6mmol/L，LDL 2.8mmol/L，BUN 1.28mmol/L，Scr 106μmol/L，GLU 5.83mmol/L。

血常规：WBC 6.7×10^9/L，Hgb 176g/L，Hct 51.5%，PLT 240×10^9/L。

凝血指标：INR 1.6。

心电图：正常节律；心率 111 次 / 分。

CT：无出血迹象。

颈动脉超声：正常血流。

诊断：

左大脑半球急性缺血性脑卒中；高血压；高胆固醇血症；房颤；前列腺增生。

说明：以下为本案例的学习及思考过程，将原本的五个工作步骤细分为十个，第十一步为扩展学习部分，不算在工作步骤里。其中第一步"信息收集"、第二步"与患者沟通"对应工作过程的"信息收集"部分；第三步"分析 MRPs"、第四步"药物治疗问题权重排序策略"对应"分析评估"部分；第五步"制定方案"、第六步"与患者面谈"、第七步"调整 PMR、制定患者行动计划（MAP）"对应"计划制定"部分；第八步"转诊、与医生沟通"对应"计划执行"部分；第九步"记录、归档"、第十步"随访与干预"对应"跟踪随访"部分。

一、信息收集 角色演练

患者于 2015 年 12 月 3 日由家属陪同初次来到 MTM 门诊进行预约，请根据以上案例以及附表 8-1 和附表 8-2 的内容，以<u>角色扮演</u>的形式还原药师收集患者信息以及获得授权 / 许可的场景。

二、与患者沟通 角色演练

为了解患者，建立治疗关系，可通过面谈、电话或网络的形式向患者介绍 MTM 服务，并答疑解惑，澄清问题。以<u>角色扮演</u>的形式还原该场景。

三、分析 MRPs 小组讨论

试分析该患者目前存在哪些药物治疗问题？依据是什么？进行<u>小组讨论</u>，得出结论（图 8-1）。

◆ 提示：4 类 /7 项 /32 个原因

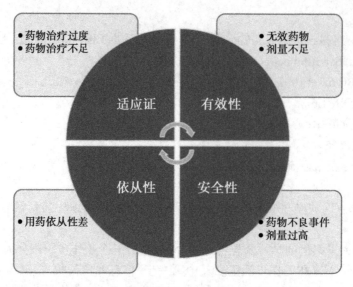

图 8-1　MRPs 分析

参考表 8-1 形式进行思考：

表 8-1　药物治疗相关问题 MRP

疾病/医疗问题	药物	适应证	有效性	安全性	依从性

四、药物治疗问题权重排序策略

请对发现的药物治疗问题的权重进行排序，并分别列出解决方案。进行**小组讨论**，得出结论。

权重排序的注意事项：

- 一气呵成 *vs* 循序渐进
- 轻重缓急
  - 临床因素
  - 患者预期
- 潜在 MRP *vs* 实际 MRP

参考表 8-2 形式进行思考：

表 8-2　药物治疗相关问题 MRP

疾病/医疗问题	药物	实际/潜在MRP	权重(高/中/低)	解决方案

五、制订方案 小组讨论

请制订患者的下一步的药物治疗及监护计划。进行<u>小组讨论</u>,得出结论。

◆提示:

- 范畴:

  药物重整

  建议免疫接种,建议医生调整治疗方案

  患者教育

  转诊

- 个性化

- 精准

- 以患者为中心

1. 该患者的综合控制目标是什么?

   通过合理的药物治疗及风险因素控制,防止卒中再次发生。

2. 风险因素控制目标

   血压

   血脂

   房颤

   其他

3. 药物治疗

   阿司匹林

   他汀类药物

   降糖药

   神经保护药

   其他

4. 非药物治疗

   运动

   饮食

   吸烟

   监测血糖、血压、心率

   定时药盒

   其他前列腺增生药物

5. 自我监测

   监测血糖、血压、血脂……

六、与患者面谈 角色演练

请根据本案例内容,以<u>角色扮演</u>的形式模拟 MTM 药师与患者面谈的过程。

(请学员在课前填写表格《患者用药记录表》,并将填写好的表格带到课堂上)

◆ 提示：在与患者沟通的过程中，注意使用动机访谈、跨学科模式等，并设计适宜的问题。

1. 提前准备

    熟悉你的患者：基本情况、疾病、药物

    个人用药清单（PMR）

    - 咨询前完成，在咨询后进行更新
    - 供患者个人及其他医务人员使用

    设计问题，补充完善

2. 了解患者的需求和预期

    放在首位

    患者迫切需要解决的问题的权重

    决定因素：文化水平／背景、健康素养、听说能力等

3. 语言方式和患者的理解能力相匹配

4. "共情"（empathy）

5. 通过谈话与患者建立／维护治疗关系

6. 注意该过程是谈话，而非一问一答

7. 使用开放式问题

    您平时是怎么吃药的？

    您觉得这个药的效果怎么样？

    您吃这个药的时候遇到过什么样的问题或副作用？

    您每周漏吃几次这个药？

    对于这个药您有什么疑问吗？

    有哪些办法可以提示您服药？

8. 使用"动机访谈"的技巧

    提高依从性

七、调整 PMR、制订患者行动计划（MAP） 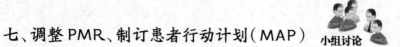 小组讨论

请根据本案例内容，在访谈后调整 PMR 表格，并为该患者制订行动计划（MAP）。进行小组讨论，得出结论。

（请学员提前填写表格《药物相关行动计划》，并将填写好的表格带到课堂上）

◆ 提示：制订计划的注意事项：

1. 患者主导
    - 放在首位
    - 患者迫切需要解决的问题的权重
    - 决定因素：文化水平／背景、健康素养、听说能力等

2. 个性化

3. 精准

4. 患者理解，实施，记录

5. 从易到难，循序渐进

八、转诊、与医生沟通 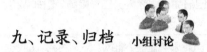 角色演练

患者打算预约神经内科及心血管门诊,请为患者填写转诊单及需要与医生沟通的相关信息,并以**角色扮演**的形式进行模拟药师与医生的沟通场景。

(请学员在课前填写表格《医生沟通表》,并将填写好的表格带到课堂上)

九、记录、归档 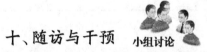 小组讨论

请以 SOAP 的方式记录患者此次 MTM 服务的具体内容。进行**小组讨论**,得出结论。

(请学员在课前填写表格《患者药物治疗管理 SOAP 记录》,并将填写好的表格带到课堂上)

- 内部:SOAP 描述、评估、分析,不逾矩
  - 简洁,准确
  - 委婉,具体
  - P——描述患者后期的所有监护计划,不仅是此次的患者行动计划

十、随访与干预 小组讨论

后期该患者的具体随访内容都包括哪些? 进行**小组讨论**,得出结论。
- 血压、心率
- 血糖
- 血脂
- 排尿情况
- 饮食
- 吸烟
- 依从性
就医情况

十一、扩展:对 MTMs 的掌握程度 小组讨论

结合各自医院的实际情况讨论该患者接受 MTM 服务的可行性? 流程中存在什么问题? 可能的解决方法有哪些? 进行**小组讨论**,得出结论。

附 表

附表 8-1 患者健康信息表

填表日期:2015.12.3

患者信息			
一般信息	姓名 王** 性别 ☑男 □女 联系电话 *********** 出生日期 1941.1.1 婚姻状况 □已婚 □未婚 □离异 ☑丧偶 家庭住址 *****		

续表

您平时的就诊医生	_____***_____医院_____***_____科不固定医生
最近一次体检时间	不常规体检年月日

家族史和既往史	
家族史（包括父母、兄弟、姐妹、祖父母）	☑高血压 ☑糖尿病 ☑高脂血症 ☐高尿酸血症/痛风 ☑心脏病 ☑脑卒中 ☐肾病 ☐肝炎 ☐胃炎/胃溃疡 ☐癌症 ☐哮喘 ☐慢阻肺 ☐抑郁症 ☐其他
既往病史	☑高血压 ☐糖尿病 ☑高脂血症 ☐高尿酸血症/痛风 ☑脑梗死 ☐冠心病 ☑心律失常 ☐肾病 ☐胃炎/胃溃疡 ☐肝炎 ☐癌症 ☐哮喘 ☐慢阻肺 ☐甲亢/甲减 ☐抑郁症 ☐焦虑 ☐失眠 ☐骨质疏松 ☐胃炎/胃溃疡 ☐其他前列腺增生
既往手术史	心脏：☐支架 ☐搭桥 ☐起搏器 支架：☐颈动脉 ☐肾动脉 关节置换：☐髋关节 ☐膝关节 移植术：☐肾移植 ☐肝移植 ☐骨髓移植 ☐其他无
过敏史 （药物和食物）	无
药物不耐受 （既往用药副作用）	☐恶心 ☐呕吐 ☐便秘 ☐腹泻 ☐腹痛 ☐失眠 ☐头晕 ☐肌痛 ☐肝功能异常 ☐其他无

现有症状描述	
如果您有下列症状，请在相应处划√，如果没有，选择"无"	
体质	☐体重减轻 ☐盗汗 ☐体重增加 ☐疲劳 ☐其他 ☑无
五官	☐视力问题 ☐重影 ☐青光眼 ☐白内障 ☐其他 ☑无 ☑听力障碍 ☐耳鸣 ☐耳痛 ☐眩晕 ☐其他 ☐无 ☐鼻塞 ☐流涕 ☐鼻血 ☐鼻炎 ☐其他 ☑无 ☐咽炎 ☐喉咙痛 ☐声嘶 ☐牙龈出血 ☐其他 ☑无
内分泌	☐肾上腺增生 ☐糖尿病 ☐甲状腺问题 ☐其他 ☑无
呼吸系统	☐呼吸急促 ☐咳嗽 ☐咳痰 ☐哮喘 ☐其他 ☑无
心血管	☑高血压 ☑心律失常 ☐心悸 ☐腿肿 ☐平躺时呼吸困难 ☐其他 ☐无
消化系统	☐恶心/呕吐 ☐便秘 ☐腹泻 ☐烧心 ☐胃食管反流 ☐胃肠溃疡 ☐肝炎 ☐其他 ☑无
泌尿生殖系统	☑尿频 ☑尿痛 ☐血尿 ☐尿失禁 ☐其他排尿不畅 ☐无
肌肉骨骼系统	☐关节痛 ☐肌无力 ☐关节炎 ☐肌肉抽筋 ☐其他 ☑无
神经系统	☐偏头痛 ☐头痛 ☐癫痫 ☐麻木 ☐震颤 ☐晕厥 ☐其他 ☑无
血液淋巴系统	☐出血 ☐血栓 ☐淋巴结肿胀 ☐其他 ☑无
免疫系统	☐过敏 ☐皮疹 ☐风湿/类风湿 ☐其他 ☑无
心理	☐抑郁 ☐烦躁 ☑焦虑 ☐嗜睡 ☐睡眠障碍 ☐其他 ☐无

社会史
您同谁一起生活？□丈夫/妻子　□孩子　□父母　☑独居　□其他
是否有工作？☑否　　□是，工作单位退休职位
是否吸烟或其他形式的烟草？□否　　☑是(如果是，一天1包) 曾经吸烟吗？□否　　□是(如果是，一天___包，持续了___年，什么时候戒的？___年)
是否饮酒？□否　　☑是(如果是，饮酒的一般量30次/月，50ml/次) 是否喝酒精饮料？□否　　□是(如果是，一般___次/月，___ml/次，持续了___年，___年戒酒)
每周锻炼7次，每次60分钟，锻炼形式：□跑步　☑走路　□爬山　□跳舞　□其他
免疫接种史
是否接种以下疫苗？
流感☑否 □是___年　　肺炎球菌☑否 □是___年
其他
关于健康和疾病情况您最关心的问题是？ 如何避免再次脑梗死？怎样才能解决排尿不畅的问题？ 关于药物治疗您最关心的问题是？ 脑梗死 希望我们帮您解决哪些问题？ 为了防止再次脑梗死，我应该注意什么？

附表 8-2 患者预约信息采集表

填表日期：2015.12.3

患者信息
姓名 ***　　性别 ☑男　　□女　　联系电话 *********** 身份证号码 ****************** 家庭住址 ****
医保类型：☑医保(北京)　　□医保(外地)　　□自费　　□新农合　　□其他
病史(请列出目前或曾经有过的任何疾病)： 脑梗死、高血压、高血脂、房颤、前列腺增生
目前治疗药物(包括所有的处方药、非处方药、中药、保健品等)

药名/规格	使用方法	治疗目的	治疗疗程
华法林 2.5mg	1片，睡前	房颤	5年
辛伐他汀 20mg	1片，睡前	高血脂	20多年

续表

氨氯地平 5mg	1 片，早上	高血压	10 多年
胺碘酮 200mg	1 片，早上	房颤	1 年
非那雄胺 5mg	1 片，早上	前列腺增生	5 年
阿司匹林 100mg	1 片，早上	脑梗死	1 个月
过敏药物名称	过敏时的表现		
无			

医生信息			
医生姓名：***	医院：***	科别/专业：神内、心内、泌尿	电话：***********

就诊医疗机构	
名称：***	电话：***********

您是否有视力问题？□否　☑是
您是否有听力问题？□否　☑是
您自己能独立填写此表格吗？□能　☑不能
您是否需要有人协助完成药师咨询？☑是　　□否（如果需要，请在最后一页的相应位置签字）
您能完全理解用药指导（书面或口头）吗？□能　☑不能
您觉得疾病对生活质量产生了怎样的影响？不好的影响

请回答"是"或"否"，并尽量给予说明：
是否有时忘记服药？☑是　　□否
在过去 2 周内，是否有一天或几天忘记服药？☑是　　□否
治疗期间，当感觉症状加重或出现其他症状时，是否未告知医生而自行减少药量或停止
　服药？□是　　☑否
外出旅行或长时间离家时，您是否有时忘记随身携带药物？☑是　　□否
昨天您服药了吗？☑是　　□否
当觉得自己的病情已经得到控制时，您是否停止过服药？☑是　　□否
是否觉得执行治疗计划有困难？☑是　　□否
要记住按时按量服药很难吗？□从不　　□偶尔　　☑有时　　□经常　　□所有时间

营养状况

身高 173cm　　　　体重 81kg
您认为的最佳体重应该是 70kg（您的最高体重是 81kg，最低体重是 60kg）
一年前体重是 78kg，过去 1 年的体重变化为　　－___kg 或 +___kg
平时不吃正餐的频率是　□3~4 次/周　　□1 次/周　　☑极少
通常的进餐时间是：早餐 7am/pm，午餐 12am/pm，晚餐 6pm，无加餐
1. 每周吃快餐或加餐的频率是：□4 次或更多　　□1~3 次　　☑极少

2. 每日吃多少蔬菜或水果? □2份或更少　　☑3~4份　　□5份或更多

3. 每日摄入可乐、果汁等含糖饮料(无糖饮料除外): □3份或更多　　□1~2份　　☑极少

4. 请写出昨天进食的所有食物和饮料

6am~6pm: 白菜、豆腐、鱼、粥、排骨、馒头

6pm~6am: 茶

对于不应与食物同时服用的药物,您是如何与进食隔开的? 隔半小时

您是否食用葡萄柚? □是　　□否　　□不知道啥是葡萄柚

请描述您的日常活动:

1. 一般几点起床? 6点

2. 一般几点睡觉? 9点

3. 入睡困难吗? □是　　☑否　　夜间睡眠如何? 好

4. 是否服用安眠药物助眠? ☑否　　□是,药名:

以下时间段的主要活动内容是:

a.上午遛弯　　b.下午看电视　　c.晚上看电视

跌倒过吗? ☑是　　□否

现在仍在开车吗? □是　　☑否

日常生活有人照料吗? ☑是　　□否

如果有人照料,照料人是: 女儿

愿意与照护人讨论您的药物治疗和医疗护理吗? ☑是　　□否

如果许可由您的照护人协助完成药物治疗评估,请签字: ***

照护人的姓名和电话(如果有)姓名 ***,电话 ***********

签名: ***

第九章　糖尿病案例

第一节　案例学习指南

一、教学提要

进行该案例学习前,药师通过自学应掌握的内容如下:

(一)治疗学

1. 掌握该案例中涉及的所有慢性病。例如该糖尿病案例患者的共患疾病有高血压、抑郁、关节炎、肥胖等。学员学习教材中的高血压和糖尿病资料,同时要自学《药物治疗学》"Pharmacotherapy a Pathophysiologic Approach" by Dipiro 第 9 版中的相关章节并组织小组讨论。

2. 该案例相关的所有药物信息,如降糖药、降压药、调脂药等,熟悉其分类、作用机制、药动学和药效学特点、不良反应、与同类药物的区别等。

3. 临床指南的使用与批判。

(二)方法学

1. MTM 标准的 5 个步骤、临床思维方式(4/7/32)、MRPs 识别与权重。

2. 药学资源的使用,如网站、APP(Lexicomp、UpToDate)、口袋书、微信平台。

3. 沟通与交流,如动机性面谈、开放式问题的设计与使用。

4. 评测工具,如健康素养、老年人群(Beers、STOPP)、依从性等。

(三)患者健康教育的内容

疾病、药物、生活方式(膳食、运动)。

二、本章内容

2 型糖尿病案例 1 例。

三、教学方法

点评、小组讨论、课堂互动与角色演练等多种形式相结合的教学方式。

第二节　案例学习

2型糖尿病案例

主诉:

2型糖尿病2年,近期血糖不佳。

现病史:

患者,女,46岁。2年前体检发现空腹血糖升高,空腹血糖11.7mmol/L,HbA1c 12.5%,尿酮体阴性,当时伴口干多饮,每日饮水接近3L,无多食、多尿、视物模糊、间歇性跛行、手足麻木等,通过饮食和运动控制血糖,未接受药物治疗。2年来体重减轻20kg。半个月前就诊我院查HbA1c 12.1%,空腹血糖10.7mmol/L,胰岛素25.6μU/ml,C-P 1151pmol/L,餐后2小时血糖19.1mmol/L,胰岛素32.3μU/ml,C-P 1626.9pmol/L(两馒头餐试验),尿酮体阴性,诊断为2型糖尿病,嘱其继续饮食运动控制,并建议进行药物治疗。患者自发病以来,神志清,精神可,食欲可;口干多饮,每日饮水3L;每日进食5两主食、肉4两、蔬菜1斤左右;喜食坚果。为减轻体重,每周健身3次。睡眠质量一般;尿中泡沫较多。近期空腹血糖为10~11mmol/L,餐后2小时血糖为15.1mmol/L。

既往史:

高血压10年;抑郁症3年;双侧膝关节骨关节炎6年。

个人史:

结婚20年,在家带小孩,不抽烟,10年前戒酒。

家族史:

外祖母和祖父患有糖尿病;父亲患有高血压;母亲63岁死于心肌梗死;女儿患有哮喘。

系统回顾:

否认夜尿、多尿、烦渴、恶心、便秘、腹泻、低血糖症状、呼吸困难等。

药物治疗史:

文拉法辛缓释胶囊75mg(1粒),口服,每天1次;赖诺普利10mg,口服,每天1次;氨基葡萄糖500mg,口服,每天3次;阿司匹林肠溶片100mg,口服,每天1次;复合维生素B 1粒,口服,每天2次;洛索洛芬钠片60mg(1片),口服,每8小时1次(需要时服用)。

过敏史:

可待因(荨麻疹、头痛);青霉素(荨麻疹)。

体格检查:

一般状况:女,发育正常,营养良好,肥胖,无急性病痛面容。

生命体征:体重102kg,身高172cm,BP 150/95mmHg,HR84次/分,RR 18次/分,T 36.8℃。

五官:双侧瞳孔等大等圆,对光反射存在;眼外肌完整;眼底检查无视网膜病变。

心脏:心率与节律规则,无摩擦音、杂音、奔马律。

胸部:听诊与叩诊清晰。

腹部：无压痛，无膨隆。

神经系统：深部腱反射（2+）；足感觉（单丝检测 5.07）和振动觉正常。

实验室检查：

血生化：Na139mmol/L，K3.6mmol/L，Ca2.2mmol/L，P1.23mmol/L，$CO_2$26mmol/L，ALT18U/L，AST15U/L，ALP62U/L，TBIL6.84μmol/L，BUN4.63mmol/L，Scr70.72μmol/L，TC6.82mmol/L，TG3.95mmol/L，HDL0.93mmol/L，LDL4.61mmol/L。

随机血糖：13.8mmol/L。

HbA1c：12.1%。

尿检：微量白蛋白 ++。

诊断：

2 型糖尿病；高血压；血脂异常；抑郁症；双侧膝关节骨关节炎。

说明： 以下为本案例的学习及思考过程，将原本的五个工作步骤细分为十个，第十一步为扩展学习部分，不算在工作步骤里。其中第一步"信息收集"、第二步"与患者沟通"对应工作过程的"信息收集"部分；第三步"分析 MRPs"、第四步"药物治疗问题权重排序策略"对应"分析评估"部分；第五步"制定方案"、第六步"与患者面谈"、第七步"调整 PMR、制定患者行动计划（MAP）"对应"计划制定"部分；第八步"转诊、与医生沟通"对应"计划执行"部分；第九步"记录、归档"、第十步"随访与干预"对应"跟踪随访"部分。

一、信息收集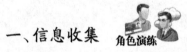
角色演练

请根据以上案例以及附表 9-1 和附表 9-2 的内容，以角色扮演的形式还原药师收集患者信息以及获得授权 / 许可的场景。

二、与患者沟通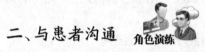
角色演练

为了解患者，建立治疗关系，可通过面谈、电话或网络的形式向患者介绍 MTM 服务，并答疑解惑，澄清问题。以角色扮演的形式还原该场景。

三、分析 MRPs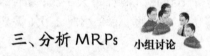
小组讨论

试分析该患者目前存在哪些药物治疗问题？依据是什么？进行小组讨论，得出结论（图 9-1）。

◆ 提示：4 类 /7 项 /32 个原因

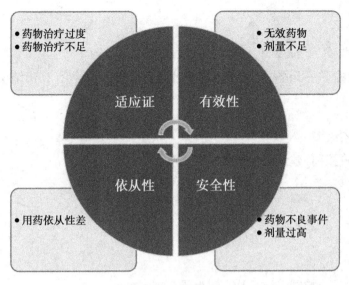

图 9-1　MRPs 分析

参考表 9-1 形式进行思考:

表 9-1　药物治疗相关问题 MRP

疾病/医疗问题	药物	适应证	有效性	安全性	依从性

四、药物治疗问题权重排序策略 小组讨论

请对发现的药物治疗问题的权重进行排序,并分别列出解决方案。进行<u>小组讨论</u>,得出结论。

权重排序的注意事项:

- 一气呵成 *vs* 循序渐进
- 轻重缓急
- 临床因素
- 患者预期
- 潜在 MRP *vs* 实际 MRP

参考表 9-2 形式进行思考:

表 9-2　药物治疗相关问题 MRP

疾病/医疗问题	药物	实际/潜在MRP	权重(高/中/低)	解决方案

五、制订方案

小组讨论

请制订患者的下一步的药物治疗及监护计划。进行<u>小组讨论</u>,得出结论。

◆ 提示:
- 范畴:
  药物整合
  建议免疫接种,建议医生调整治疗方案
  患者教育
  转诊
- 个性化
- 精准
- 以患者为中心

1. 该患者的综合控制目标是什么? 为什么?
   急性并发症
   慢性并发症

2. 风险因素控制目标
   血糖
   血压
   血脂
   其他

3. 药物治疗
   降糖药
   调脂药
   降压药
   阿司匹林
   他汀类药物
   其他

4. 非药物治疗
   医学营养治疗
   运动治疗
   提高依从性:定时药盒、闹铃、教育家属……

5. 自我监测
   监测血糖、血压、血脂……

六、与患者面谈

角色演练

请根据本案例内容,以<u>角色扮演</u>的形式模拟 MTM 药师与患者面谈的过程。
(请学员在课前填写表格《患者用药记录表》,并将填写好的表格带到课堂上)

◆ 提示:在与患者沟通的过程中,注意使用动机访谈、跨学科模式等,并设计适宜的问题。

1. 提前准备
   熟悉你的患者：基本情况、疾病、药物
   个人用药清单（PMR）
   - 咨询前完成，在咨询后进行更新
   - 供患者个人及其他医务人员使用
   设计问题，补充完善
2. 了解患者的需求和预期
   放在首位
   患者迫切需要解决的问题的权重
   决定因素：文化水平/背景、健康素养、听说能力等
3. 语言方式和患者的理解能力相匹配
4. "共情"（empathy）
5. 通过谈话与患者建立/维护治疗关系
6. 注意该过程是谈话，而非一问一答
7. 使用开放式问题
   您平时是怎么吃药的？
   您觉得这个药的效果怎么样？
   您吃这个药的时候遇到过什么样的问题或副作用？
   您每周漏吃几次这个药？
   对于这个药您有什么疑问吗？
   有哪些办法可以提示您服药？
8. 使用"动机访谈"的技巧
   提高依从性

七、调整 PMR、制订患者行动计划（MAP） 小组讨论

请根据本案例内容，在访谈后调整 PMR 表格，并为该患者制订行动计划（MAP）。进行小组讨论，得出结论。

（请学员提前填写表格《药物相关行动计划》，并将填写好的表格带到课堂上）

◆ 提示：制订计划的注意事项：

1. 患者主导
   - 放在首位
   - 患者迫切需要解决的问题的权重
   - 决定因素：文化水平/背景、健康素养、听说能力等
2. 个性化
3. 精准
4. 患者理解，实施，记录
5. 从易到难，循序渐进

八、转诊、与医生沟通 角色演练

患者打算预约内分泌、心血管及减重门诊,请为患者填写转诊单及需要与医生沟通的相关信息,并以角色扮演的形式进行模拟药师与医生的沟通场景。

(请学员在课前填写表格《医生沟通表》,并将填写好的表格带到课堂上)

九、记录、归档 小组讨论

请以SOAP的方式记录患者此次MTM服务的具体内容。进行小组讨论,得出结论。

(请学员在课前填写表格《患者药物治疗管理SOAP记录》,并将填写好的表格带到课堂上)

- 内部:SOAP描述、评估、分析、不逾矩
  - 简洁,准确
  - 委婉,具体
  - P——描述患者后期的所有监护计划,不仅是此次的患者行动计划

十、随访与干预 小组讨论

后期该患者的具体随访内容都包括哪些? 进行小组讨论,得出结论。

- 血糖
- 血压
- 血脂
- 饮食
- 运动
- 依从性
- 转诊、就医情况

十一、扩展:对MTMs的掌握程度 小组讨论

结合各自医院的实际情况讨论该患者接受MTM服务的可行性? 流程中存在什么问题? 可能的解决方法有哪些? 进行小组讨论,得出结论。

附 表

附表9-1 患者健康信息表

填表日期:2017.5.15

患者信息			
一般信息	姓名 张×× 性别 □男 ☑女 联系电话*********** 出生日期 1971.3.12 婚姻状况 ☑已婚 □未婚 □离异 □丧偶 家庭住址 北京市海淀区羊坊店铁医路		
您平时的就诊医生	*** 医院内分泌科王 *** 医生		

最近一次体检时间	<u>2015</u> 年 <u>4</u> 月 <u>22</u> 日
家族史和既往史	
家族史（包括父母、兄弟、姐妹、祖父母）	☑高血压　☑糖尿病　□高脂血症　□高尿酸血症/痛风　☑心脏病　□脑卒中 □肾病　□肝炎　□胃炎/胃溃疡　□癌症 □哮喘　□慢阻肺　□抑郁症　□其他
既往病史	☑高血压　☑糖尿病　□高脂血症　□高尿酸血症/痛风　□脑梗死　□冠心病 □心律失常　□肾病　□胃炎/胃溃疡　□肝炎　□癌症　□哮喘　□慢阻肺 □甲亢/甲减　☑抑郁症 □焦虑　□失眠　□骨质疏松　□胃炎/胃溃疡 □其他
既往手术史	心脏：□支架　□搭桥　□起搏器 支架：□颈动脉　□肾动脉 关节置换：□髋关节　□膝关节 移植术：□肾移植　□肝移植　□骨髓移植 □其他　☑无
过敏史（药物和食物）	可待因（荨麻疹、头痛）；青霉素（荨麻疹）　☑无
药物不耐受（既往用药副作用）	□恶心　□呕吐　□便秘　□腹泻　□腹痛　□失眠　□头晕 □肌痛　□肝功能异常　□其他　☑无
现有疾病或症状描述	
如果您有下列疾病或症状，请在相应处划√，如果没有，选择"无"	
体质	☑体重减轻　□盗汗　□体重增加　□疲劳　□其他　□无
五官	□视力问题　□重影　□青光眼　□白内障　□其他　☑无 □听力障碍　□耳鸣　□耳痛　□眩晕　□其他　☑无 □鼻塞　□流涕　□鼻血　□鼻炎　□其他　☑无 □咽炎　□喉咙痛　□声嘶　□牙龈出血　□其他　☑无
内分泌	□肾上腺增生　☑糖尿病　□甲状腺问题　□其他　□无
呼吸系统	□呼吸急促　□咳嗽　□咳痰　□哮喘　□其他吸烟　□无
心血管	☑高血压　□心律失常　□心悸　□腿肿　□平躺时呼吸困难 □其他　□无
消化系统	□恶心/呕吐　□便秘　□腹泻　□烧心　□胃食管反流 □胃肠溃疡　□肝炎　□其他　☑无
泌尿生殖系统	□尿频　□尿痛　□血尿　□尿失禁　□其他　☑无
肌肉骨骼系统	☑关节痛　□肌无力　☑关节炎　□肌肉抽筋　□其他　□无
神经系统	□偏头痛　□头痛　□癫痫　□麻木　□震颤　□晕厥 □其他　☑无
血液淋巴系统	□出血　□血栓　□淋巴结肿胀　□其他　☑无

续表

免疫系统	☐过敏　☐皮疹　☐风湿/类风湿　☐其他　☑无
心理	☑抑郁　☐烦躁　☐焦虑　☐嗜睡　☐睡眠障碍 ☐其他　☐无

社会史
您同谁一起生活?☑丈夫/妻子　☑孩子　☐父母　☐独居　☐其他
是否有工作?☑否　　☐是,工作单位职位
是否吸烟或其他形式的烟草?☑否　　☐是(如果是,一天___包)
曾经吸烟吗?☑否　　☐是(如果是,一天___包,持续了___年,什么时候戒的?___年)
是否饮酒?☑否　　☐是(如果是,饮酒的一般量___次/月,___ml/次)
是否喝酒精饮料?☐否　　☑是(如果是,一般20次/月,10ml/次,持续了5年,10年前戒酒)
每周锻炼2次,每次30分钟,锻炼形式:☐跑步　☑走路　☐爬山　☐跳舞　☐其他

免疫接种史
是否接种以下疫苗?
流感　☑否　☐是___年　肺炎球菌　☑否　☐是___年

其他
关于健康和疾病情况您最关心的问题是? 我的血糖怎么调整?需要使用降糖药物吗?
关于药物治疗您最关心的问题是? 偶尔会有头晕、头痛,和血压有关系吗?
希望我们帮您解决哪些问题? 我经常忘记服用降压药,我该怎么办?

附表9-2　患者预约信息采集表

填表日期:2017.5.15

患者信息
姓名 ×××××　　性别 ☐男　☑女　　联系电话 *********** 身份证号码 ****************** 家庭住址 ********
医保类型:☑医保(本市)　☐医保(外地)　☐自费　☐新农合　☐其他
病史(请列出目前或曾经有过的任何疾病): 糖尿病、高血压、抑郁症、双侧膝关节骨关节炎

续表

目前治疗药物（包括所有的处方药、非处方药、中药、保健品等）			
药名/规格	使用方法	治疗目的	治疗疗程
文拉法辛缓释胶囊	每日1次，每次1粒（75mg），口服	抑郁症	3年
赖诺普利	每日1次，每次10mg，口服	高血压	10年
氨基葡萄糖	每日3次，每次500mg，口服	双侧膝关节骨关节炎	6年
阿司匹林肠溶片	每日1次，每次100mg，口服		
复合维生素B	每日2次，每次1粒，口服		
洛索洛芬钠片	每8小时1次，每次1片，口服	双侧膝关节骨关节炎	3年
过敏药物名称	过敏时的表现		
可待因	吃药后出现全身荨麻疹及头痛		
青霉素	吃药后出现全身荨麻疹		

医生信息			
医生姓名:王医生	医院:******	科别/专业:内分泌	电话:***********

就诊医疗机构

名称:	电话:
****** 医院	***********

您是否有视力问题？☑否　　□是
您是否有听力问题？□否　　□是
您自己能独立填写此表格吗？☑能　　□不能
您是否需要有人协助完成药师咨询？□是　　☑否（如果需要，请在最后一页的相应位置签字）
您能完全理解用药指导（书面或口头）吗？☑能　　□不能
您觉得疾病对生活质量产生了怎样的影响？影响很大

请回答"是"或"否"，并尽量给予说明：
是否有时忘记服药？☑是　　□否
在过去2周内，是否有一天或几天忘记服药？☑是　　□否
治疗期间，当感觉症状加重或出现其他症状时，是否未告知医生而自行减少药量或停止
　服药？☑是　　□否
外出旅行或长时间离家时，您是否有时忘记随身携带药物？□是　　☑否
昨天您服药了吗？☑是　　□否
当觉得自己的病情已经得到控制时，您是否停止过服药？☑是　　□否
是否觉得执行治疗计划有困难？□是　　☑否
要记住按时按量服药很难吗？□从不　　□偶尔　　☑有时　　□经常　　□所有时间

营养状况

身高 172cm　　　　体重 102kg　　　　腰围 96cm
您认为的最佳体重应该是 70kg（您的最高体重是 125kg，最低体重是 102kg）
一年前体重是 115kg，过去一年的体重变化为　-13+____kg
平时不吃正餐的频率是□3~4次/周　　□1次/周　　☑极少

续表

通常的进餐时间是：早餐 <u>7</u>am/pm，午餐 <u>12</u>am/pm，晚餐 <u>7</u>pm，加餐

1. 每周吃快餐或加餐的频率是：□ 4 次或更多　　□ 1~3 次　　☑ 极少

2. 每日吃多少蔬菜或水果？☑ 2 份或更少　　□ 3~4 份　　□ 5 份或更多

3. 每日摄入可乐、果汁等含糖饮料（无糖饮料除外）：□ 3 份或更多　　□ 1~2 份　　☑ 极少

4. 请写出昨天进食的所有食物和饮料

6am~6pm　半个馒头、2 两米饭、牛肉 2 两半、蔬菜 500g、1 颗鸡蛋、1 个橘子

6pm~6am　1 个 2 两馒头、猪肉 1 两半、蔬菜 500g、牛奶 250ml、1 个苹果、10 颗开心果、10 颗松仁

对于不应与食物同时服用的药物，您是如何与进食隔开的？<u>饭前或饭后 1 小时</u>

您是否食用葡萄柚？□ 是　　☑ 否

请描述您的日常活动：

1. 一般几点起床？<u>6am</u>

2. 一般几点睡觉？<u>12pm</u>

3. 入睡困难吗？□ 是　☑ 否　夜间睡眠如何？☑ 好　　□ 一般　　□ 不好

4. 是否服用安眠药物助眠？☑ 否　　□ 是，药名

以下时间段的主要活动内容是：

　　a. 上午做早饭、送孩子上学、买菜、做家务

　　b. 下午午睡半小时、健身房 1 小时、接孩子放学

　　c. 晚上做晚饭、做家务、带孩子

跌倒过吗？□ 是　　☑ 否

现在仍在开车吗？☑ 是　　□ 否

日常生活有人照料吗？☑ 否　　□ 是　　如果有人照料，照料人是：

愿意与照护人讨论您的药物治疗和医疗护理吗？□ 是　　☑ 否

如果许可由您的照护人协助完成药物治疗评估，请签字

照护人的姓名和电话（如果有）：姓名电话

签名：<u>***</u>

第十章 哮喘案例

第一节 案例学习指南

一、教学提要

进行该案例学习前,药师通过自学应掌握的内容如下:

(一)治疗学

1. 掌握该案例中涉及的所有慢性病。例如该哮喘案例患者的共患疾病有高血压、高脂血症、胃食管反流病等。学员学习教材中的相关疾病资料,同时要自学《药物治疗学》"Pharmacotherapy a Pathophysiologic Approach" by Joseph Dipiro *et al* 第9版中的相关章节并组织小组讨论。

2. 该案例相关的所有药物信息,如哮喘治疗药物、降压药、调脂药等,熟悉其分类、作用机制、药动学和药效学特点、不良反应、与同类药物的区别等。

3. 临床指南的使用与批判。

(二)方法学

1. MTM标准的5个步骤、临床思维方式(4/7/32)、MRPs识别与权重。

2. 药学资源的使用,如网站、APP(Lexicomp、UpToDate)、口袋书、微信平台。

3. 沟通与交流,如动机性面谈、开放式问题的设计与使用。

4. 评测工具,如健康素养、依从性等。

(三)患者健康教育的内容

疾病、药物、生活方式(膳食、运动)。

二、本章内容

哮喘案例1例。

三、教学方法

点评、小组讨论、课堂互动与角色演练等多种形式相结合的教学方式。

第二节 案例学习

哮喘案例

主诉:

45 分钟前,我开始呼吸急促,但是我用的药物不起作用。

现病史:

患者,男,56 岁。因 45 分钟前出现呼吸急促症状和下肢肌肉疼痛 6 个月到急诊室就诊。患者诉平时感觉良好,直至 1 小时前闻到物体燃烧的味道,20 分钟以后他感觉气短并开始喘鸣,尝试使用沙丁胺醇吸入剂但没有成功,于是来到急诊室。就诊时,心率增快,呼吸急促、喘鸣和血压升高,血氧饱和度为 87%~88%。最后一次入院为 2 个月前的哮喘发作。患者陈述自上次住院在哮喘治疗方案中加入了沙美特罗,状况比前 10 年好了很多。患者否认最近有感冒或上呼吸道感染,当他感觉哮喘快发作时经常使用沙丁胺醇。问及发病原因,患者表明香烟和壁炉的烟、有香味的蜡烛及焚香均可触发哮喘。患者怀疑他的公寓大楼内有人焚烧物体触发了他的哮喘。

既往史:

哮喘 10 年;胃食管反流疾病 1 年;高脂血症 2 年;高血压 2 年。

个人史:

离婚,有 3 个孩子,独自居住在公寓。职业为木匠。否认吸烟、饮酒,否认药物滥用史。

家族史:

母亲患有高血压病。

系统回顾:

胸部压迫感(+),呼吸困难,心率增快,喘鸣,小腿肌肉疼痛、无力(+),未诉疲劳感及发热。

药物治疗史:

硫酸沙丁胺醇气雾剂必要时 2~4 喷;沙美特罗替卡松粉吸入剂每次 1 喷,每日 4 次;异丙托溴铵气雾剂每次 2 喷,每日 4 次;烟酸缓释片口服每次 1500mg,每日 2 次;硝苯地平缓释片口服每次 10mg,每日 2 次;洛伐他汀片每次 20mg,每日 1 次,睡前口服;阿司匹林肠溶片口服每次 325mg,每日 1 次;赖诺普利片口服每次 10mg,每日 1 次;兰索拉唑片口服每次 30mg,每日 2 次。

体格检查:

一般情况:男,发育正常,营养良好,急性呼吸窘迫,呼吸费力。

生命体征:血压 155/92mmHg,心率 112 次/分,体温 37.2℃,呼吸频率 24 次/分,体重 78kg,身高 168cm。

五官:头型正常,无外伤,双侧瞳孔等大等圆,眼外肌无损伤,双侧听力未受损,耳道无损伤或阻塞,鼻中隔位于正中,黏膜湿润、粉红色,说话困难。

颈部:气管位于颈前正中,颈部弯曲,无颈静脉扩张或淋巴结病。

呼吸器官:呼吸必须动用辅助呼吸肌使胸壁扩张,双侧呼吸音减弱,呼气相哮鸣音,气流受阻。

心脏：心率与节律规则，第一和第二心音在正常范围内，无杂音、摩擦音、奔马律，无其他杂音。

腹部：腹软，肠鸣音存在，无压痛，无膨隆。

血管：四肢脉搏正常，无明显的静脉曲张。

神经系统：神志和定向力正常，第Ⅱ～Ⅻ对脑神经无损伤，深部腱反射++。

实验室检查：WBC 8.9×10^9/L，N% 72%，Hgb I4.5g/dl，Hct 42.3%，RBC 4.52×10^6/L，PLT 292×10^3/L；Na 136mmol/L，K 3.1mmol/L，Cl 107mmol/L，Ca 8.8mg/dl，Mg 2.1mg/dl，AST 26IU/L，ALT 24IU/L，TBIL 1.4mg/dl，Alb 3.7g/dl，SCr 1.0mg/dl，BUN 12mg/dl，Glu 114mg/dl；TC5.1mmol/L，TG 1.6mmol/L，HDL 0.8mmol/L，LDL 3.3mmol/L。

最大呼气流量：175L/min（最后一次就诊时为 480L/min）。患者在家使用监护器每周1次监测最大呼气流量。1年前为 PFT=FEV_1 2.94（85%），FEV_1/FVC 0.90。

血气分析：pH 7.42，PCO_2 42mmHg，HCO_3^- 23mmol/L；吸纯氧时患者的氧饱和度为90%。

心电图：窦性心动过速。

胸部X线：无急性病变，无阴影。

诊断：

哮喘；胃食管反流病；高脂血症；高血压。

说明：以下为本案例的学习及思考过程，将原本的五个工作步骤细分为十个，第十一步为扩展学习部分，不算在工作步骤里。其中第一步"信息收集"、第二步"与患者沟通"对应工作过程的"信息收集"部分；第三步"分析 MRPs"、第四步"药物治疗问题权重排序策略"对应"分析评估"部分；第五步"制定方案"、第六步"与患者面谈"、第七步"调整 PMR、制定患者行动计划（MAP）"对应"计划制定"部分；第八步"转诊、与医生沟通"对应"计划执行"部分；第九步"记录、归档"、第十步"随访与干预"对应"跟踪随访"部分。

一、信息收集 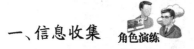角色演练

请根据以上案例以及附表 10-1、附表 10-2 的内容，以角色扮演的形式还原药师收集患者信息以及获得授权/许可的场景。

二、与患者沟通 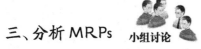角色演练

为了解患者，建立治疗关系，可通过面谈、电话或网络的形式向患者介绍 MTM 服务，并答疑解惑，澄清问题。以角色扮演的形式还原该场景。

三、分析MRPs 小组讨论

试分析该患者目前存在哪些药物治疗问题？依据是什么？进行小组讨论，得出结论

（图 10-1）。

◆ 提示：4 类 /7 项 /32 个原因（表 10-1）

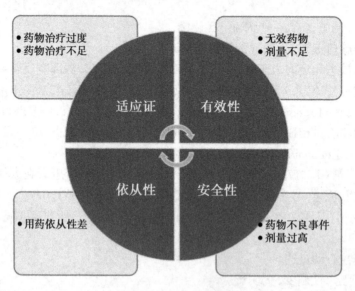

图 10-1　MRPs 分析

参考表 10-1 形式进行思考：

表 10-1　药物治疗相关问题 MRP

疾病/医疗问题	药物	适应证	有效性	安全性	依从性

四、药物治疗问题权重排序策略　小组讨论

请对发现的药物治疗问题的权重进行排序，并分别列出解决方案。进行<u>小组讨论</u>，得出结论。

权重排序的注意事项：

- 一气呵成 *vs* 循序渐进
- 轻重缓急
  - 临床因素
  - 患者预期
- 潜在 MRP *vs* 实际 MRP

参考表 10-2 形式进行思考：

表 10-2 药物治疗相关问题 MRP

疾病/医疗问题	药物	实际/潜在MRP	权重(高/中/低)	解决方案

五、制订方案 小组讨论

请制订患者的下一步的药物治疗及监护计划。进行<u>小组讨论</u>,得出结论。

◆ 提示:

- 范畴:

  药物整合

  建议免疫接种,建议医生调整治疗方案

  患者教育

  转诊

- 个性化

- 精准

- 以患者为中心

1. 该患者的综合控制目标是什么? 为什么?

  急性并发症

  慢性并发症

2. 风险因素控制目标

  哮喘发作

  血糖

  血压

  血脂

  其他

3. 药物治疗

  哮喘治疗药物

  降糖药

  调脂药

  降压药

  阿司匹林

  他汀类药物

  其他

4. 非药物治疗

  医学营养治疗

  运动治疗

提高依从性:定时药盒、闹铃、教育家属……

5. 自我监测

监测哮喘控制情况、血糖、血压、血脂……

六、与患者面谈 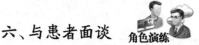 角色演练

请根据本案例内容,以<u>角色扮演</u>的形式模拟 MTM 药师与患者面谈的过程。

(请学员在课前填写表格《患者用药记录表》,并将填写好的表格带到课堂上)

◆ 提示:在与患者沟通的过程中,注意使用动机访谈、跨学科模式等,并设计适宜的问题。

1. 提前准备

熟悉你的患者:基本情况、疾病、药物

个人用药清单(PMR)

- 咨询前完成,在咨询后进行更新
- 供患者个人及其他医务人员使用

设计问题,补充完善

2. 了解患者的需求和预期

放在首位

患者迫切需要解决的问题的权重

决定因素:文化水平 / 背景、健康素养、听说能力等

3. 语言方式和患者的理解能力相匹配

4. "共情"(empathy)

5. 通过谈话与患者建立 / 维护治疗关系

6. 注意该过程是谈话,而非一问一答

7. 使用开放式问题

您平时是怎么吃药的?

您觉得这个药的效果怎么样?

您吃这个药的时候遇到过什么样的问题或副作用?

您每周漏吃几次这个药?

对于这个药您有什么疑问吗?

有哪些办法可以提示您服药?

8. 使用"动机访谈"的技巧

提高依从性

七、调整 PMR、制订患者行动计划(MAP) 小组讨论

请根据本案例内容,在访谈后调整 PMR 表格,并为该患者制订行动计划(MAP)。进行<u>小组讨论</u>,得出结论。

(请学员提前填写表格《药物相关行动计划》,并将填写好的表格带到课堂上)

◆ 提示:制订计划的注意事项:

1. 患者主导

- 放在首位
- 患者迫切需要解决的问题的权重
- 决定因素：文化水平/背景、健康素养、听说能力等

2. 个性化
3. 精准
4. 患者理解，实施，记录
5. 从易到难，循序渐进

八、转诊、与医生沟通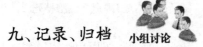

患者打算预约内分泌、心血管及减重门诊，请为患者填写转诊单及需要与医生沟通的相关信息，并以角色扮演的形式进行模拟药师与医生的沟通场景。

（请学员在课前填写表格《医生沟通表》，并将填写好的表格带到课堂上）

九、记录、归档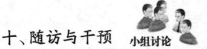

请以 SOAP 的方式记录患者此次 MTM 服务的具体内容。进行小组讨论，得出结论。

（请学员在课前填写表格《患者药物治疗管理 SOAP 记录》，并将填写好的表格带到课堂上）

- 内部：SOAP 描述、评估、分析，不逾矩
  - 简洁，准确
  - 委婉，具体
- P——描述患者后期的所有监护计划，不仅是此次的患者行动计划

十、随访与干预

后期该患者的具体随访内容都包括哪些？进行小组讨论，得出结论。

- 哮喘控制情况
- 血压
- 血脂
- 饮食
- 运动
- 依从性
- 转诊、就医情况

十一、扩展：对 MTMs 的掌握程度

结合各自医院的实际情况讨论该患者接受 MTM 服务的可行性？流程中存在什么问题？可能的解决方法有哪些？进行小组讨论，得出结论。

附表 10-1　患者健康信息表

填表日期：<u>2017.5.18</u>

患者信息	
一般信息	姓名 <u>王 ××</u>　　性别 ☑男　　□女　　联系电话 <u>×××××××××××</u> 出生日期 <u>1961.2.12</u>　　婚姻状况　□已婚　　□未婚　　☑离异　　□丧偶 家庭住址<u>北京市东城区东交民巷</u>
您平时的就诊医生	<u>×× 医院心血管科孙医生</u>
最近一次体检时间	<u>2016</u> 年 <u>12</u> 月 <u>5</u> 日
家族史和既往史	
家族史（包括父母、兄弟、姐妹、祖父母）	☑高血压　□糖尿病　□高脂血症　□高尿酸血症 / 痛风　□心脏病 □脑卒中　□肾病　□肝炎　□胃炎 / 胃溃疡　□癌症哮喘　□慢阻肺 □抑郁症　□其他
既往病史	☑高血压　□糖尿病　□高脂血症　□高尿酸血症 / 痛风　□脑梗死 □冠心病　□心律失常 □肾病　□胃炎 / 胃溃疡　□肝炎　□癌症　☑哮喘　□慢阻肺　□甲亢 / 甲减 □抑郁症　□焦虑　□失眠　□骨质疏松　□胃炎 / 胃溃疡　☑其他<u>胃食管</u> <u>反流病</u>
既往手术史	心脏：□支架　□搭桥　□起搏器 支架：□颈动脉　□肾动脉 关节置换：□髋关节　□膝关节 移植术：□肾移植　□肝移植　□骨髓移植 □其他
过敏史 （药物和食物）	
药物不耐受 （既往用药副作用）	□恶心　□呕吐　□便秘　□腹泻　□腹痛　□失眠　□头晕　□肌痛 □肝功能异常　□其他
现有症状描述	
如果您有下列症状，请在相应处划√，如果没有，选择"无"	
体质	□体重减轻　□盗汗　□体重增加　□疲劳　□其他　□无
五官	□视力问题　□重影　□青光眼　□白内障　□其他　□无 □听力障碍　□耳鸣　□耳痛　□眩晕　□其他　□无 □鼻塞　□流涕　□鼻血　□鼻炎　□其他　□无 □咽炎　□喉咙痛　□声嘶　□牙龈出血　□其他　□无
内分泌	□肾上腺增生　□糖尿病　□甲状腺问题　□其他　□无
呼吸系统	☑呼吸急促　□咳嗽　□咳痰　□哮喘　□其他　□无
心血管	□高血压　□心律失常　□心悸　□腿肿　□平躺时呼吸困难　□其他　□无

消化系统	☐恶心/呕吐　☐便秘　☐腹泻　☐烧心　☐胃食管反流　☐胃肠溃疡 ☐肝炎　☐其他　☐无
泌尿生殖系统	☐尿频　☐尿痛　☐血尿　☐尿失禁　☐其他　☐无
肌肉骨骼系统	☐关节痛　☑肌无力　☐关节炎　☐肌肉抽筋　☑其他小腿肌肉疼痛　☐无
神经系统	☐偏头痛　☐头痛　☐癫痫　☐麻木　☐震颤　☐晕厥　☐其他　☐无
血液淋巴系统	☐出血　☐血栓　☐淋巴结肿胀　☐其他　☐无
免疫系统	☐过敏　☐皮疹　☐风湿/类风湿　☐其他　☐无
心理	☐抑郁　☐烦躁　☐焦虑　☐嗜睡　☐睡眠障碍　☐其他　☐无

社会史

您同谁一起生活？☐丈夫/妻子　☐孩子　☐父母　☑独居　☐其他

是否有工作？☑否　☐是，工作单位职位

是否吸烟或其他形式的烟草？☑否　☐是（如果是，一天____包）
曾经吸烟吗？☑否　☐是（如果是，一天____包，持续了____年，什么时候戒的？____年）

是否饮酒？☑否　☐是（如果是，饮酒的一般量____次/月，____ml/次）
是否喝酒精饮料？☑否　☐是（如果是，一般____次/月，____ml/次，持续了____年，____年戒酒）

每周锻炼 0 次，每次____分钟，锻炼形式：☐跑步　☐走路　☐爬山　☐跳舞　☐其他

免疫接种史

是否接种以下疫苗？
流感 ☑否　☐是____年　肺炎球菌　☑否　☐是____年

其他

关于健康和疾病情况您最关心的问题是？
我的小腿肌肉疼痛、无力，有没有好的治疗方法？

关于药物治疗您最关心的问题是？
我的哮喘控制不好，有没有更好的治疗哮喘的药物？

希望我们帮您解决哪些问题？
我经常忘记用药，我该怎么办？

附表 10-2　患者信息采集表

填表日期：<u>2017.5.18</u>

患者信息

姓名：王×× 　　性别：☑男　　□女　　联系电话：×××××××××

身份证号码：××××××××××××××××××

家庭住址：北京市东城区东交民巷

医保类型：☑医保（北京）　　□医保（外地）　　□自费　　□新农合　　□其他

病史（请列出目前或曾经有过的任何疾病）：

患有高血压 2 年，哮喘 10 年，高脂血症 2 年，胃食管反流病 1 年

目前治疗药物（包括所有的处方药、非处方药、中药、保健品等）

药名/规格	使用方法	治疗目的	治疗疗程
硫酸沙丁胺醇吸入气雾剂 100μg/揿 200 揿	必要时 2~4 喷，吸入	哮喘	10 年
沙美特罗替卡松粉吸入剂 50μg/500μg	每日 4 次，每次 1 喷，吸入	哮喘	10 年
烟酸缓释片 500mg	每日 2 次，每次 1500mg，口服	高脂血症	2 年
赖诺普利片 10mg	每日 1 次，每次 10mg，口服	高血压	2 年
硝苯地平缓释片 10mg	每日 2 次，每次 10mg，口服	高血压	2 年
阿司匹林肠溶片 325mg	每日 1 次，每次 325mg，口服	预防心血管事件	2 年
洛伐他汀片 20mg	每日 1 次，每次 20mg，口服	高脂血症	2 年
兰索拉唑片 30mg	每日 2 次，每次 30mg，口服	胃食管反流病	1 年

过敏药物名称	过敏时的表现

医生信息

医生姓名：孙××	医院：×× 医院	科别/专业：心血管科	电话：××××××××××

就诊医疗机构

名称：×× 医院	电话：××××××××××

您是否有视力问题？ ☑否　　□是

您是否有听力问题？ ☑否　　□是

您自己能独立填写此表格吗？ ☑能　　□不能

您是否需要有人协助完成药师咨询？ □是　　☑否（如果需要，请在最后一页的相应位置签字）

您能完全理解用药指导（书面或口头）吗？ ☑能　　□不能

您觉得疾病对生活质量产生了怎样的影响？ 哮喘严重影响我的生活质量。

请回答"是"或"否"，并尽量给予说明：

是否有时忘记服药？ ☑是　　□否

在过去 2 周内，是否有一天或几天忘记服药？ ☑是　　□否

治疗期间，当感觉症状加重或出现其他症状时，是否未告知医生而自行减少药量或停止服药？ □是　　☑否

外出旅行或长时间离家时，您是否有时忘记随身携带药物？ ☑是　　□否

昨天您服药了吗？ ☑是　　□否

当觉得自己的病情已经得到控制时，您是否停止过服药？ ☑是　　□否

是否觉得执行治疗计划有困难？ ☑是　　□否

要记住按时按量服药很难吗？ □从不　　□偶尔　　☑有时　　□经常　　□所有时间

营养状况

身高 168cm　　　　体重 78kg

您认为的最佳体重应该是 68kg（您的最高体重是 90kg，最低体重是 75kg）

一年前体重是 75kg，过去一年的体重变化为　　+____kg

平时不吃正餐的频率是□ 3~4 次 / 周　　□ 1 次 / 周　　☑极少

通常的进餐时间是：早餐 7am，午餐 12am，晚餐 6pm，无加餐

1. 每周吃快餐或加餐的频率是：□ 4 次或更多　　□ 1~3 次　　☑极少

2. 每日吃多少蔬菜或水果？ ☑ 2 份或更多　　□ 3~4 份　　□ 5 份或更多

3. 每日摄入可乐、果汁等含糖饮料（无糖饮料除外）：□ 3 份或更多　　□ 1~2 份　　☑极少

4. 请写出昨天进食的所有食物和饮料

6am-6pm　　　　　　　　6pm-6am

米饭　炸鸡翅　咸菜　　　米饭　榨菜　牛奶　猪蹄　茄子

油炸河虾　土豆　　　　　山药　花生

对于不应与食物同时服用的药物，您是如何与进食隔开的？ 饭前或饭后 2 小时。

您是否食用葡萄柚？ □是　　☑否

请描述您的日常活动：

　1. 一般几点起床？ 9am

　2. 一般几点睡觉？ 13pm

续表

3. 入睡困难吗? □是　　☑否　　　　夜间睡眠如何? 很好

4. 是否服用安眠药物助眠? ☑否　　□是,药名:

以下时间段的主要活动内容是:

　a.上午<u>睡觉、看电视、做饭</u>

　b.下午<u>睡觉、看电视、做饭</u>

　c.晚上<u>看电视</u>

跌倒过吗?　□是　☑否　　　　现在仍在开车吗? ☑是　　□否

日常生活有人照料吗? □是　☑否　　　　如果有人照料,照料人是:

愿意与照护人讨论您的药物治疗和医疗护理吗? □是　　□否

如果许可由您的照护人协助完成药物治疗评估,请签字

照护人的姓名和电话(如果有)姓名电话

签名:王 ××

附　　录

附表 1　患者药物治疗管理档案建立授权书

患者信息
姓　　名＿＿＿＿＿＿　性　　别 □男 □女 出生日期＿＿＿＿＿＿　联系电话＿＿＿＿＿＿＿＿＿
建档授权
我授权药师＿＿＿＿＿＿为我建立并保存药物治疗管理档案。 　　我知晓没有医生授权,药师不会对我的药物治疗方案进行任何调整。
获取信息授权
我授权药师＿＿＿＿＿＿浏览我的所有药物处方、各项医疗检查结果、门诊及住院病历等,进行评估、随访和监护,必要时与医生沟通我的治疗情况。 　　我知晓隐私权会被保护,未经我的授权,此档案信息将不会泄露给任何人。
患 者 签 字＿＿＿＿＿＿＿＿＿　　　日期＿＿＿＿＿＿＿＿＿ 　　法定监护人签字＿＿＿＿＿＿＿＿＿　　日期＿＿＿＿＿＿＿＿＿

附表2　患者健康信息表

填表日期＿＿＿＿＿＿＿＿＿

患者信息	
一般信息	姓名＿＿＿＿　　性别　□男　　□女　　联系电话＿＿＿＿ 出生日期＿＿＿＿　　婚姻状况　□已婚　　□未婚　　□离异　　□丧偶 家庭住址＿＿＿＿＿＿＿＿＿＿＿＿＿＿＿＿
您平时的就诊医生	＿＿＿＿＿＿医院＿＿＿科＿＿＿医生
最近一次体检时间	＿＿＿＿＿＿年＿＿＿月＿＿＿日
家族史和既往史	
家族史（包括父母、兄弟、姐妹、祖父母）	□高血压　□糖尿病　□高脂血症　□高尿酸血症/痛风　□心脏病 □脑卒中　□肾病　□肝炎　□胃炎/胃溃疡　□癌症 □哮喘　□慢阻肺　□抑郁症　□其他＿＿＿＿＿＿＿＿
既往病史	□高血压　□糖尿病　□高脂血症　□高尿酸血症/痛风 □脑梗死　□冠心病　□心律失常　□肾病　□胃炎/胃溃疡 □肝炎　□癌症　□哮喘　□慢阻肺　□甲亢/甲减 □抑郁症　□焦虑　□失眠　□骨质疏松　□胃炎/胃溃疡 □其他＿＿＿＿＿＿＿＿
既往手术史	心　　　脏：□支架　　□搭桥　　□起搏器 支　　　架：□颈动脉　　□肾动脉 关节置换：□髋关节　　□膝关节 移　植　术：□肾移植　　□肝移植　　□骨髓移植 　　　　　　□其他＿＿＿＿＿＿＿＿
过敏史 （药物和食物）	
药物不耐受 （既往用药副作用）	□恶心　　□呕吐　　□便秘　　□腹泻　　□腹痛　　□失眠 □头晕　　□肌痛　　□肝功能异常　　□其他＿＿＿＿＿＿
现有症状描述	
如果您有下列症状，请在相应处划√，如果没有，选择"无"	

体质	□体重减轻　　□盗汗　　□体重增加　　□疲劳 □其他_____　　　　□无				
五官	□视力问题　□重影　　□青光眼　□白内障　□其他_____　□无 □听力障碍　□耳鸣　　□耳痛　　□眩晕　　□其他_____　□无 □鼻塞　　　□流涕　　□鼻血　　□鼻炎　　□其他_____　□无 □咽炎　　　□喉咙痛　□声嘶　　□牙龈出血　□其他_____　□无				
内分泌	□肾上腺增生　□糖尿病　□甲状腺问题　　□其他_____　□无				
呼吸系统	□呼吸急促　　□咳嗽　　□咳痰　　□哮喘　　□其他_____　　□无				
心血管	□高血压　　□心律失常　□心悸　□腿肿　　□平躺时呼吸困难 □其他_____　　　　□无				
消化系统	□恶心/呕吐　　□便秘　　□腹泻　　□烧心　　□胃食管反流 □胃肠溃疡　　□肝炎　　□其他_____　　□无				
泌尿生殖系统	□尿频　　　□尿痛　　　□血尿　　□尿失禁　　□其他_____　□无				
肌肉骨骼系统	□关节痛　　□肌无力　　□关节炎　□肌肉抽筋　□其他_____　□无				
神经系统	□偏头痛　　□头痛　　□癫痫　　□麻木　　□震颤　　□晕厥 □其他_____　　　　□无				
血液淋巴系统	□出血　　　□血栓　　□淋巴结肿胀　　□其他_____　　□无				
免疫系统	□过敏　　□皮疹　　□风湿/类风湿　　□其他_____　　□无				
心理	□抑郁　　□烦躁　　□焦虑　　□嗜睡　　□睡眠障碍 □其他_____　　　　□无				
社会史					
您同谁一起生活？　□丈夫/妻子　　□孩子　　□父母　　□独居　　□其他_____					
是否有工作？　　□否　　　□是,工作单位_____　　　　　职位_____					
是否吸烟或其他形式的烟草？□否　　□是　（如果是,一天_____包）					
曾经吸烟吗？　　□否　　□是(如果是,一天____包,持续了____年,什么时候戒的？____年)					

是否饮酒？　□否　　□是（如果是,饮酒的一般量＿＿＿次/月,＿＿＿＿＿ml/次）
是否喝酒精饮料？　□否　□是（如果是,一般＿＿＿次/月,＿＿＿ml/次,持续了＿＿＿年,＿＿＿年戒酒）
每周锻炼＿＿＿次,每次＿＿＿分钟,锻炼形式:□跑步　□走路　□爬山　□跳舞　□其他＿＿＿＿＿
免疫接种史
是否接种以下疫苗? 流感　　□否　　□是＿＿＿＿＿＿年　　　　　　肺炎球菌　　□否　　□是＿＿＿＿年
其　　他
关于健康和疾病情况您最关心的问题是?
关于药物治疗您最关心的问题是?
希望我们帮您解决哪些问题?

附表3　患者预约信息采集表

填表日期＿＿＿＿＿＿＿＿＿＿＿＿

患者信息			
姓名　　　　　　性别　□男　□女　　　　　　联系电话 身份证号码 家庭住址			
医保类型：□医保（北京）　　□医保（外地）　　□自费　　□新农合　　□其他			
病史（请列出目前或曾经有过的任何疾病）：			
目前治疗药物（包括所有的处方药、非处方药、中药、保健品等）			
药名／规格	使用方法	治疗目的	治疗疗程
过敏药物名称	过敏时的表现		
医生信息			
医生姓名：	医院：	科别／专业：	电话：
就诊医疗机构			
名称：	电话：		

续表

您是否有视力问题? □否　　□是

您是否有听力问题? □否　　□是

您自己能独立填写此表格吗? □能　　□不能

您是否需要有人协助完成药师咨询? □是　　□否(如果需要,请在最后一页的相应位置签字)

您能完全理解用药指导(书面或口头)吗? □能　　□不能

您觉得疾病对生活质量产生了怎样的影响?

请回答 "是" 或 "否",并尽量给予说明:

是否有时忘记服药? 是□　　否□

在过去 2 周内,是否有一天或几天忘记服药? 是□　　否□

治疗期间,当感觉症状加重或出现其他症状时,是否未告知医生而自行减少药量或停止服药? 是□　　否□

外出旅行或长时间离家时,您是否有时忘记随身携带药物? 是□　　否□

昨天您服药了吗? 是□　　否□

当觉得自己的病情已经得到控制时,您是否停止过服药? 是□　　否□

是否觉得执行治疗计划有困难? 是□　　否□

要记住按时按量服药很难吗? 从不□　　偶尔□　　有时□　　经常□　　所有时间□

营养状况

身高　　cm　　体重　　kg

您认为的最佳体重应该是　　kg(您的最高体重是 kg,最低体重是 kg)

一年前体重是　　,过去一年的体重变化为 - __kg 或 + __kg

平时不吃正餐的频率是□ 3~4 次 / 周　　□ 1 次 / 周　　□极少

通常的进餐时间是:早餐 am/pm,午餐 am/pm,晚餐 pm,加餐

1. 每周吃快餐或加餐的频率是:□ 4 次或更多　　□ 1~3 次　　□极少

2. 每日吃多少蔬菜或水果? □ 2 份或更少　　□ 3~4 份　　□ 5 份或更多

3. 每日摄入可乐、果汁等含糖饮料(无糖饮料除外):□ 3 份或更多　　□ 1~2 份　　□极少

4. 请写出昨天进食的所有食物和饮料

6am~6pm

6pm~6am

对于不应与食物同时服用的药物,您是如何与进食隔开的?

您是否食用葡萄柚? □是　　□否

请描述您的日常活动:

1. 一般几点起床?　　2. 一般几点睡觉?

3. 入睡困难吗? □是　　□否　　　　夜间睡眠如何?

4. 是否服用安眠药物助眠? □否　　□是,药名:

以下时间段的主要活动内容是:

a. 上午　　　　b. 下午　　　　c. 晚上

跌倒过吗?　□是　　　□否　　　　　现在仍在开车吗?　□是　　　□否

日常生活有人照料吗?　□是　　　□否　　　　如果有人照料,照料人是:

愿意与照护人讨论您的药物治疗和医疗护理吗?　□是　　　□否

如果许可由您的照护人协助完成药物治疗评估,请签字

照护人的姓名和电话(如果有)姓名＿＿＿＿＿　　　　电话＿＿＿＿＿＿＿＿＿＿＿

签名:

附表4　患者用药记录表(表1)

姓名＿＿＿＿　　性别　□男　　□女　　出生日期＿＿＿＿　　填表日期＿＿＿＿

包括所记录的所有药品:处方药、非处方药、中药和保健品等。

请随身携带这个记录,并交给医生、药师或其他医疗服务提供者查看。

药物		用于治疗什么疾病?	什么时候用?	开始日期	停止日期	医生	特殊说明
名称	剂量						

提示:1. 患者用药记录仅用于收集一般信息,不可作为专业医疗咨询或治疗的依据。

2. 任何情况下,患者(或其他使用者)不可依靠此表或其中的信息作为服药的依据。

3. 由此带来的风险由患者自负。个人用药记录表有助于患者和其他医疗人员的交流,但不能代替专业医疗咨询或治疗。

4. 此表格可以根据患者情况做适当调整。

患者用药记录表(表2)

请您随身携带这份记录,并交给医生、药师或其他医务人员查看。		
患者信息	姓名＿＿＿＿　　性别＿＿＿　　出生日期＿＿＿＿＿　　电话＿＿＿＿＿＿＿＿	
紧急联系信息	姓名＿＿＿＿＿　　关系＿＿＿＿＿＿＿　　电话＿＿＿＿＿＿＿＿＿	
您的常用医疗机构/主管医生	名称/姓名＿＿＿＿＿　　电话＿＿＿＿＿＿＿＿＿	
您的药师	姓名＿＿＿＿＿　　电话＿＿＿＿＿＿＿＿＿	
过敏史	我对什么过敏? (药物、食物和其他)	过敏时的表现
药品导致的其他问题	导致问题的药品名	药品导致的问题有哪些?
当医生给你开了一种新的药品,请询问医生或药师如下问题	我正在服用的是什么? 如何服用? 有什么特殊注意事项吗?	它是用来治疗什么的? 有副作用吗? 漏服药物有什么问题? 怎么办?
备注		
患者签名	药师签名	上次更新的日期＿＿＿＿＿＿＿＿ 上次用药评估日期＿＿＿＿＿＿＿

此表参考北京药师协会标准制定。如果复制需得到授权。

为方便携带,表1和表2可作为正反两面,打印在一张纸上。

附表 5　药物相关问题暨权重排序列表

患者信息	姓名_____　　　性别　□男　　□女　　出生日期_____							
疾病/医疗问题	药物	MRP类别（见下附表）				实际/潜在 MRP	权重（高/中/低）	详细描述
		适应证	有效性	安全性	依从性			

附：药物相关问题分类暨常见原因编码

类别	分项	原因
适应证	1. 不必要的药物治疗	（1）无适应证用药 （2）重复用药 （3）无须药物治疗 （4）用于治疗另一种药物的不良反应
适应证	2. 需要额外的药物治疗	（1）因身体或疾病状况需要额外的药物治疗 （2）预防用药 （3）通过增加药物产生协同作用
有效性	3. 无效的药物	（1）患者对药物耐药 （2）药物剂型不适合 （3）对已确诊的疾病无有效作用
有效性	4. 药物剂量过低	（1）药物剂量过低 （2）药物使用间隔过长 （3）药物相互作用导致药物活性降低 （4）药物治疗时间过短
安全性	5. 药物不良事件	（1）与药物剂量无关的不良反应 （2）有更安全的药物 （3）药物相互作用引起的与剂量无关的不良反应 （4）给药方案调整过快 （5）药物相关的过敏反应 （6）患者存在用药禁忌证 （7）用法用量或剂型使用不当
安全性	6. 药物剂量过高	（1）剂量过高 （2）用药间隔时间太短 （3）用药持续时间太长 （4）药物相互作用引起的毒性反应 （5）药物剂量调整过快
依从性	7. 用药依从性问题	（1）患者对药物信息了解不足 （2）患者更倾向于不吃药 （3）患者经常忘记服药 （4）患者无法负担药费 （5）患者自行服用或管理药物 （6）患者无法购买到这种药物

附表6　药物治疗管理执行方案

患者姓名		性别：□男　　□女	出生日期：＿＿＿＿＿
医疗机构/医生	名称/姓名：＿＿＿＿＿＿＿＿＿＿ 电话：＿＿＿＿＿＿＿＿＿		
药师	姓名：＿＿＿＿＿＿＿＿　　电话：＿＿＿＿＿＿＿＿		
制定日期			

为了确保最佳药物治疗效果，保持您的身体健康，现将重要内容总结于下表；
请在表格第二栏中记录您的完成情况。

	行动步骤→我需要做什么？	记录：我做了什么？什么时候做的？
1		
2		
3		
4		
5		
6		

下次预约时间＿＿＿年＿＿＿月＿＿＿日

附表7　医生沟通表

尊敬的＿＿＿＿科＿＿＿＿医生(电话＿＿＿＿＿＿＿＿＿＿＿),您好!

药师建议

患者信息	姓名＿＿＿＿＿＿　　　性别　□男　□女　　　出生日期＿＿＿＿＿＿
药物治疗问题	我们在对该患者使用的药物进行审核时,发现:
药师建议	为了保证患者药物治疗的安全性,提高有效性,我们建议:
药师联系方式	姓名＿＿＿＿＿＿＿　　电话＿＿＿＿＿＿＿　　Email＿＿＿＿＿＿＿ 药师签名＿＿＿＿＿＿＿＿　　　　　　　　　日期＿＿＿＿＿＿＿ <div align="center">感谢您对此事的重视!</div>

医　生　回　复

□同意药师建议

□不同意,我有以下考虑:＿＿＿＿＿＿＿＿＿＿＿＿＿＿＿＿＿＿＿＿＿＿＿

＿＿＿＿＿＿＿＿＿＿＿＿＿＿＿＿＿＿＿＿＿＿＿＿＿＿＿＿＿＿＿＿＿＿＿

＿＿＿＿＿＿＿＿＿＿＿＿＿＿＿＿＿＿＿＿＿＿＿＿＿＿＿＿＿＿＿＿＿＿＿

□其他:＿＿＿＿＿＿＿＿＿＿＿＿＿＿＿＿＿＿＿＿＿＿＿＿＿＿＿＿＿＿＿＿

(必要时可通过邮件或微信提供处方)

医生签名＿＿＿＿＿＿＿　　　　　日期＿＿＿＿＿＿＿

附表 8　患者药物治疗管理 SOAP 记录

患者姓名：	身份证号码：
性别：□男　　□女	出生日期：
就诊医疗机构：	患者编号：
医保类型：□医保（北京）　　□医保（外地）　　□自费　　□新农合　　□其他＿＿＿＿＿	
评估日期：	药师：
S（主观资料：患者自诉）：	
O（客观资料：查体或实验室检查资料）：	
A（评估：药师发现的问题，按权重由高到低排序）：	
P（计划：针对评估发现的问题逐一提出干预计划）：	

附表9　小组学习评分表

	步骤	责任学员	工作流程	核心内容	考核形式	评分（1~5）	建议
1	信息收集 /沟通		根据患者健康信息表、生活信息表和用药记录，梳理信息，发现疑点，设计问题，与患者沟通	药物治疗学、药理学、指南、沟通能力	角色扮演 3 人（药师、患者、评论员）；提交剧本		
2	*分析 MRP		MTM 临床思维路径，MRP 4 项 7 类 32 原因、列表比较	药物治疗学、药理学、指南、计算工具	陈述分析 3 人；提交 MRP 分析表（教材 p.326）		
3	权重排序 /制订方案		根据患者预期 + 药师临床判断完成 PMR 和 MAP	药物治疗学、指南	陈述分析 1~2 人；提交权重分析表（教材 p.327）		
4	*面谈调整 PMR、MAP		根据患者需求、健康素养等个体化因素设计问题，执行面谈，调整 PMR 和 MAP	动机访谈、跨学科模式；疾病患教；用药患教；生活方式患教	角色扮演 3 人（药师、患者、评论员）；提交剧本		
5	转诊、与医生沟通记录、归档随访、干预		完成转诊信、医生沟通书、SOAP 药历设计随访内容	沟通能力；文件归档	陈述分析 2~3 人；提交医生沟通表（教材 p.330~331）、SOAP（教材 p.332）		

小组综合评价和建议：

附表 10　案例点评教学评价表

为了了解你对本次案例点评教学和学习效果的评价，请填写此表。该表为匿名填写，期待收集到你真实、客观的反馈，以便于我们不断提高培训质量，助力药师开展药物治疗管理服务。

点评案例名称：_____

小组名称：第一组、第二组、第三组、第四组、第五组、第六组

请对本次案例的难易程度打分（由易到难 0 到 10 分），请在相应数字处画圈。

0　　1　　2　　3　　4　　5　　6　　7　　8　　9　　10

请根据你对本次点评的感受和状况，打分（1 代表不满意，5 代表非常满意）

项　　目	评　　分				
点评内容框架清晰，有助我的学习	1	2	3	4	5
我在上课时能被教师的教学吸引	1	2	3	4	5
我能清楚理解教师授课内容	1	2	3	4	5
我能感受到教师对教学的热情	1	2	3	4	5
点评的整体组织运行流畅，有效	1	2	3	4	5
启发我深度自我学习与思考	1	2	3	4	5
点评精辟，令人信服	1	2	3	4	5
培养我发现，分析和解决问题的思维能力	1	2	3	4	5
MTM 治疗学讲解，分析详细，完整，精辟	1	2	3	4	5
MTM 方法学讲解，分析详细，完整，精辟	1	2	3	4	5
MTM 工具使用讲解详细，完整	1	2	3	4	5
激发我开展 MTM 服务的激情与动力	1	2	3	4	5

请用一句话评价此次点评：_____

此次点评有哪些亟待改进的地方：_____

请写出让你印象最深的教师，并说明原因。（如无，可不填写）_____

谢谢你的参与。

附表 11　面授课程教学评价表

为了了解你对本次面授教学和学习效果的评价,请填写此表。该表为匿名填写,期待收集到你真实、客观的反馈,以便于我们不断提高培训质量,助力药师开展药物治疗管理服务。

面授课程名称:_____

小组名称:第一组、第二组、第三组、第四组、第五组、第六组

请对面授课程的难易程度打分(由易到难 0 到 10 分),请在相应数字处画圈。

0　　1　　2　　3　　4　　5　　6　　7　　8　　9　　10

请根据你对面授课程的感受和状况,打分(1 代表不满意,5 代表非常满意)

项　　目	评　分				
内容框架清晰,有助我的学习	1	2	3	4	5
我在上课时能被教师的教学吸引	1	2	3	4	5
我能清楚理解教师授课内容	1	2	3	4	5
我能感受到教师对教学的热情	1	2	3	4	5
课程整体组织运行流畅,有效	1	2	3	4	5
启发我深度自我学习与思考	1	2	3	4	5
授课方式高效,有创意	1	2	3	4	5
培养我发现,分析和解决问题的思维能力	1	2	3	4	5
临床治疗学讲解,分析详细,完整,精辟*	1	2	3	4	5
临床方法学讲解,分析详细,完整,精辟*	1	2	3	4	5
激发我开展药学事业的激情与动力	1	2	3	4	5
* 只适用于临床医学课程					

请用一句话评价此次面授:_____

_____

此次点评有哪些亟待改进的地方:_____

_____

请写出你对教师的印象。(如无,可不填写)_____

_____

谢谢你的参与。

附表 12　北京药师协会 MTM 药师培训案例作业评分表

学员姓名：　　　　　　　　　　　　　学员单位：

项目	评分标准 （每项满分均为100）	得分	权重	小计 （得分×权重）
3.1 授权书与知情同意书（3个表）	约30个空，每漏填1个，扣3分		5%	
3.2 患者健康信息表	1. 约45个空，每漏填1个，扣2分 2. 既往史应与 3.4 患者用药记录表相对应，否则应酌情扣分		10%	（1~2 总分）
3.3 患者生活信息表	约66个空，每漏填1个，扣1.5分		10%	
3.4 患者用药记录表	1. 至少5种药物，每少1种，扣20分 2. 表头部分：姓名、出生日期，每漏填1个，扣5分 3. 表格部分：除"停止日期""特殊说明""过敏""药品导致的其他问题"项外，每漏填或填错1个，扣2分 4. 应与表格 3.2 中的疾病内容相对应，否则应酌情扣分		10%	（1~4 总分）
3.5 药物相关问题分析及权重排序表	1. 药物名称使用通用名（10） 2. 适应证、有效性、安全性、依从性，四选一，并且分析合理（10） 3. 药物相关问题分析准确（20） 4. 实际/潜在 MRP 分析准确（20） 5. 权重排序合理，兼顾患者需求（20） 6. 解决方案合理、可行（10） 7. 填写完整，内容齐全（10）		15%	（1~7 总分）
3.6 药物相关行动计划	1. 应与 3.2 中的疾病情况内容相对应，逻辑合理（20） 2. 药师职责明确，不越权（如处方权）（20） 3. 不使用专业术语，用词通俗易懂（20） 4. 与表格 3.5 中的权重排序有一定的逻辑性（20） 5. 建议合理，适当转诊（10）		15%	（1~6 总分）

项目	评分标准 （每项满分均为100）		得分	权重	小计 （得分×权重）
	6. 不写患者记录，其他内容每漏填 1 项， 扣 2 分（10）				
3.7 医生沟通表	1. 注意措辞，对医生表示尊重（25）			10%	（1~5 总分）
	2. 药学建议合理，依据充分，体现药师的 专业性（25）				
	3. 用词简洁、扼要（20）				
	4. 转诊多个医生，应写多封沟通表（20）				
	5. 不写医生反馈，其他内容每漏填 1 项， 扣 2 分（10）				
3.8 SOAP 记录表格	1. 措辞恰当、表述准确，体现专业性（20）			25%	（1~6 总分）
	2. 与表格 3.5 中的 MRP 权重排序相对应（20）				
	3. 分析评估合理，依据充分（20）				
	4. 药学建议恰当，体现药师职责，不越权（20）				
	5. 对 SOAP 理解准确（10）				
	6. 每漏填 1 项，扣 2 分（10）				
学员成绩	总分				
	总评成绩	□合格（总分≥ 70 分）　□不合格（总分＜ 70 分）			
	专家点评				
		签字：　　　　　日期：			

附表 13　Beers 标准

表 1　老年患者不适当药物（PIM）
Tab 1　The inappropriate medication for elder

器官系统/治疗类别/药品	原因	建议
抗胆碱能药物		
第一代抗组胺剂：赛庚啶、茶苯海明、苯海拉明（口服）、羟嗪、异丙嗪、曲普利啶	高抗胆碱能；老年人消除减少，药物作为催眠使用时产生耐受；混乱、口干、便秘和其他抗胆碱作用或毒性的风险。急性治疗严重过敏反应的情况下使用的苯海拉明，可以是适当的	避免
抗帕金森病药：苯海索	不推荐用于抗精神病药物引起的锥体外系反应。有更有效的可用于治疗帕金森病的药物	避免
解痉药物：阿托品（不包括眼用）、颠茄、东莨菪碱	高抗胆碱能，不确定的有效性	避免
抗血栓药		
双嘧达莫（口服短效，不适用于与阿司匹林的缓释组合）	可能导致体位性低血压，有更有效的替代药物。注射制剂可用于心脏负荷试验	避免
抗感染药物		
呋喃妥因	潜在的肺毒性、肝毒性和周围神经病变，尤其是长期使用；有更有效的替代药物	避免用于肌酐清除率（CrCl）< 30ml/min 的患者或者作为长期抑制细菌使用
心血管系统		
外围 α_1 受体拮抗剂：多沙唑嗪、哌唑嗪、特拉唑嗪	高体位性低血压的风险；不推荐作为常规治疗高血压；替代剂具有优越的风险 - 效益平衡	避免
中央 α 受体拮抗剂（可乐定、甲基多巴、利舍平（> 0.1mg/d）	高中枢神经系统的不良影响风险；可能会引起心动过缓和体位性低血压；不建议作为常规治疗高血压	避免可乐定作为一线降压药物；避免其他列出的药物
丙吡胺	强负正性肌力药物，老年患者使用可能诱发心脏衰竭；强抗胆碱能；应首选其他抗心律失常药物	避免
决奈达隆	永久性房颤或严重的或最近失代偿期心脏衰竭患者预后差	避免使用
地高辛	不应该被用作一线房颤治疗药物，可能是与死亡率升高有关。增加心脏衰竭患者住院的风险，并可能与老年人心脏衰竭死亡率增加相关联	避免作为一线房颤或心脏衰竭治疗药物。如果使用的话，剂量不应 > 0.125mg/d
速释硝苯地平	潜在的低血压；导致心肌缺血的风险	避免
胺碘酮	胺碘酮可有效维持窦性心律，但比房颤中使用的其他抗心律失常药物毒性较大；对同时合并有心脏衰竭或显著左心室肥厚患者可能是合理的一线治疗药物（如果优选心律控制）	避免胺碘酮作为一线治疗心房纤维性颤动，除非病人有心脏衰竭或显著左心室肥厚

续表

器官系统/治疗类别/药品	原因	建议
中枢神经系统		
抗抑郁药，单独或组合：阿米替林、氯米帕明、多塞平>6mg/d、丙咪嗪、帕罗西汀	高抗胆碱活性，导致镇静、体位性低血压。低剂量多塞平（≤6mg/d）安全性与对照组相当	避免
传统及非典型抗精神病药	增加痴呆患者的脑血管意外、认知能力更大幅度下降及死亡风险。避免用于痴呆或错乱患者的行为异常问题，除非非药物治疗失败，同时患者对自己或他人造成威胁	避免使用，除了用于精神分裂症、双相情感障碍或短期化疗期间止吐
巴比妥类药物：异戊巴比妥、戊巴比妥、苯巴比妥、司可巴比妥	高比率身体依赖性。易产生耐药性，低剂量时更大的中毒风险	避免
短效和中效作用苯二氮䓬：阿普唑仑、艾司唑仑、劳拉西泮、奥沙西泮、三唑仑	老年人对药物更敏感和降低长效制剂的代谢；一般情况下，所有的苯二氮䓬类在老年人增加认知功能障碍、谵妄、跌倒、骨折和机动车辆事故风险	避免
长效作用苯二氮䓬：地西泮、氟西泮	可能适用于以下情况：癫痫、快动眼睡眠障碍、苯二氮䓬类戒断、酒精戒断、严重广泛性焦虑障碍、围术期麻醉	避免
非苯二氮䓬-苯二氮䓬受体激动剂催眠药：右佐匹克隆、唑吡坦、扎来普隆	副作用类似于苯二氮䓬；增加急诊和住院；机动车事故；微弱改进睡眠潜伏期和持续时间	避免
内分泌系统		
雄激素：甲睾酮、睾酮	潜在心脏不良反应，禁用于前列腺癌患者	避免使用，除非用于确诊的性腺机能减退有症状患者
雌激素联合或不联合孕激素	潜在致癌性（乳腺和子宫内膜）；缺乏在老年患者心肌和认知保护作用。证据表明，阴道雌激素对阴道干燥的治疗是安全和有效的；对非激素治疗无反应乳腺癌病史女性应该与医师讨论低剂量的阴道雌激素（雌二醇剂量<25μg 每周两次）风险和益处	避免口服和外用贴剂。阴道霜剂或片剂：可以使用低剂量的阴道内雌激素治疗性交困难、下泌尿道感染和其他阴道症状
生长激素	对身体成分的影响较小，可导致水肿，关节痛，腕管相关综合征，男性乳房发育，空腹、血糖受损	避免使用。除非用于垂体腺体摘除后的荷尔蒙替代治疗
胰岛素，滑动剂量	在任何护理环境没有改善高血糖的管理，高低血糖风险（指缺乏基础或长效胰岛素，仅单独使用短效或速效胰岛素来管理或避免高血糖）；不适用于基础胰岛素滴定或与预定的胰岛素结合使用的附加的短效或速效胰岛素（即，校正胰岛素）	避免

器官系统/治疗类别/药品	原因	建议
甲地孕酮	对体重影响较小，在老年患者中增加血栓风险和可能导致死亡	避免
长效磺脲类：格列本脲	导致持续低血糖	
胃肠道系统用药		
甲氧氯普胺	可引起锥体外系反应，包括迟发性运动障碍，老年身体虚弱患者使用风险更大	避免使用，除非胃轻瘫
矿物油，口服	潜在抽吸不利影响；有更安全的选择	避免
质子泵抑制剂	艰难梭菌感染和骨折的风险	避免服药＞8周除非对于高危患者（如口服糖皮质激素或长期使用NSAID），糜烂性食管炎，巴雷特食管炎，病理性分泌过多疾病或用于证明需要的维持治疗（例如，由于停药失败试验或H_2受体拮抗剂治疗失败）
止痛药物		
哌替啶	常规剂量的口服制剂镇痛效果不佳；与其他阿片类药相比有更多神经毒性，包括谵妄；有更安全的选择药物	避免，特别是在慢性肾病的患者
非环氧合酶选择性NSAIDs类药物（口服）：阿司匹林＞325mg/d、双氯芬酸、布洛芬、美洛昔康、酮洛芬、吡罗昔康、舒林酸	高危人群使用增加胃肠道出血或消化道溃疡病风险，包括那些年龄＞75岁或服用口服或注射皮质类固醇、抗凝血剂或抗血小板药物；使用质子泵抑制剂或米索前列醇可减少但不能消除风险。NSAIDs引起的上消化道溃疡、出血总值或穿孔发生在治疗3-6个月约1%患者，治疗1年2%~4%的患者；这些趋势随更长的使用时间而继续	避免长期使用，除非其他的选择都无效同时病人可以服用胃保护制剂（质子泵抑制剂或米索前列醇）
吲哚美辛	比其他NSAID更有可能导致中枢神经系统的不良影响。在所有的NSAID药物中，吲哚美辛具有最不利的影响	避免
酮咯酸，包括肠外制剂	老年患者胃肠道出血、消化性溃疡和急性肾损伤的风险增加	
骨骼肌松弛剂：氯唑沙宗	大多数的肌肉松弛剂耐受性差，有些有抗胆碱能不利影响，镇静，增加骨折风险。老年人中可耐受的剂量的有效性尚不确定	避免
泌尿生殖系统：去氨加压素	高低钠血症的风险；有其他更安全的替代疗法	避免用于治疗夜尿或夜间多尿

表 2 老年患者与疾病状态相关的潜在不适当药物
Tab 2 The inappropriate medication which associated with disease status

疾病	药物	理由	建议
心血管系统			
心力衰竭	NSAIDs 和 COX-2 抑制剂；非二氢吡啶类钙通道阻滞剂（地尔硫草、维拉帕米）只有在射血分数降低的心脏衰竭患者避免使用；噻唑（吡格列酮、罗格列酮）；西洛他唑；决奈达隆（严重或最近失代偿性心脏衰竭）	潜在促进体液潴留并加剧心脏衰竭	避免
晕厥	胆碱酯酶抑制剂；外周 α_1 受体拮抗剂（多沙唑嗪、哌唑嗪、特拉唑嗪）；叔胺类抗抑郁药；氯丙嗪；硫利达嗪；奥氮平	增加体位性低血压或心动过缓的风险	避免
中枢神经系统			
慢性癫痫或发作	安非他酮、氯丙嗪、氯氮平、马普替林、奥氮平、硫利达嗪、曲马多	降低癫痫发作阈值；可以用于那些对替代药物治疗无效和癫痫发作良好控制的患者	避免
谵妄	抗胆碱能药物（见表 6）、抗精神病药物、苯二氮草、氯丙嗪、皮质类固醇、H_2 受体拮抗剂（西咪替丁、法莫替丁、雷尼替丁）、哌替啶、镇静催眠药	避免在老年人有谵妄或处于谵妄高风险患者使用，因为可诱导或加重谵妄。避免对存在行为问题的痴呆或精神错乱老年患者使用抗精神病药物，除非非药物疗法（例如，行为干预）无效或者患者对自己或他人造成显著威胁伤害。抗精神病药物与老年痴呆症患者的脑血管意外（中风）和死亡风险相关联	避免
痴呆或认知障碍	抗胆碱能药物（见表 6）、苯二氮草、H_2 受体拮抗剂、非苯二氮草 - 苯二氮草受体激动剂催眠药（右佐匹克隆、唑吡坦和扎来普隆）、抗精神病药（慢性和按需使用）	CNS 不利影响；避免对痴呆或精神错乱老年患者行为问题使用抗精神病药物，除非非药物疗法（例如，行为干预）无效或者患者对自己或他人造成显著威胁伤害。抗精神病药物与老年痴呆症患者的脑血管意外（中风）和死亡风险相关联	避免

续表

疾病	药物	理由	建议
跌倒或骨折史	抗惊厥药、抗精神病药、苯二氮䓬、非苯二氮䓬-苯二氮䓬受体激动剂催眠药（右佐匹克隆、扎来普隆、唑吡坦）、抗抑郁药、SSRI 类药物、阿片类药物	可能引起共济失调，受损的精神运动功能，晕厥，额外的跌倒；短效苯二氮䓬并不比长效的药物更安全。如果必须使用其中一种药物，考虑减少使用其他可增加跌倒和骨折风险的 CNS 活性药物（即抗惊厥药、阿片受体激动剂、抗精神病药、抗抑郁药、苯二氮䓬受体激动剂和其他镇静催眠药），同时采取其他策略以减少跌倒危险	避免，除非更安全的替代疗法不可用；避免使用抗癫痫药除非用于治疗癫痫和情绪障碍。避免使用阿片类药物：除非用于由于最近的骨折或关节置换疼痛治疗
失眠	口服减充血剂（伪麻黄碱）、兴奋剂（安非他明、哌甲酯）、茶碱、咖啡因	CNS 刺激作用	避免
帕金森病	所有抗精神病药物（除阿立哌唑、喹硫平、氯氮平）、止吐剂（甲氧氯普胺、异丙嗪）	多巴胺受体拮抗剂可潜在恶化帕金森病的症状。喹硫平、阿立哌唑和氯氮平是不太可能恶化帕金森病	避免
胃肠道系统			
胃或十二指肠溃疡史	阿司匹林（>325mg/d）非 COX-2 选择性 NSAID	可能会加剧现有的溃疡或引起新的或额外的溃疡	避免，除非其他的选择都无效同时病人可以服用胃保护制剂（质子泵抑制剂或米索前列醇）
肾脏和泌尿道			
慢性肾脏疾病 IV 级以上（肌酐清除率<30ml/min）	NSAIDs（非 COX 和 COX- 选择性，口服和注射制剂）	可以增加急性肾损伤和肾功能进一步衰退的风险	避免
妇女尿失禁（所有类型）	口服和透皮雌激素（不包括阴道内雌激素），外围 α_1 受体拮抗剂（多沙唑嗪、哌唑嗪和特拉唑嗪）	加重尿失禁	老年妇女避免
下泌尿道症状，良性前列腺增生	强抗胆碱能药物，除了用于治疗尿失禁的抗毒蕈碱药物（见表6）	可能会降低尿流并造成尿潴留	老年男性避免

表3　老年患者应慎用的潜在不适当药物

Tab 3　The potential inappropriate medicine that the elder should pay attention

药物	理由	建议
阿司匹林用于心血管事件的一级预防	≥80岁老年人使用缺乏利益与风险的证据	≥80岁患者慎用
达比加群	与华法林相比胃肠道出血风险增加，比率在≥75岁的老年人高于其他新型口服抗凝药物；对肌酐清除率<30mL/min患者缺乏有效性和安全性的证据	≥75岁和肌酐清除率<30mL/min患者慎用
普拉格雷	在老年人出血风险增加；最高风险的老年人（例如，那些有心肌梗死病史或糖尿病）获益可能会抵消风险	≥75岁患者慎用
抗精神病药、利尿剂、卡马西平、卡铂、环磷酰胺、顺铂、米氮平、奥卡西平、SNRLs类药物、SSRI类药物、三环类抗抑郁药、长春新碱	可能会加剧或引起抗利尿激素分泌或低钠综合征；老年患者起始或改变剂量时密切监测血钠水平	慎用
血管扩张剂	有晕厥史患者可能会加剧晕厥发作	慎用

表4　在老年人应避免的非抗感染药物相互作用

Tab 4　The potential interactions of non-anti infectiousdrugsthat elder should avoid

药物和种类	相互作用药物	风险理由	建议
ACEI	阿米洛利或氨苯蝶啶	增加高钾血症的风险	避免日常使用；患者服用ACEI出现低钾血症时使用
抗胆碱能药物	抗胆碱能药物	增加认知能力下降的风险	避免，尽量减少抗胆碱药物的数量
抗抑郁药（如三环类和SSRI）	两个或更多个CNS药物	增加跌倒的风险	避免3个或更多的CNS药物，减少CNS药物的数量
抗精神病药	两个或更多个CNS药物	增加跌倒的风险	避免3个或更多的CNS药物，减少CNS药物的数量
苯二氮䓬和非苯二氮䓬-苯二氮䓬受体激动剂催眠药	两个或更多个CNS药物	增加跌倒/骨折的风险	避免3个或更多的CNS药物，减少CNS药物的数量
皮质类固醇（口服或肠外制剂）	NSAIDs	增加消化性溃疡疾病/胃肠道出血的风险	避免；如果没有可能，提供胃肠道保护
锂	ACEI/袢利尿剂	增加锂毒性风险	避免，监测锂浓度
阿片受体激动剂镇痛药	两个或更多个CNS药物	增加跌倒的风险	避免3个或更多的CNS药物，减少CNS药物的数量

续表

药物和种类	相互作用药物	风险理由	建议
外周 α_1 受体拮抗剂	袢利尿剂	增加老年妇女的尿失禁风险	老年妇女避免使用,除非疾病状况需要同时使用两种药物
茶碱	西咪替丁	增加茶碱中毒的风险	避免
华法林	胺碘酮/NSAIDs	增加出血风险	在可能的情况下避免使用;密切监测 INR

表5　老年患者基于肾功能应尽可能避免或减少剂量的非抗感染药物

Tab 5　Based on the renal function. the elder should reduce the dosage or avoid use of non-anti infectious drugs

药物种类和药物	需做改变的CrCl（mL/min）阈值	理由	建议
心血管或凝血			
阿米洛利	＜30	增加钾和减少钠	避免
阿哌沙班	＜25	增加出血风险	避免
达比加群	＜30	增加出血风险	避免
依度沙班	30-50	增加出血风险	降低剂量
依度沙班	＜30 或 ＞95		避免
依诺肝素	＜30	增加出血风险	降低剂量
磺达肝癸钠	＜30	增加出血风险	避免
利伐沙班	30-50	增加出血风险	降低剂量
利伐沙班	＜30		避免
螺内酯	＜30	增加钾	避免
氨苯蝶啶	＜30	增加钾和减少钠	避免
中枢神经系统和止痛药			
度洛西汀	＜30	增加胃肠道不良反应(恶心、腹泻)	避免
加巴喷丁	＜60	CNS 不良影响	降低剂量
左乙拉西坦	≤80	CNS 不良影响	降低剂量
普瑞巴林	＜60	CNS 不良影响	降低剂量
曲马多	＜30	CNS 不良影响	速释:减少剂量延释:避免
胃肠道系统			
西咪替丁	＜50	精神状态的改变	降低剂量
法莫替丁	＜50	精神状态的改变	降低剂量

药物种类和药物	需做改变的CrCl（mL/min）阈值	理由	建议
尼扎替丁	＜50	精神状态的改变	降低剂量
雷尼替丁	＜50	精神状态的改变	降低剂量
高尿酸血症			
秋水仙碱	＜30	胃肠道、神经肌肉和骨髓毒性	减少剂量；监测不利影响
丙磺舒	＜30	丧失疗效	避免

表6　具有强抗胆碱能的药物

Tab 6　Drugs with strong anticholinergic effects

药物分类	具体药物
抗组胺药	赛庚啶、茶苯海明、苯海拉明（口服）、羟嗪、曲普利啶
抗帕金森病药	苯海索
骨骼肌松弛剂	环苯扎林
抗抑郁药	阿米替林、氯米帕明、多塞平（＞6mg）、丙咪嗪、帕罗西汀
抗精神病药	氯丙嗪、氯氮平、奥氮平、奋乃静、硫利达嗪、三氟拉嗪
抗心律失常	丙吡胺
抗毒蕈碱（尿失禁）	黄酮哌酯、托特罗定
解痉药	阿托品（不包括眼用）、颠茄、后马托品（不包括眼用）、普鲁本辛、东莨菪碱（不包括眼用）

附表14　老年人处方遗漏筛查工具（START标准2014版）

对于年龄≥65岁的老年人，在下列情形之下应考虑予以相关药物治疗（存在禁忌证者除外）：

心血管系统

1. 慢性房颤患者接受维生素K拮抗剂或直接凝血酶抑制剂或Xa因子抑制剂的治疗。

2. 对维生素K拮抗剂或直接凝血酶抑制剂或Xa因子抑制剂存在禁忌的慢性房颤患者接受阿司匹林（75~160mg，1次/日）的治疗。

3. 具有冠状动脉、脑血管或外周血管疾病病史的患者接受抗血小板治疗（阿司匹林或氯吡格雷或普拉格雷或替格瑞洛）。

4. 收缩压持续＞160mmHg和（或）舒张压持续＞90mmHg接受抗高血压治疗；如果是糖尿病患者，收缩压＞140mmHg和（或）舒张压＞90mmHg接受抗高血压治疗。

5. 具有冠状动脉、脑血管或外周血管疾病病史的患者接受他汀类药物的治疗，除非患者处于临终期或者年龄＞85岁。

6. 具有收缩性心力衰竭和（或）冠状动脉疾病病史的患者使用血管紧张素转化酶（ACE）抑制剂。

7. 缺血性心脏病患者服用 β 受体拮抗药。

8. 稳定型的收缩性心力衰竭患者接受合适的 β 受体拮抗药（比索洛尔、奈必洛尔、美托洛尔或卡维地洛）。

呼吸系统

1. 轻 - 中度哮喘或 COPD 患者规律使用吸入的 β_2 受体激动剂或抗胆碱类支气管扩张剂（例如异丙托溴铵、噻托溴铵）。

2. 中 - 重度哮喘或 COPD 患者常规吸入糖皮质激素类药物，其中 $FEV_1 < 50\%$ 的预测值，并且反复急性加重的患者需要口服糖皮质激素治疗。

3. 慢性低氧血症（即 $PaO_2 < 8.0kPa$ 或 60mmHg，或 $SaO_2 < 89\%$）病史的患者接受家庭持续氧疗。

中枢神经系统和眼

1. 原发性帕金森病伴有功能障碍和残疾者接受左旋多巴（L-dopa）或多巴胺受体激动剂的治疗。

2. 持续性重度抑郁症状患者接受非三环类（non-TCA）抗抑郁药物的治疗。

3. 轻 - 中度阿尔茨海默症痴呆或路易体痴呆（卡巴拉汀）患者使用乙酰胆碱酯酶抑制剂（例如多奈哌齐、卡巴拉汀、加兰他敏）。

4. 原发性开角型青光眼患者局部使用前列腺素、前列腺酰胺或 β 受体拮抗药。

5. 持续的严重焦虑患者，影响独立功能的，接受选择性 5- 羟色胺再摄取抑制剂（如果 SSRI 禁忌，使用 SNRI 或普瑞巴林）。

6. 排除了铁缺乏和严重肾衰竭的情况下，多巴胺激动剂（罗匹尼罗或普拉克索或罗替戈汀）用于不宁腿综合征的治疗。

胃肠道系统

1. 严重的胃食管反流病或需要扩张手术治疗的消化道狭窄患者接受质子泵抑制剂的治疗。

2. 憩室病且有便秘病史的患者接受纤维补充剂的治疗（例如麸皮、卵叶车前草、甲基纤维素、苹婆）。

肌肉骨骼系统

1. 活动性、致残性风湿病患者接受缓解病情的抗风湿药物治疗（DMARD）。

2. 长期全身性使用糖皮质激素治疗的患者接受双膦酸盐、维生素 D 和钙剂的治疗。

3. 已知的骨质疏松症和（或）先前的脆性骨折和（或）多点骨密度 T 值 < –2.5 的患者接受维生素 D 和钙剂的补充治疗。

4. 在没有药物或临床禁忌存在（多点骨密度 T 值 < –2.5）和（或）脆性骨折史的情况下，骨质疏松症病史患者接受骨抗再吸收或合成代谢的治疗（例如双膦酸盐、雷奈酸锶、特立帕肽、地诺单抗）。

5. 居家不出或经历跌倒或骨质减少的老年人（多点骨密度 T 值 < –1.0 但 > –2.5）接受维生素 D 补充剂的治疗。

6. 具有痛风复发史的患者使用黄嘌呤氧化酶抑制剂（例如别嘌醇、非布索坦）。

7. 服用甲氨蝶呤的患者补充叶酸。

内分泌系统

具有肾脏疾病证据的糖尿病患者，即具有或不具有血清生化肾损伤的试纸蛋白尿或微量白蛋白尿（> 30mg/24h），使用 ACEI 或 ARB（如果 ACEI 不耐受）。

泌尿生殖系统

1. 不需要前列腺切除术的症状性前列腺疾病患者接受 α_1 受体拮抗药的治疗。

2. 不需要前列腺切除术的症状性前列腺疾病患者接受 5α- 还原酶抑制剂的治疗。

3. 症状性萎缩性阴道炎局部使用阴道雌激素或阴道雌激素栓剂。

续表

止痛药

1. 当对乙酰氨基酚、NSAID 或弱阿片类药物不适合于疼痛严重程度或已经无效时,中 - 重度疼痛患者使用强效阿片类药物。
2. 定期接受阿片类药物的患者服用缓泻剂。

疫苗

1. 每年接种季节性三价流感疫苗。
2. 根据国家指南,65 岁后至少接种 1 次肺炎链球菌疫苗。

附表 15　老年人潜在不合理处方筛查工具(STOPP 标准 2014 版)

对于年龄 ≥ 65 岁的老年人,以下药物处方是潜在不适当处方:

关于药物的适应证

1. 使用药物而无基于循证的临床指征。
2. 当疗程有明确规定时,超疗程使用药物。
3. 同类药物重复使用,如同时使用两种非甾体抗炎药、选择性 5- 羟色胺再摄取抑制剂、袢利尿药、血管紧张素转化酶抑制剂、抗凝药等(应先将单类药物单药治疗疗效进行优化,再考虑加用其他药物)。

心血管系统用药

1. 地高辛用于心室收缩功能正常的心力衰竭患者(目前无明确证据显示可获益)。
2. 地尔硫䓬或维拉帕米用于纽约心功能分级(NYHA)Ⅲ或Ⅳ级的心力衰竭患者(可能加重心力衰竭)。
3. β 受体拮抗药与维拉帕米或地尔硫䓬联用(存在心脏传导阻滞的风险)。
4. β 受体拮抗药用于心动过缓(< 50 次 / 分)、二型房室传导阻滞或完全性房室传导阻滞(存在完全性房室传导阻滞和心脏停搏的风险)。
5. 胺碘酮作为室上性心律失常的一线用药(不良反应的发生风险高于 β 受体拮抗药、地高辛、维拉帕米或地尔硫䓬)。
6. 袢利尿药作为高血压的一线用药(有更安全、有效的药物可供选择)。
7. 袢利尿药用于无心力衰竭、肝衰竭、肾病综合征或肾衰竭的临床症状、生化或影像学证据的伴随性踝部水肿(dependent ankle oedema)(抬高患肢或使用弹力袜通常更适合)。
8. 噻嗪类利尿药用于显著低血钾(血清 K^+ < 3.0mmol/L)、低血钠(血清 Na^+ < 130mmol/L)、高血钙(校正血清钙 > 2.65mmol/L)或有痛风病史的患者(可加重低血钾、低血钠、高血钙和痛风)。
9. 袢利尿药用于高血压伴尿失禁的患者(可能加重尿失禁)。
10. 使用中枢性降压药(例如甲基多巴、可乐定、莫索尼定、雷美尼定、胍法辛),除非其他降压药无效或不耐受(老年人对中枢性降压药的耐受性普遍较年轻人差)。
11. 血管紧张素转化酶抑制剂(ACEI)或者血管紧张素Ⅱ受体拮抗剂(ARB)用于高钾血症患者。
12. 醛固酮拮抗剂(如螺内酯、依普利酮)和其他保钾药物(如 ACEIs、ARBs、阿米洛利、氨苯蝶啶)联用时未监测血钾(存在高血钾风险,如血钾 > 6.0mmol/L,需定期检测血钾,至少每 6 个月 1 次)。
13. 磷酸二酯酶 -5 抑制剂(如西地那非、他达拉非、伐地那非)用于以低血压(收缩压 < 90mmHg)(1mmHg=0.133kPa)为特征的严重心力衰竭患者,或者与硝酸盐类制剂一同用于治疗心绞痛(存在严重威胁生命的低血压或休克的风险)。

抗血小板和抗凝药物

1. 长期使用 > 160mg/d 的阿司匹林(增加出血风险,无增加疗效的证据)。

2. 有消化性溃疡病史的患者使用阿司匹林时未给予质子泵抑制剂(PPI)(存在消化性溃疡复发的风险)。

3. 阿司匹林、双嘧达莫、维生素 K 抑制剂、直接凝血酶抑制剂或 Xa 因子抑制剂用于伴显著出血风险的患者,如存在控制不佳的重度高血压、出血倾向或近期较重的自发性出血的患者(存在较高的出血风险)。

4. 阿司匹林加氯吡格雷作为脑卒中的二级预防,以下情况除外:患者在之前的 12 个月内植入过冠状动脉支架,或并发急性冠脉综合征,或有重度的症状性颈动脉狭窄(尚无证据显示优于氯吡格雷单一疗法)。

5. 阿司匹林联合维生素 K 抑制剂、直接凝血酶抑制剂或 Xa 因子抑制剂用于慢性房颤(比起单用阿司匹林不增加获益)。

6. 抗血小板药物联合维生素 K 抑制剂、直接凝血酶抑制剂或 Xa 因子抑制剂用于有稳定的冠状动脉、脑血管或外周动脉疾病的患者(两药联合不增加获益)。

7. 在任何情形下使用噻氯匹定(氯吡格雷和普拉格雷的疗效与之相似,但证据更强、不良反应更小)。

8. 首诊且无持续促发危险因素(如血栓形成倾向)的深静脉血栓形成患者使用维生素 K 抑制剂、直接凝血酶抑制剂或 Xa 因子抑制剂超过 6 个月(无增加获益的证据)。

9. 首诊且无持续促发危险因素(如血栓形成倾向)的肺栓塞患者使用维生素 K 抑制剂、直接凝血酶抑制剂或 Xa 因子抑制剂超过 12 个月(无增加获益的证据)。

10. 非甾体抗炎药(NSAID)和维生素 K 抑制剂、直接凝血酶抑制剂或 Xa 因子抑制剂联合应用(存在胃肠道大出血的风险)。

11. NSAID 和抗血小板药物联用时未预防性使用 PPI(增加消化性溃疡的风险)。

中枢神经系统和精神药物

1. 三环类抗抑郁药(TCAs)用于痴呆、闭角型青光眼、心脏传导异常、前列腺疾病或有尿潴留史的患者(可加重这些疾病状态)。

2. 将 TCAs 作为抗抑郁的一线治疗药物 [TCAs 比起选择性 5- 羟色胺重摄取抑制剂(SSRIs)或选择性去甲肾上腺素重摄取抑制剂(SNRIs)有更多的不良反应]。

3. 有中度抗毒蕈碱或抗胆碱能作用的抗精神病药物(氯丙嗪、氯氮平、氟奋乃静等)用于有前列腺病史或尿潴留史的患者(存在尿潴留的高风险)。

4. SSRIs 用于目前或近期有低钠血症(血清 Na^+ < 130mmol/L)的患者(存在加重或诱发低钠血症的风险)。

5. 苯二氮䓬类应用超过 4 周(更长疗程无指征;有造成长时间镇静、意识障碍、损害平衡能力、跌倒、发生交通事故的风险;所有苯二氮䓬类药物应用超过 4 周时停药应逐渐减量,因突然停药可能出现戒断综合征)。

6. 抗精神病药物(喹硫平和氯氮平除外)用于帕金森病和路易体病患者(存在发生严重锥体外系症状的风险)。

7. 抗胆碱能或抗毒蕈碱药物用于治疗抗精神病药物引起的锥体外系反应(有抗胆碱能毒性风险)。

8. 抗胆碱能或抗毒蕈碱药物用于谵妄或痴呆患者(可加重认知损害)。

9. 抗精神病药物用于痴呆的精神行为症状,除非症状严重或非药物治疗无效(增加脑卒中的风险)。

10. 将抗精神病药物作为安眠药,除非失眠是由精神病或痴呆引起的(可致意识障碍、低血压、锥体外系症状和跌倒)。

11. 胆碱酯酶抑制剂用于有持续性心动过缓史(＜60 次/分)、心脏传导阻滞或反复出现不明原因晕厥的患者,或合用减慢心率的药物如 β 受体拮抗药、地高辛、地尔硫䓬、维拉帕米(存在心脏传导阻滞、晕厥和受伤的风险)。

12. 将吩噻嗪类作为一线药物,因有更安全和有效的替代药物(吩噻嗪类有镇静作用,在老年人中有显著的抗胆碱毒性;以下情况除外:奋乃静用于呕吐、恶心、眩晕,氯丙嗪用于缓解持续的呃逆和左美丙嗪作为姑息性治疗的镇吐药)。

13. 左旋多巴和多巴胺受体激动剂用于良性特发性震颤(无有效性证据)。

14. 第一代抗组胺药物(更安全、低毒的药物已广泛应用)。

泌尿系统用药

急性或慢性肾功能不全、肾小球滤过率估计值(eGFR)低于特定水平的老年人,以下用药为潜在不适当药:

1. eGFR ＜ 30ml/(min·1.73m^2)时长期使用 ＞ 125μg/d 的地高辛(未进行血药浓度监测时有中毒风险)。

2. eGFR ＜ 30ml/(min·1.73m^2)时直接使用凝血酶抑制剂(如达比加群)(存在出血风险)。

3. eGFR ＜ 15ml/(min·1.73m^2)时使用 Xa 因子抑制剂(如利伐沙班、阿哌沙班)(存在出血风险)。

4. eGFR ＜ 50ml/(min·1.73m^2)时使用 NSAIDs(可致肾功能恶化)。

5. eGFR ＜ 10ml/(min·1.73m^2)时使用秋水仙碱(可致秋水仙碱毒性)。

6. eGFR ＜ 30ml/(min·1.73m^2)时使用二甲双胍(可致乳酸酸中毒)。

消化系统用药

1. 奋乃静或甲氧氯普胺用于帕金森病患者(可加重帕金森症状)。

2. 无并发症的消化性溃疡或糜烂性食管炎患者使用全剂量的 PPI 超过 8 周(应减低剂量或及早停药)。

3. 在有替代药物的情况下,将易引起便秘的药物(如抗胆碱药物、口服铁剂、阿片类、维拉帕米、含铝抗酸剂)用于慢性便秘患者(加重便秘)。

4. 口服铁元素 ＞ 200mg/d(如富马酸亚铁 ＞ 600mg/d、硫酸亚铁 ＞ 600mg/d、葡萄糖酸亚铁 ＞ 1800mg/d,无证据表明更大剂量可以增加铁的吸收)。

呼吸系统用药

1. 茶碱作为慢性阻塞性肺疾病(COPD)的单药治疗药物(有更安全、有效的可选药物;治疗窗窄,容易导致不良反应)。

2. 采用全身应用糖皮质激素而非吸入糖皮质激素作为中、重度 COPD 患者的维持治疗(吸入糖皮质激素有效时,应避免全身使用糖皮质激素所致的不良反应)。

3. 抗毒蕈碱类支气管扩张剂(如异丙托溴铵、噻托溴铵)用于有闭角型青光眼(可能加重青光眼)或膀胱流出道梗阻史的患者(可能造成尿潴留)。

4. 非选择性 β 受体拮抗药(无论口服或局部用于青光眼)用于有治疗需要的哮喘史的患者(增加支气管痉挛的风险)。

5. 苯二氮䓬类药物用于急、慢性呼吸衰竭患者,即氧分压(PaO$_2$)＜ 8.0kPa 和(或)二氧化碳分压(PaCO$_2$)＞ 6.5kPa(加重呼吸衰竭的风险)。

肌肉骨骼系统用药

1. 选用 NSAID 而非选择性环氧化酶 -2（COX-2）抑制剂用于有消化性溃疡史或消化道出血患者，除非联用 PPI 或 H_2 受体阻断药（可致消化性溃疡复发）。

2. NSAID 用于重度高血压（可加重高血压）或严重心力衰竭患者（可加重心力衰竭）。

3. 未试用对乙酰氨基酚的情况下长期用 NSAID（＞ 3 个月）缓解骨关节炎的疼痛（简单的镇痛药更可取，而且通常疗效相当）。

4. 长期单用糖皮质激素（＞ 3 个月）治疗类风湿关节炎（存在全身应用糖皮质激素的不良反应风险）。

5. 糖皮质激素（单纯骨关节痛患者周期性关节内注射时除外）用于骨关节炎（存在全身应用糖皮质激素的不良反应风险）。

6. 无黄嘌呤氧化酶抑制剂（如别嘌醇、非布司他）使用禁忌证时，长期（＞ 3 个月）将 NSAID 或秋水仙碱用于痛风（黄嘌呤氧化酶抑制剂是预防痛风发作的首选药物）。

7. 选择性 COX-2 抑制剂用于合并心血管疾病的患者（增加心肌梗死和脑卒中的风险）。

8. NSAID 和糖皮质激素合用时，未预防性使用 PPI（增加消化性溃疡的风险）。

9. 口服双膦酸盐用于近期或现有上消化道疾病（如吞咽困难、食管炎、胃炎、十二指肠炎或消化性溃疡、上消化道出血）的患者（可致以上疾病复发或加重）。

泌尿生殖系统用药

1. 抗毒蕈碱药物用于痴呆或慢性认知功能损害（增强意识障碍、躁动的风险）或闭角型青光眼（青光眼急性加重的风险）或慢性前列腺疾病（尿潴留的风险）。

2. 选择性 α 受体拮抗药用于直立性低血压或排尿性晕厥的患者（可致反复晕厥）。

内分泌系统用药

1. 长效磺脲类（格列本脲、氯磺丙脲、格列苯脲）用于 2 型糖尿病（可致持续性低血糖）。

2. 噻唑烷二酮（吡格列酮、罗格列酮）用于心力衰竭患者（可使心力衰竭恶化）。

3. β 受体拮抗药用于频繁发生低血糖事件的糖尿病患者（掩盖低血糖症状）。

4. 有乳腺癌或静脉血栓栓塞史者使用雌激素（增加复发风险）。

5. 子宫完整的患者在不补充孕激素的情况下口服雌激素（存在子宫内膜癌的风险）。

6. 雄性激素用于无原发性或继发性性腺功能减退的患者（雄性激素的毒性；除治疗性腺功能减退外，无其他获益证据）。

老年人使用可能增加跌倒风险的药物

1. 苯二氮䓬类（镇静作用、感觉功能减退、损害平衡能力）。

2. 抗精神病药（可能造成步态异常、帕金森综合征）。

3. 血管舒张剂（α 受体拮抗药、钙通道阻滞药、长效硝酸酯类、ACEI、ARB）用于直立性低血压（反复出现收缩压下降 ≥ 20mmHg）患者（可致晕厥、跌倒）。

4. 催眠性 Z- 药物（Z-drugs）如佐匹克隆（zopiclone）、唑吡坦（zolpidem）、扎来普隆（zaleplon）（可致持续性的日间镇静、共济失调）。

镇痛药

1. 口服或经皮使用强效阿片类（吗啡、羟考酮、芬太尼、丁丙诺啡、二醋吗啡、美沙酮、曲马多、哌替啶、喷他佐辛）作为轻度疼痛的一线药物（WHO 镇痛阶梯治疗未推荐）。

2. 规律使用阿片类药物时未联用缓泻药（严重便秘的风险）。

3. 仅使用长效阿片类药物治疗暴发痛（break-through pain）而未联用短效阿片类药物（存在持续性重度疼痛的风险）。

抗毒蕈碱／抗胆碱药物

联用两种以上的抗毒蕈碱／抗胆碱能药物（如膀胱解痉剂、肠道解痉剂、三环类抗抑郁药、第一代抗组胺药）会增加抗毒蕈碱／抗胆碱药物的毒性。

附表 16　实验室检查项目参考值

下列实验室检查值仅供参考，不同的实验室可能存在差异。请注意"正常"值并非在任何时候都是最理想的。药师应当参考最新的文献和临床指南中的目标值。

项目	参考值
丙氨酸氨基转移酶（ALT，旧称 SGPT）	5~40IU/L
白蛋白	35~55g/L
碱性磷酸酶	40~150IU/L
氨	0~100μg/dl
天冬氨酸氨基转移酶（AST，旧称 SGOT）	8~40IU/L
碳酸氢盐	21~26mmol/L
胆红素	
总胆红素	3.42~23.34μmol/L
结合胆红素	0.0~8.24μmol/L
非结合胆红素	3.42~15.1μmol/L
全血细胞计数（CBC）	
血红蛋白	
男性	120~160g/L
女性	110~150g/L
血细胞比容	
男性	41%~53%
女性	36%~46%
红细胞（RBC）计数	
男性	$(4.0~5.5) \times 10^{12}$/L
女性	$(3.5~5.0) \times 10^{12}$/L
平均红细胞体积（MCV）	82~95fl

续表

项目	参考值
平均血红蛋白含量（MCH）	27.0~31.0pg
平均血红蛋白浓度（MCHC）	320~360g/L
凝血	
活化部分凝血活酶时间（APTT）	25.0~43.5秒
出血时间	
凝血酶原时间（PT）	11.0~15.0秒
血小板计数	（100.0~300.0）×10^9/L
血肌酐	17.7~104.0μmol/L
肌酸激酶（CK）	
男性	38~174IU/L
女性	26~140IU/L
电解质	
总钙	2.03~2.67mmol/L
游离钙	1.16~1.32mmol/L
氯	96~108.0mmol/L
镁	0.8~1.2mmol/L
无机磷	0.84~1.65mmol/L
钾	3.5~5.3mmol/L
钠	135.0~145.0mmol/L
红细胞沉降率	
男性	0~15mm/h
女性	0~20mm/h
铁蛋白	
男性	23.9~336.2ng/ml
女性	11~306.8ng/ml
叶酸	3.1~19.9ng/ml
血糖	
空腹	3.9~6.1mmol/L
餐后2小时	＜7.8mmol/L

续表

项目	参考值
糖化血红蛋白	4%~6%
血清铁	50~150μg/dl
总铁结合力	45~75mmol/L
脂蛋白与甘油三酯	
总胆固醇	3.24~5.7mmol/L
适宜值	< 5.2mmol/L
临界高值	5.2~6.2mmol/L
高值	≥ 6.2mmol/L
高密度脂蛋白（HDL）胆固醇	1.08~1.91mmol/L
低密度脂蛋白（LDL）胆固醇	2.08~3.12mmol/L
理想值	< 2.6mmol/L
接近正常值	< 3.4mmol/L
临界高值	3.4~4.1mmol/L
高值	≥ 4.1mmol/L
极高值	
甘油三酯	0.45~2.25mmol/L
甲状腺功能检查	
总三碘甲状腺原氨酸（T_3）	0.6~1.81ng/dl
游离三碘甲状腺原氨酸（FT_3）	2.3~4.2pg/dl
总甲状腺素（T_4）	4.5~10.9μg/dl
游离甲状腺素（FT_4）	0.89~1.76ng/dl
促甲状腺激素（TSH）	2~12 岁：0.64~6.27μIU/ml 12~18 岁：0.51~4.94μIU/ml ≥ 18 岁：0.55~4.78μIU/ml
转铁蛋白	2~3.6g/L
尿素氮（BUN）	1.7~8.3mmol/L
尿酸	
男性	150~416mmol/L
女性	89~357mmol/L

项目	参考值
白细胞+分类（比例）	
白细胞（WBC）计数	（4.0~10.0）×10^9/L
中性粒细胞	50%~75%
嗜碱性粒细胞	0.0%~1.0%
嗜酸性粒细胞	0.5%~5.0%
淋巴细胞	20.0%~40.0%
单核细胞	3.0%~8.0%

文献来源：[1] Kratz A, Ferraro M, Sluss PM, et al. Laboratory reference values. N Eng J Med, 2004, 351：1548-1563. Medline Plus Medical Encyclopedia. Available at：http：//www.nlm.nih.gov/medlineplus/encyclopedia.html. Accessed February 1, 2007.

[2] Semla TP, Beizer JL, Higbee MD. Geriatric Dosage Handbook. 11th ed. Hudson, OH：Lexi-Comp, 2005.